名老中医升降理论治疗内科杂病

李鑫辉 李杰 主编

MINGLAOZHONGYI
SHENGJIANG LILUN ZHILIAO
NEIKE ZABING

化学工业出版社
·北京·

内容简介

本书汇集了名老中医黄政德运用升降理论治疗内科杂病的学术思想及临证经验，内容包括上、下两篇。上篇为升降理论的基础知识，分别介绍了升降理论的基本概念及发展源流，气机升降与脏腑功能，气机升降失常的病理变化，影响气机升降失常的病因，升降理论的应用等。下篇为升降理论的临床应用，总结了黄政德教授从升降论治肺系、脾胃、肝系、心系、肾系、气血津液病证及其他病证的临床经验，从临床疾病诊治验案着手，重点揭示升降理论的实际应用，展现其诊治思路、处方用药，领略其遣方用药之精妙，以启迪和拓宽临床应用升降理论治疗疾病的思路和诊治技巧。

本书内容丰富，临床实用性强。无论是中医临床医师，还是中医专业本科生、研究生以及非中医专业的中医爱好者，都可将本书当作提高其中医临证思维能力及其临床实践的重要参考用书。

图书在版编目（CIP）数据

名老中医升降理论治疗内科杂病 / 李鑫辉，李杰主编. -- 北京：化学工业出版社，2025.3. -- ISBN 978-7-122-47253-3

Ⅰ．R25

中国国家版本馆CIP数据核字第2025KY5099号

责任编辑：陈燕杰　　　　　　　文字编辑：张晓锦
责任校对：李　爽　　　　　　　装帧设计：王晓宇

出版发行：化学工业出版社
　　　　　（北京市东城区青年湖南街13号　邮政编码100011）
印　　装：三河市君旺印务有限公司
710mm×1000mm　1/16　印张16¼　字数249千字
2025年4月北京第1版第1次印刷

购书咨询：010-64518888　　　　　售后服务：010-64518899
网　　址：http://www.cip.com.cn
凡购买本书，如有缺损质量问题，本社销售中心负责调换。

定　　价：98.00元　　　　　　　　　　　　　版权所有　违者必究

本书编写人员

主　编　李鑫辉　李　杰

副主编　李彩云　邵　乐　蒋　啸
　　　　王莘智

参编人员　陈　聪　陈　辉　蒋　啸
　　　　　李彩云　李　杰　李鑫辉
　　　　　刘　莉　刘泳钊　陆哲雯
　　　　　邵　乐　王　慧　王莘智
　　　　　吴　湘　夏旭婷　许　盈
　　　　　颜梦凡　杨艳红　黄　琼

前言

黄政德教授，中医内科学博士生导师，享受国务院政府特殊津贴专家，第五批全国老中医药专家学术经验继承工作指导老师，自20世纪70年代以来一直从事教学及临床工作，先后主持国家科技支撑计划、国家自然科学基金项目等各级科研课题21项；主持湖南省教育科学"十二五"规划重点项目等教研课题12项，发表学术论文70余篇，出版《中西医结合冠心病学》《心病论治精要》等医学著作24部。黄老师是享誉国内的湖湘中医临床名家。他有浓厚的中医情怀，具有深厚的文学素养，在其50多年的临床实践中，勤求古训，博采众方，砥砺进取，静心沉潜，厚古薄今，对《黄帝内经》《难经》《伤寒论》《金匮要略》及《温病条辨》等经典医著深入研读，对中医升降理论研究颇深，并将其灵活运用于内科杂病之中，颇有卓效。内科杂病之提壶揭盖法、釜底抽薪法、泻南补北法、滋水涵木法、升清降浊法、升阳止泻法、运脾和胃法、和解少阳法，靡不是升降学说运用于临床之具体实践，效果显著，值得推广。

中医升降学说，从动态角度出发，以阴阳五行为基础，以脏象为核心，高度概括了人体生命活动的形式，生动反映了气血流通的不同运动趋势，科学论述了疾病的病理机制，大大丰富了治疗学的内容。其是中医理论的重要组成部分，是中医认识人体生理、病理，并指导临床实践的独特理论。早在2000多年前《黄帝内经》中就有"升降出入，无器不有"的论述，指出了气机升降运动是人体生命活动的具体形式，如肺之宣发肃降，肝之升发疏泄，心之曲运神机，脾之运化精微，肾之潜藏肾精，胃之受纳下降，大小肠之泌别传导，三焦和胆之宣泄决渎，膀胱之气化行水，等等。《黄帝内经》还认为，五脏六腑的气机升降运动，处于动态平衡的状态，则能抵抗病邪的侵袭，适应自然环境变化，相反，气机的升降失常，则抗病的能力就弱，故而调理升降自然成为中医治病之常法。诚可谓升降者，天地之体用，万物之橐龠，生命之体现，百病之渊薮，辨证之准绳，论治之纲领，养生之枢机也。

然而，令人遗憾的是，几千年来，升降理论散载于各医籍内，散见于各派之论中，尚缺乏系统的总结和研究。黄教授对中医升降学说的整理研究颇有心得，临证颇有成效，有鉴于此，笔者不揣浅陋，广收博采，结合临证所得，殚精竭虑，对其予以探讨。本书既系统地收集了古今医学文献中有关升降学说的论述，又联系临床案例，阐述了升降学说的基本内容，揭示了升降学说的临床指导意义，突出了中医理论的特色，对继承和发扬中医学有重大意义。

由于时间仓促，资料有限，笔者学识有限，疏漏及错误之处可能存在，敬请同道指正。

编者

目录

上篇

第一章　升降理论的基本概念 ··· 002

第二章　升降理论的发展源流 ··· 006
　　第一节　升降理论的萌芽 ··· 006
　　第二节　升降理论的成长 ··· 008
　　第三节　升降理论的形成 ··· 014
　　第四节　升降理论的发展 ··· 019

第三章　气机升降与脏腑功能 ··· 022
　　第一节　气机升降之枢——脾胃 ··· 022
　　第二节　气机升降之轮——肝肺 ··· 026
　　第三节　气机升降之源——心肾 ··· 029
　　第四节　升降出入　无器不有 ··· 034

第四章　气机升降失常的病理变化 ··· 038
　　第一节　升发太过 ·· 040
　　第二节　升发不及 ·· 042

第三节　降之太过 …………………………………045
　　　第四节　降之不及 …………………………………047

第五章　影响气机升降失常的病因 ………………………050
　　　第一节　气交之变 …………………………………050
　　　第二节　五志过极 …………………………………052
　　　第三节　嗜欲与藏精 ………………………………054

第六章　升降理论的应用 …………………………………056
　　　第一节　药物的升降 ………………………………056
　　　第二节　对药的升降 ………………………………061
　　　第三节　治则与升降 ………………………………065

下篇

第一章　肺系病证 …………………………………………070
　　　第一节　咳嗽 ………………………………………070
　　　第二节　喘证 ………………………………………077

第二章　脾胃病证 …………………………………………086
　　　第一节　胃痛 ………………………………………086
　　　第二节　痞满 ………………………………………092
　　　第三节　呃逆 ………………………………………099
　　　第四节　便秘 ………………………………………107
　　　第五节　泄泻 ………………………………………114

第三章　肝系病证······121

第一节　眩晕······121
第二节　中风······128
第三节　胁痛······136

第四章　心系病证······144

第一节　失眠······144
第二节　心悸······152
第三节　胸痹心痛······160

第五章　肾系病证······169

第一节　水肿······169
第二节　淋证······177

第六章　气血津液病证······185

第一节　汗证······185
第二节　消渴······192
第三节　虚劳······200
第四节　郁证······207
第五节　内伤发热······215

第七章　其他病证······224

第一节　痛风······224
第二节　痹证······231
第三节　痤疮······239
第四节　头痛······246

上篇

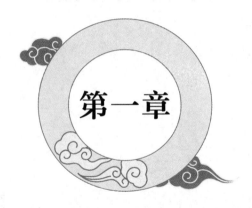

第一章

升降理论的基本概念

升降理论是基于中国古代哲学对气的认识而产生的。气的运动即气机，其基本形式就是升降出入。气是构成天地万物的本原；气的升降运动，推动和调控着宇宙万物的发生、发展和变化。中医学以此为指导构建了"天人一体"的整体观念，以及气为生命本原，气机、气化是生命活动特征的理论。人体之气的升降运动，推动生命活动的发展和进程。

气是中国古代哲学的最高范畴。中国古代哲学家认为，气是存在于宇宙之中的无形而运动不息的极细微物质，是宇宙万物的共同构成本原，由此形成"气一元论"的思想。气一元论，是探求宇宙本原和阐释宇宙变化的世界观和方法论。"气"字早在甲骨文中就已出现，最初是表示具体事物的概念。《说文解字》说："气，云气也，象形。""气"指云气，是一种可见的客观存在。古人通过对自然界的云气、雾气、风气、冷暖之气，生活中的烟气、蒸气、水气和人体的呼吸之气等客观现象的观察与思考，逐渐产生了气是一种客观存在、万物皆有气的认识。春秋战国时期，气作为哲学概念逐渐形成。

人类生活在自然界中，自然环境的各种变化可直接或间接地影响人体的生命活动。对人与自然环境息息相关的认识，即"天人一体观"的整体思想。中医学理论体系的奠基之作《黄帝内经》汲取了气一元论思想，《素问·宝命全形论》说："人以天地之气生。""天地合气，命之曰人。"人是自然界的产物，禀受天地之气而生。气是存在于人体内的至精至微的生命物质，是生命活动的物质基础。人体之气是运动不息的，生命过程即是气的运动及其所产生的各种变化的过程。

第一章　升降理论的基本概念

升降理论的萌芽首见于《黄帝内经》。《素问·六微旨大论》记载:"天气下降,气流于地;地气上升,气腾于天。故高下相召,升降相因,而变作矣。""故非出入,则无以生长壮老已;非升降,则无以生长化收藏。是以升降出入,无器不有。"不仅论述了自然之气的升降现象这一客观规律,而且从"天人相应"的角度阐述了人体生命活动的基本形式,初步奠定了升降理论的基础。

随着中医学的发展,升降理论也在不断地充实,成书于东汉的《伤寒论》,是升降理论运用于临床的最早体现。书中虽没有明确提到升降,但升降理论思想贯穿于书中的理法方药。如《伤寒论》名方半夏泻心汤,就是升降理论的经典运用。到了隋唐年间,升降理论进一步成熟,并逐渐系统化、规范化。巢元方所著《诸病源候论》中就记载了脱肛的病机为大肠虚冷、气机下陷,通过升降失调来论述疾病的病理变化。

升降理论大致正式形成于金元时期,以刘完素、张从正、李东垣、朱丹溪为代表的四大学派皆对升降理论有独到心得。尤以李东垣首创脾胃学说,更是重视升降理论及其运用,他认为气机升降之中,脾胃为枢纽所在,《脾胃论·阴阳升降论》中认为正是因为气机的升降出入,人的清浊之气和荣气才能正常运行于人的身体内,进而濡养全身。书中说"若不达升降浮沉之理,而一概施治,其愈者幸也"。李东垣重视升发脾阳,认为脾阳上升,则元气充沛,脾气下陷,则元气流散。在制方用药上亦重视升降理论,尤其善用升麻、柴胡等药,代表方补中益气汤、升阳益胃汤等,都是升降理论典型的临床运用。

到明清时期,升降理论得到了进一步的发展。杰出的医药学家李时珍将丰富的理论与实践经验相结合,将药性根据升降理论进行了系统归纳,同时将升降理论与药物炮制相结合,提出:"升者引之以咸寒,则沉而直达下焦;沉者引之以酒,则浮而上至巅顶。"此外明清诸多著名医家都对升降理论做了进一步阐释,如张景岳认为升降以元气为动力,而元阳之气藏于命门,叶天士也认为"脾宜升则健,胃宜降则和",并拟定了苦寒甘咸降胃之法。吴鞠通同样善用辛开苦降之法,主张"苦与辛合,能降能通",从实践角度充实了升降理论的内容,并极大地促进了升降理论的发展。

在升降理论中,气是构成该理论的基础。气是维持生命进程及推动和调控脏腑功能活动的动力,气无处不有,无器不有,一旦停止运动,生命活动将终止。故《素问·六微旨大论》说："出入废则神机化灭，升降息则气立孤危。"气是不断运动着的，全身各脏腑、经络、形体、官窍是气的运动场所，其生理功能即气的运动的具体体现。人体之气不断运动，流行全身，内至五脏六腑，外达筋骨皮毛，推动人体的各种生理活动，故气的盛衰和运行关系到人体的健康与否。

气的运动称作"气机"，主要有升、降、出、入四种形式。升，指气自下而上的运动；降，指气自上而下的运动；出，指气由内向外的运动；入，指气自外向内的运动。气的正常运动，称为"气机调畅"，包括升降出入运动的平衡协调和畅通无阻的状态。而气的运动阻滞，升降出入运动之间平衡失调，则称为"气机失调"。气机失调也有多种表现，如气的运行受阻而不畅通，称作"气机不畅"；受阻较甚，局部阻滞不通，称作"气滞"；气的上升太过或下降不及，称作"气逆"；气的上升不及或下降太过，称作"气陷"；气的外出太过而不能内守，称作"气脱"；气不能外达而郁结闭塞于内，称作"气闭"。

中医学认为"百病皆生于气"。气机调畅，人即安和；气机失调，人即发病。人体是一个完整的统一体，其升降出入对立统一，各个脏腑组织在人体中上下分布，又各有其升降出入的侧重点。"升降出入"异常直接影响全身脏腑，进而影响脏腑的生理功能，引发疾病。气分阴阳，阳气具有向上的特性，阴气具有向下的特性，上升者多同时向外，下降者多同时向内，故脏腑气机升降失常的基本病理分析之为四：升发太过、升发不及、降之太过、降之不及。在临床疾病过程中，又是密切联系、互相影响的。

人体内的升降运动主要是通过脏腑功能活动来进行的，主要是指以脏为主的五行升降运动，如脾胃、肺肝、心肾。

脾胃为人体气机升降之枢纽，是总理一身气机升降的关键脏腑。脾胃居于中焦，脾气主升而胃气主降，相反而相成。脾属阴脏，胃属阳腑，脾主升清，胃主降浊，两者互相协调气机的升降，共同完成饮食水谷的消化、吸收及转输，且脾胃升降还总体掌管着其他四脏的升降，故有"脾宜升则健，胃宜降则和"之说。《素问·经脉别论》云："饮入于胃，游溢精气，上输于脾。脾气散精，上归于肺，通调水道，下输膀胱。水精四布，五经并行。"水液通过胃气的运动使精气流动充盈，借脾气的升清"上归于肺"，脾气主升，可以生发清阳。《素问·逆调论》曰："胃者六腑之海，其气亦下行。"更是直接说明了胃气主降。黄元御在《四圣心源·阴阳变化》中云："清浊之间，是谓中气，中气者，阴阳升降之枢轴，所谓土也。"也将脾胃视为气机升降的枢纽，强调脾胃升降有调节气机、分别清浊的作用。脾胃之气升降相因，既保证了饮食纳运的正常运行，又维护内脏位置的相对恒定，若脾胃之气升降失司，病由此生，如《素问·阴阳应象大论》所说："清气在下，则生飧泄，浊气在上，则生䐜胀。"

肝与肺能共同维持一身之气的正常运行及气机升降，肺与肝是全身气机升降的重要组成部分。肝主疏泄，调畅气机，肝气以升发为宜；肺主气，肺气以肃降为顺，如《临证指南医案·虚劳》所说："人身左升属肝，右降属肺，当两和气血，使升降得宜。"《黄帝内经灵枢注证发微·卷二》记载："宗气者，大气也。大气积于胸中，出喉咙，司呼吸以行经隧，始于手太阴肺经，终于肝经。"认为肺肝是气化的始点和终点，是气机升降之要冲。《素问·刺禁论》中所言"肝生于左，肺藏于右"，是肝肺气机升降特点的概括。肺在膈上，其气肃降，肝在膈下，其气升发，肝升肺降，一升一降，升降协调，对全身气机调畅、气血调和，起着重要的调节作用。

心与肾水火既济。心位于上，五行属火，升已而降；肾居于下，五行属水，降已而升。《慎斋遗书》说："心肾相交，全凭升降。而心气之降，由于肾气之升；肾气之升，又因心气之降。"心火下降，以资肾阳，温煦肾水，使肾水不寒；肾水上济，以滋心阴，制约心阳，使心火不亢；心与肾的阴阳水火升降互济，维持了两脏之间生理功能的协调平衡。

升降出入无器不有，气是维持机体正常活动的根本，全身各脏腑功能依赖于气机的调节作用。全身各脏腑、经络、形体、官窍均是气的运动场所，气的升、降、出、入，从始至终贯穿于生活中，脏腑之气的运动规律，体现了脏腑生理活动的特性，也表现了脏腑之气运动的不同趋势。心肺在上，其气宜降；肝肾在下，其气宜升；脾胃属土，居中央，脾气升而胃气降，斡旋四脏之气的升降运动。《素问·举痛论》说"百病生于气也"，当其升降运动失去平衡时，各脏腑功能失调，则可在呼吸循环流通、水谷运化吸收、津液代谢输布及机体气血运行方面等均有体现，如《景岳全书·诸气》中讲道："气之为用，无所不至，一有不调，则无所不病。"

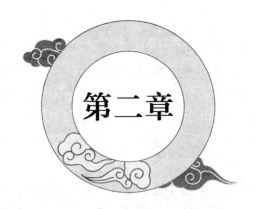

第二章

升降理论的发展源流

‹ 第一节　升降理论的萌芽 ›

作为升降理论的萌芽,虽然早在《周易·系辞上》就有"精气为物,游魂为变"的记载,《尚书·洪范》更有"水曰润下,火曰炎上"之论。然而,升降理论初成体系,实约源于先秦时代成书之《黄帝内经》。升降理论是中医学理论体系的重要组成部分,我国古代医家经过观察大量的自然现象和人体的生理、病理变化后,初步抽象出升降出入,借以认识世界、阐述生命的奥秘。《黄帝内经》中虽然没有关于升降理论的系统论述,但其散在于各篇章中,说明升降理论确已出现端倪。其奠定了气机升降理论的基础,认为气是化生万物的物质基础,自然界物质的运动变化归于气之升降出入。如《素问·天元纪大论》篇说:"太虚寥廓,肇基化元,万物资始,五运终天,布气真灵,总统坤元。九星悬朗,七曜周旋,曰阴曰阳,曰柔曰刚,幽显既位,寒暑弛张,生生化化,品物咸章。"又如《素问·六微旨大论》说:"气之升降,天地之更用也……升已而降,降者谓天;降已而升,升者谓地。天气下降,气流于地;地气上升,气腾于天。故高下相召,升降相因,而变作矣。"《素问·天元纪大论》说:"故在天为气,在地成形,形气相感而化生万物矣。"而升降更是自然界物质运动变化的基本原因,所以《素问·天元纪大论》说"欲知天地之阴阳者,应天之气,动而不息,故五岁而右迁,应地之气,静而守位,故六期而环会。动静相召,上下相临,阴阳相错,而变由生也"。这种动静相合、上下相临、阴阳相错为升降运动的一种形式。而自然界的万事万物无不具有升降运动,《素问·六微旨大论》说"故器者,生化之宇,器散则分之,生化息矣,故无不出入,无不升降"。清阳上升,浊阴下降,阴阳升降相因,阴阳交泰,化生万物,大体说明生命起源的本原是气,亦即肇基化元的结果。形气相感、升降变化,由变而生,遂致终生万物。虽然这种认识是直观而笼统的,但在当时确属一种科学的创见。并且《黄帝内经》认为人需天地之精气而生,与四时阴阳之气相通应。如《素问·宝命全形论》曰:"人以天地之气生,四时之法成。"在论述人和大自然气机运动的联系时认为,人体阴阳之气的升降出入要受自然界阴阳之气升降消长的影响,表现为规律性的变化,这种天人相应的变化主要反映在四时阴阳与昼夜阴阳变化对人体的影响,《灵枢·顺气一日分为四时》曰:"春生夏长,秋收冬藏,是气之常也,人亦应之。以一日分为四时,朝则为春,日中为夏,日入为秋,夜半为冬。"反映在脉上就出现了《素问·脉要精微论》所说的那样:"春应中规,夏应中矩,秋应中衡,冬应中权。"气的升降出入运动是人体生命活动的根本,人体生命的过程就是气升降出入运动的过程。《黄帝内经》虽未明确提出脏腑气机升降之词,但却将其有机地贯穿于有关人体气、血、津液的生成、转化、代谢等生理过程和一些疾病病理以及治疗的论述之中,如《素问·经脉别论》云:"饮入于胃,游溢精气,上输于脾,脾气散精,上归于肺,通调水道,下输膀胱,水精四布,五经并行。"论述了水液代谢的全过程中要依靠脏的升降功能,水液进入人体,其"游溢精气",要借脾气之升清,才能"上归于肺",要靠肺气宣降,"通调水道,下输膀胱",才能使"水精四布,五经并行"。人体本身是一个有机整体,五脏六腑、经络百筋组织器官,能相互联系,构成一体,升降的相互生化、相互制约,是一不可忽视的重要因素,肝血濡养肝木,肝助脾阳升发,肺制肝木以免升发太过,如此互生互制,从而使清阳升而周身健,精血足而脏阴充,营卫三焦皮毛孔窍可以吐纳自如,由此成为一个统一的整体。可见气机的升降出入始终贯穿着人体生命活动的全过程。若升降相离、出入停废、阴阳离决,则精气乃绝,生机化灭。在论述病机方面,如《素问·生气通天论》就有记载:"阳气者,大怒则形气绝,血菀于上使人薄厥。"指出中风发病的重要病理环节为脏腑气机失常,气血逆乱于上。故人体气机升降出入失常,疾病就会产生。如升降出入不畅,治疗则宜因势利导,高者引而越之,下者引而竭之，在皮者汗而发之；如升降出入失调，则应逆而调之，高者抑之，下者举之，散者收之，结者散之；如升降出入杂乱，则应诸法并用，或升降并调，或散敛兼顾，或散升同施，或散降共治，或以降求升，或以升求降；治则旨在恢复气机的正常运动，所以早在《黄帝内经》中就已奠定了有关升降理论的基础。

总之，升降出入运动为世界上万物生化的根源，而人的生命活动，亦是以升降为其基本形式。《黄帝内经》论述升降这一自然现象的客观规律以解释人体的生命活动为宗旨。

第二节 升降理论的成长

后汉张仲景继承发扬了《黄帝内经》的学术思想，将升降理论运用于临床。张仲景虽在《伤寒论》和《金匮要略》中从未提及气机升降致病的理论，但细读《伤寒论》《金匮要略》并结合临床，发现其六经病的生理、病理、治疗治则等方面均涉及气机升降理论。其一，在伤寒方面，六经之中皆蕴升降，太阳病失治误治之寒热互结成痞证，阳明病腑实证，悉由升降失调所致。如《伤寒论》397条中论下法竟占30条，113方中下剂竟占18首，仲景注重通下于此可窥一斑。出入失常之少阳证，邪陷太阴之脾阳不足、升运失职证，少阴寒化、寒水上逆证，厥阴病肝肾不升、寒凝于下、胆胃不降积热于上之上热下寒证，凡此悉是。其二，在杂病方面，既有以风引汤为代表的清利头目、平肝降逆类方，又有以建中汤为代表的建中益气、补虚缓急类方。前者偏于平降，后者侧重升提，都对后世产生了深远的影响。

《华佗神医秘传》中则较明确地谈到了升降，对升降理论作出了可贵的贡献。例如关于脾的认识，从阴阳角度言，"心者血也，属阴。肺者气也，属阳。脾病则上母不宁，母不宁则阴不足，阴不足则发热。又脾病则下子不宁，子不宁则阳不足，阳不足则发寒。故脾病则血气俱不宁，血气不宁，则寒热往来，无有休息，故病如症"。以阴阳的变化，论述了脾病影响上下的病理机制。从五行角度言，"谓脾者土也，心者火也，肺者金也。火生土，土生金，故曰上有心母，下有肺子，脾居其中，病则如斯"。进一步结合五行，强调脾居中位的地位，最后得出"凡病脾者，上下不宁"的结论。

第二章　升降理论的发展源流

待及隋唐时期，关于升降之说，只有一些散在记载。巢元方撰《诸病源候论》以升降失调论述疾病的病理变化，以脱肛证为例，"肛门，大肠候也。大肠虚冷，其气下冲者，肛门反出"。说明脱肛的基本机制是大肠虚冷，气机下陷。同理，崩中亦为气虚不能摄所致，不过不是大肠虚冷，而是冲任之气不固。"盖冲任之脉皆起于胞中，为经脉之海"，若"劳伤过度，冲任气虚，不能统制经血，故忽然崩下，谓之崩中"。而五脏之气与冲脉息息相关，故"伤损之人，五脏皆虚者，故五色随崩俱下"。堪称真知灼见！唐代王焘对升降学的突出贡献，不仅表现在以升降阐述病机，描述其临床表现，而且更重要的是收载了不少降逆、升陷之方。如《诸病源候论》曰："肺主气，气有余则喘咳上气，此为邪搏于气，气壅不得宣发，是为有余，故咳嗽而上气也，其状喘咳上气，多涕唾，而面目浮肿，气逆也。"当以苏子煎方降肺平逆。若肺气上逆，伤动五脏，扰于胃气，兼胃逆呕吐者，又当以通气丸降肺和胃镇逆。此外，药圣孙思邈论述了五脏六腑与升降的密切关系，认为邪气内犯不仅使六腑之气上逆，而且内扰五脏，使气机不藏。《备急千金要方》所谓"邪气入内，行于五脏则咳，咳则多涕唾，面肿气逆"，实则是"邪气逆于六腑，淫虚厥于五脏"。宋元时代，学派林立，对升降理论的阐述，仁者见仁，智者见智，学术的争鸣，从不同角度推动了升降之学的发展。

宋·许叔微揭举升降奥义，其对升降理论发展的贡献主要体现在以下两个方面。首先突出肾在升降中的地位。《普济本事方》曰："腰肾气盛，是为真火，上蒸脾胃，变化饮食。分流水谷，从二阴出，精气入骨髓，合营卫行血脏，营养一身。"许叔微唯恐阐理不透，反复举例申述其义："譬如鼎釜之中，置诸米谷，下无火力，虽终日米不熟，其何能化？"可谓生动形象，说理精湛。若"腰肾既虚冷，而不能蒸化谷气……则肌肤枯槁也""又肺为五脏华盖，若下有暖气蒸，则肺润，若下冷极，则阳气不能升，故肺干则渴"。治宜温补肾气，如八味肾气丸之类，肾气盛，命火旺，阳气升，则诸证自平。许叔微从肾阳论升阳给人以启迪。其次，巧运升降之性，灵活调理升降。许叔微勤于临证，以方论证，其制的顺气木香散对呕逆恶心、胸膈痞满、胁肋胀闷、嗳气吞酸、不思饮食、大便不调、冷气血气腹痛有奇效，是因为斯证为升降反作所致，而"顺气木香散治气不升降"，肠风下血，多为实证。然许叔微另辟蹊径，认为"亦有一种下部虚，阳气不升，血随气而降者""却宜服温补药"(《普济本事方》),开阔了治疗思路。

金·刘完素,以善治火热病证而名噪一时,其理论依据主要建立在"水火升降失常"的基础上,《素问·病机气宜保命集·原道第一》曰:"盖天一而地二,北辨而南交,入精神之运以行矣。拟之于象,则水火也,画之于卦,则坎离也。两者相须,弥满六合,物物得之,况于人乎。"刘氏提出天人一体,皆有水火升降运动,水升火降,坎离相交则天泰民安。然而,在天则六淫邪气易从火化,在人阳热常易生内火。故《素问病机气宜保命集·伤寒论第六》中又云:"五运六气有所更,世态居民有所变,天以常火,人以常动……内外皆扰。"六气化火,火热相并,则阴水不足,水少而不能升,阳旺盛于外。当以甘草、滑石、葱、豉之类在外发散解表,以苦寒之三承气汤之属在内泄其里热,以达到"以寒养水而泻火","开通道路、养阴退阳",水火升降复常的目的。刘氏以辛凉解表、清热护阴,维持水火平衡,突破了魏晋之后墨守仲景成规的风气,给后世温病学派以很大启示。刘完素提出"玄府气液宣通"说,以升降学说阐述了疾病的因、机、证、治。"玄府"一词,首见于《素问·水热穴论》,"所谓玄府者,汗空也",王冰注曰:"汗液色玄,从空而出,以汗聚于里。故谓之玄府。府,聚也。"刘氏广其意而用之,所述"玄府者,谓玄微府也",且"玄府者,无物不有,人之脏腑、皮毛、肌肉、筋膜、骨髓、爪牙,至于世之万物,尽皆有之,乃气出入升降之道路门户也",同时明确指出玄府为人体"气液出行之腠道纹理",而气液则涵盖营卫、气血、津液等具有温润、滋养、流动作用的营养物质。刘氏将人体一身组织腠理皆称之玄府,只要玄府通畅,则营卫、气血、津液等营养物质在体内流行无阻,畅行于周身,脏腑、经络、四肢、九窍、肌肤、骨髓、毛发皆得以滋养而维持其正常生理功能,维持这种正常生理现象的机制又被称为"玄府气液宣通",且受到人体"神机"的调节和控制,盖因"玄府"也是"神机"通利出入之处,即"气血宣行,则其中神自清利而应机能为用矣",而后"目得血而能视,耳得血而能听,手得血而能摄,掌得血而能握,足得血而能步,脏得血而能气……",气液流畅,生理无碍。刘氏认为玄府是气机升降出入的道路,若玄府闭塞则道路不通,气、液、血、脉、荣、卫、精、神升降出入受阻,可致"目无所见,耳无所闻,鼻不闻臭,舌不知味,筋痿骨痹",即出现五官、筋、骨、肠等方面的病变。刘完素针对此病机独创药方防风通圣散以疏通玄府,使热泄气畅,气机升降出入恢复正常,

第二章 升降理论的发展源流

病不由生。其所创防风通圣散，既用防风、荆芥、麻黄之辛温热药，又用石膏、黄芩、连翘、薄荷、大黄、芒硝等"散风壅，开结滞"，主治风热壅盛、表里俱实之证；双解散祛风清热，表里同治，亦为刘氏所创。防风通圣散不仅能分消表里上下之火，而且还能通调全身气机，其巧妙的药物配伍，使周身气机畅通无阻，没有一点郁滞，服药之后，病理产物随汗、呼气、小便、大便而排出体外。王好古曾这样评价刘完素用药："刘氏用药，务在推陈致新，不使少有怫郁，正造化新新不停之义，医不知此，是无术也。"王好古此论可谓深得刘完素用药之要。刘完素这种通调全身气机的思想对后世医家影响甚深，滋阴派的创始人朱震亨受其影响，临证上特别注重郁证，创越鞠丸治疗各种郁证。

张从正论升降别具一格，其认为《难经》所谓"东方实，西方虚，泻南方，补北方"，实际上"此言肝木实而肺金虚，泻心火，补肾水也。以此论之，前所谓六补者，了不相涉"，堪称经验之谈。这与他所述病由邪生、攻邪已病的论点理贯一致。《儒门事亲》载："夫病之一物，非人身素有之也。或自外而入，或由内而生，皆邪气也。"说明无论邪从外受，还是体内异化而生，都可使火不降、水不升，诸病由生。因此，张从正特别强调攻祛病邪，《儒门事亲》说："邪气加诸身，速攻之可也，速去之可也，揽而留之，何也……先论攻其邪，邪去而元气自复也。"他指出："《内经》一书，惟以气血流通为贵。"认为人体之常，气血本是流通的，邪气侵阻是影响气血流通的根本原因。故在治疗时以祛邪为首要，病邪如得祛除，可以达到恢复气血流通的目的，即张从正所谓的"陈莝去而肠胃洁，癥瘕尽而营卫昌"，使上下无碍，气血宣通，并无壅滞。发散归于汗，涌者归于吐，泄者归于下，使邪从表、上、下而出，三法之中，尤推崇下法，积消、滞导，则水通火畅。如针对小便不通，采用上吐法使上焦气开，肺得宣通，肃降顺畅，水道通调，气机升降恢复正常，所以小便能够通畅。由是观之，张氏重视升降，意在祛邪，邪去火降，肾水复升，而成水火交泰、升降相济之象，实为务本之图。

张元素较早就认识到药物升降浮沉的药性特点，并在《医学启源》中详细叙述了药物的气味厚薄，并以此为依据阐述了药物作用于机体后如何发挥升降浮沉的作用，为后世医家用药原则拓展了思路和方法。张氏在深究《黄帝内经》所论气味厚薄寒热阴阳的基础上，认识到药物的气味厚薄与升降浮沉有着密切的关系。如他在《医学启源》中引用《素问·阴阳应象大论》条文说："味为阴，味厚为纯阴，味薄为阴中之阳；气为阳，气厚为纯阳，气薄为阳中之阴。然，味厚则泄，薄则通；气薄则发泄，气厚则发热。"故张元素认识到气之与味，各有阴阳，各有厚薄，各有功效。他还认识到同一种药物，由于入药部分不同，升降浮沉作用各异，创制了"气味厚薄寒热阴阳升降图"，提出了药物升降之论。他认为药物的升降浮沉作用主要受药物气味的支配和制约，并在《医学启源》中详述了药物的升降浮沉作用。张氏从气味中分厚薄，从阴阳中分阴阳，说明气薄者当升，未必尽升，味薄者宜降，未必尽降，可谓曲尽经旨，并提出要掌握药物在体内的作用趋势，必须综合认识药物的气与味，此即所谓"药类法象"。张氏阐发药物气味厚薄升降浮沉之理，创立归经和引经报使说，指导临床用药；根据药物气味厚薄阴阳升降的作用，融合生长化收藏之理，并将五运六气应用其中，将常用诸品，创立了新的药物分类法，将常用的105味药物分为5大类，即"风生升"20味，"热浮长"20味，"湿化成"21味，"燥降收"21味，"寒沉藏"23味，成为临床用药的指南。这种气味厚薄升降浮沉的药物分类理论，是张氏的创见。嗣后，竟成为其弟子李东垣临证用药的家法。

　　金元时期李东垣尤为重视升降理论及其运用，认为"若不达升降浮沉之理，而一概施治，其愈者幸也"（《脾胃论》），治病必本四时升降浮沉之理。李东垣论升降，突出了脾胃在升降中所占的枢纽地位，此系其师承张元素，并结合临证经验的结晶。李东垣提出，天地阴阳生杀之理亦即升降浮沉的变化，自然界的万物，都在不断地运动变化着，如以一年的岁时，从立春开始，少阳始发之气出于地下，引阴气上升，生气遍于自然界，此时百谷草木皆甲坼；到了立夏以后，又是少阴火气充斥于自然界，长养万物，此时草木茂盛，垂枝布叶，这种自然景观，就是由少阳始发之气的作用，到少阴之气的长养成象，亦即所谓天以阳生阴长的道理。故"经言岁半以前，天气主之，在乎升浮也"。到立秋之后，太阴金气从天而下降，肃杀之气流行，此时燥气降临，西风急，霜露降，生物凋谢，叶落而枝条独在，几乎像毫毛那样根根竖起；到立冬以后，太阳之气又潜伏于地下，严寒之气流行，此时水冰地坼，万物伏藏。这种自然景观，就是由太阴金气肃降之用，到太阳之气的寒水成象，亦即所谓地以阳杀阴藏的道理，故"经言岁半以后，地气主之，在乎沉降也"。因此，春气的温和，夏气的暑热，秋气的清凉，冬气的冷冽，构成自然界的正常气候秩序。天地之气，从下上升，上升之极，而后下降，下降之极，又复上升，如此循环往复，就在这种升降浮沉之间，运化万物，生长收藏，生生不息，就是天地升降之气在此主宰着。否则天地阴阳之气一有偏差，胜复变化就能从此而起，万物生长化收藏的自然规律就遭到破坏，于人于物，都将引起影响，此为论升降之大铺垫，目的是强调脾胃在升降中的枢纽作用。长夏土气居于中央，"升己而降，降己而升，如环无端"，为四时变化的枢纽。人是万物中一物，其呼吸出入，清浊升降，与自然界息息相关，其在于人身的，尤见征于脾胃。因为脾胃位居中焦，是一身之气的升降枢纽。《脾胃论》谓"盖胃为水谷之海，饮食入胃，而精气先输脾归肺，上行春夏之令，以滋养周身，乃清气为天者也，升己而下输膀胱，行秋冬之令，为转化糟粕，转味而出，乃浊阴为地者也"。如此升降变化，循环往复，无有穷已，维护着生命的健康，维护着正常的新陈代谢。元气主宰着人身升降之气的变化，如能顺应四时之气，起居有时，饮食有节，不暴喜怒，颐养神志，保持生活和脾胃的正常，元气就充沛，身体就健康。故李东垣反复强调，"人以胃土为本"。反之，损伤脾胃，则中气下陷，就会出现两种病理变化：一种表现为水谷之气下泄，久久而不能上升，便成为只有秋冬之气的沉降，而没有春夏升发之气的升浮，使生长的功用陷于殒杀之气，必然百病蜂起；另一种表现为阴火上冲，浊阴不降，形成"清气在阴，浊气在阳"的局面，升而不降，五脏之气皆乱的病态。因此，研究内伤疾病成脾胃形成特点，必须从人与自然的关系，从升降浮沉的道理中去探索要领，并掌握它的规律。李东垣在论脾胃的升降之中，很重视升浮。强调只有脾胃的升发，水谷之气才能上升，元气才能充沛，生机才能活跃，阴火方可潜降。反之，谷气不升，脾气下陷，元气就会匮乏，生机受损，脏腑经络都会受病，阴火亦即随之上冲为害。因而，在临床中喜用升麻、柴胡等，以助脾土升发之性。脾阳上升，元气充沛，浊阴方能收敛；脾气不升，元气越陷，谷气下流，则阴火上升。李氏尚认为，气虚生大热，阴火为元气之贼，因此在强调升发的同时，并不摒弃沉降。不过是以升发阳气为主，潜降阴火为次，权衡升降，相辅相成。他认为升降失常，清阳不升，浊阴不降，是脾胃内伤疾病的主要病理特点；治疗上强调升阳益气，创制补脾胃泻阴火的升阳汤、补中益气汤、升阳益胃汤和升阳散火汤等新方，"惟当以甘温之剂补其中，升其阳，甘寒以泻其火则愈矣"（《脾胃论》），证之临床，有其实践意义。李氏重视脾胃的枢纽作用，强调升发阳气，使其成为独树一帜的脾胃大家。

朱震亨言升降，撮其大要主要有两点。其一，阴升阳降之中，阳常有余，阴常不足。朱氏在《格致余论·阳有余阴不足论》中指出："人受天地之气以生，天之阳气为气，地之阴气为血，故气常有余，血常不足。"这是因为"天，大也，为阳，而运于地之外；地，居天之中，为阴，天之大气举之"。既然阳有余，阴不足，因而，在平时，必须保持阴津的充足，"夏天火旺则肺金衰，土旺则肾水衰，肾水借此气以补其不足"。冬天火气潜伏闭藏于下以养本真，为春来发生升动之本，如不避帷幕，纵情嗜欲，至春天就下无根本，因而必须补养阴精，阴水充，阳气旺，阴升阳降，固秘平衡。其二，倡导以升降法治疗六郁为病。朱震亨接受李东垣脾胃为气机升降之枢的观点，认为脾胃之气不得升降，五脏之气血及周身上下之气血均不得通达，郁证出焉。盖"气血冲和，万病不生，一有怫郁，诸病生焉"。而于郁证的病机，丹溪弟子戴元礼论述颇详："郁者，结聚而不得发越也，当升者不得升，当降者不得降，当变化者不得变化，此为传化失常，六郁之病见矣。"说明郁证是气机升降失常的一种病理变化，治疗主张升降气机，代表方为越鞠丸，是方升中有降，降中有升，行六郁何患不散？！东垣主升阳举陷，丹溪倡滋阴降火。丹溪与东垣，一寒一温，一升一降，皆为救时之作。其实各有专一精到之处，颇多可取，不能株守一家，宜乎吸取其独到之精华，融会通达，似不必拘泥而尽从其说。一阴一阳，一升一降是东垣主以春夏，而丹溪主以秋冬，合而成四时者也，大有助益于人之巧思开之茅塞。

第三节 升降理论的形成

明时医家学验俱丰者，山阴景岳属之，其于升降之理发挥颇多。首先，在理论方面，提出升降的动力和通道，张景岳认为升降以元气为动力，而元阳之气藏于命门。"命门有生气，即乾元不息之机也，无生则息矣……惟动惟升，所以阳得生气，惟静惟降，所以阴得死气"（《景岳全书》）。元气始于下而盛于上升，则向生也；元气不升，陷于下则易死矣。譬如火蒸水暖则化气，化气则升，无不生；火衰水寒成冰，成冰则降，无不死。"一阳之元气，必自下而升，而三焦之普濩，乃各见其候"，说明升降以三焦为通道。"盖下焦之候如地土，化生之本也；中焦之候如灶釜，水谷之炉也；上焦之候如太虚，神明之宇也"（《景岳全书》）。其次，在临床方面，张氏善于调理升降，而取得很好的疗效。头眩的治疗即是如此，头眩虽属上虚，然并非无涉于下。盖上虚者，阳中之阴虚，下虚者阴中之阳虚。前者宜治其气如四君之类，后者宜补其精，五福饮之类。"然伐下者必枯其上，滋苗者必灌其根"（《景岳全书》）。张氏在回顾自己的临床治验时感叹道："余之立方处治，宜抑者则直从乎降，宜举者则直从乎升，所以见效速而绝无耽延之患，亦不过见之真而取之捷耳。"若不稳熟升降之学，焉能有如此灼见？

明代李中梓，对阴阳升降阐发尤多。他认为，只有水火阳阳升降不已，才能造化万物。而万物的生长，实由水生火降、阴阳相交所推动。火下水上，升降相交，交则既济，而能生物；火上水下，升降不交，谓之不济，生命终矣。大旱之年火热炎上而不下降，则万物枯矣，大满之时，水性润下而不上升，则万物涝矣，即阴阳不交，升降不济之例。《医宗必读·水火阴阳论》曰："人身之水火，即阴阳也，即气血也。无阳则阴无以生，无阴则阳无以化。"李中梓指出了人身与自然一体，水火宜交而不宜离，阴阳宜济而不宜分。

明代杰出医药学家李时珍，以《黄帝内经》为本，细考历代本草之论，汇通诸家之说，将药性理论作了系统归纳，推进到了一个新的阶段。李时珍认为，作为一位医家，应熟谙药性，《本草纲目》曰："酸咸无升，甘辛无降，寒无浮，热无沉，其性然也。"虽大略如此，亦不尽然，故李氏又提出，诸石入水皆沉，而浮水石却浮，凡木皆浮于水，独沉香木入水则沉。前者述其常，后者达其变，知常达变，方不至株守一面，以偏概全。此外，李氏常以升降理论阐述奇经八脉病机证治，以带脉为例，带脉横贯于腰，状如束带，乃诸脉之总约。冲、任、督脉悉系于此，足少阴肾经别行的正经亦"出属带脉"，故冲任督三脉和肾之疾病，皆可伤及带脉，使之提举无力，失却"总约诸经"之能，遂致种种下陷不固之征，进而提出益气升陷，固摄带脉法，在理论与实践上均有建树。

在这一时期，著书立说者众多，不少医家对升降理论都有不少散在论述。彭用光考古验今，论证了心火肾水的关系，认为"升坎水以沃心阳，降离火而温肾水"，并举一大便秘结病例，屡用大黄少效，遂与三和散一帖降浊气而安。李梴著《医学入门》，首先指出升降是物质代谢的必然过程，"胃中浊气下降而为溲便，清气上升而为营卫""升中清，降下浊，造化出纳无穷"。其次，李氏十分重视升降之间的辩证关系，谓"上极必返于下，下极必复于上，造化自然之妙，循环无穷"，这种观点，无疑蕴含着朴素的辩证法思想。皇甫中《明医指掌》载："夫肺为五脏华盖……合阴阳，升降出入，营运不息，循环不端。"这强调了肺在升降中的突出地位，若肺气有所损伤，或痰热内扰，则肺气不得宣通，升降失常，喘病生焉。

明末清初，理学之风渐盛，实用之学渐兴。喻嘉言治学注重实际，喜创新说，撰《医门法律》倡大气说。他认为，大气既非宗气，又迥别于胸中之气，而是位于胸中（心肺）的阳气，大气主持周身之气，是升降运动的动力，《医门法律》所谓"其所以统摄营卫。脏腑、经络，而令充周无间，环流不息，通体节节皆灵者，全赖胸中大气为之主持""五脏六腑，大经小络，昼夜循环不息，必赖胸中大气斡旋其间"。大气不行，诸病生焉，若大气一衰，则人身的气机运动无源，既不能升降，又不能出入，致使"神机化灭，气立孤危"，再甚者则危及生命。补益大气，升阳举陷，是却病愈疾的重要措施，而善摄生者，更当保养大气。

清代医家对升降理论的阐发，仁者见仁，智者见智。推崇升降之学并于斯有所建树者，非叶天士莫属。叶天士肯定脾胃升降理论，其在继承东垣脾胃学说的基础之上，根据脏宜藏、腑宜通之特点，并结合多年的临证经验，详细分析了脾胃与升降的关系："纳食主胃，运化主脾，脾宜升则健，胃宜降则和。"认为脾与胃虽同属中土，但其功能有别，喜恶不同，其在《临证指南医案》中谓："太阴湿土，得阳始运，阳明燥土，得阴自安，以脾喜刚燥，胃喜柔润也。"提出了"胃喜润恶燥"的观点，强调治胃不可采用温燥治脾之法。认为"东垣之法详于治脾而略于治胃""纳食主胃，运化主脾，脾宜升则健，胃宜降则和"，提出了"甘寒降胃法"的概念。这些脍炙人口的名句，不仅深得要旨，而且数百年来，一直有效地指导着临床实践。叶氏针对东垣详于治脾，略于治胃，详于升，略于降，突出了降胃的重要性，拟定了甘寒降胃法。这实际上是《黄帝内经》"六腑以通为用"的原则在临证之中的具体运用，实可补东垣之未逮。李、叶之学，一详于升，一详于降，一重于脾，一重于胃，可谓珠联璧合，相得益彰。

吴鞠通总结了温病的证治方药，从实践的角度充实了升降理论的内容。以痞证为例，吴氏提出湿热互结成痞，变通仲景治法，制定了半夏泻心汤加减方，变辛温苦寒为辛凉苦寒，使辛开苦降法用之更广。吴氏还在苦寒攻下的基础上，结合温病、湿热病的特点，拟定了温病之下法，开胸攻下之陷胸承气汤，宣上通下之宣白承气汤，护胃泄下之护胃承气汤，开窍之牛黄承气汤，清心泻腑之导赤承气汤，通瘀攻下之桃核承气汤，攻补兼施之黄龙承气汤，增液行舟之增液承气汤。堪称发前人之未发，补前人之未备，于升降治法，贡献彰著。杨栗山著《伤寒瘟疫条辨》，拟定升降十五方，治疗瘟疫有良好疗效，迄今仍有重要的临床意义。

清代何梦瑶则倡导五脏升降说，以为五脏之中有升有降，相互配合。沈金鳌撰《杂病源流犀烛》，以升降理论指导杂病治疗，提出了"高者抑之，下者与之""气升当降……气逆当调"等法。汪昂遥承时珍之学，在进一步概括药物性味与升降关系的基础上，以药物形质分析升降的趋向，补充了性味说之不足，丰富了升降浮沉理论，为临床运用提供了依据。安徽周学海学有根柢，探颐索隐，议论纵横，于升降出入之说阐发不少，其以升降出入概括气机的生化，以升降失序论内伤杂病，以出入失调论外感时病，进而在《读医随笔》中提出调理升降出入的基本法则："气之亢于上者，抑而降之；陷于下者，升而举之；散于外者，敛而固之；结于内者，疏而散之。"将升降之说贯穿于理论与临床。吴达，字东旸，晚清江苏江阴人，学验俱丰，著《医学求是》，凡二集，所论升降也具特色。其认为临证，当以脾胃为主持，以升降为运用，盖肝肾之阴随己土左升以济心肺，心肺之阳从戊土右降而交肝肾。此即所谓"坎水温升则肝木遂其疏泄之性，赖脾气以上达""离火清降则肺金行其收敛之政，赖胃气以下行""升降之权，又在中气"。由于脾胃为板土，赖木气以疏泄，肝助脾升，胆和胃降，因此吴氏又提出少阳"为中气之枢纽，枢轴运动，中气得以运行"（《医学求是》），其常以柴胡举肝脾之陷，平胆胃之逆，和少阳之半，屡试不爽。

清名医黄元御以古代精气学说、气一元论、元气自然论为理论基础，认为万物化生乃气之上、下、升、降运动之果。黄元御在熟读古代中医经典书籍后独创"中气论"，著有《四圣心源》。书中认为中气不单单指中焦脾胃之气，还指中焦脾胃之气对食入的饮食物的消化运转，升清降浊等功能的体现。黄师以此分析古代医学，认为整个人体五脏六腑的生理和病理之间的联系均是气之升降所化生。五脏之部，肝左肺右，心上肾下，脾胃居中，而土分为二，中气左旋为己土脾，中气右降为戊土胃。《四圣心源·中气》记载：

"脾为己……是谓中气。胃主受盛……平人下温而上清者，以中气之善运也。"中气衰则其他四脏相继为病，如肺金右滞、肝木左郁、肾水下寒、心火上炎，分别出现气、血、精、神等病。《四圣心源》还清晰阐述了在五行之"土"居中生化枢转之用，取类比象至人，则脾胃为心肾肝肺之气升降的枢纽。

周雪海认为无论是内伤还是外感其根本病机是气机升降失常，并提出"内伤之病，多病于升降""外感之病，多病于出入"。在治疗过程中须辨别虚实，若是实证"先疏而散之，后清而降之"，若是虚证"先敛而固之，后重而镇之"，治疗总则是调整气机升降。同时还认为"气亢于上，不可径抑也"的理论。

清末民国初期盐山张锡纯是我国近代中西医汇通学派的主要代表人物之一。他深研医理，尤重临床，"祖《内经》而师仲景"，见解独特而又不悖医理，发前人所未发，所论颇能指导临床，启迪后学，《医学衷中参西录》是其毕生探索祖国医学的心血结晶。张氏对气机升降学说尤多发挥，旁征博引，颇具特色。张氏深谙气机升降之重要，指出"在下之气不可一刻而不升，在上之气不可一刻而不降，一刻不升则清气下陷，一刻不降则浊气上逆"。综观全书，重视调节气机升降是张氏治医非常突出的学术特点之一。张氏亦十分强调升降失调在发病中的重要作用，其在论述疾病时，很多都是用升降理论来阐明的。其论升降理论主要有以下三点：

第一，力主大气说。张氏遥承喻氏嘉言之说，于大气说阐发颇多。张锡纯进一步对大气论进行了阐发，取各家之长，把大气具体化为"以元气为根本，以水谷之气为养料，以胸中之地为宅窟者也"，在人体中占有重要地位，能撑持全身，为诸气之纲领，包举肺外，司呼吸之枢机，故郑而重之曰大气。若"此气一虚，呼吸即觉不利，而且肢体酸懒，精神昏愦，脑力心思，为之顿减。若其气虚而且陷，或下陷过甚者，其人即呼吸顿停，昏然罔觉"。大气下陷临床表现以心肺证候为主，兼见脾胃证候，并"间有因中气下陷，泄泻已久，或转致大气下陷者……"。中气下陷临床以脾胃证候为主，而无心肺证候；但中气下陷重者，可发展至大气下陷，"夫中气诚有下陷之时，然不若大气下陷之尤属危险也"。

第二，阐胃气以下行为顺之理，受纳水谷有赖胃气下降，"阳明胃气以息息下行为顺"。若胃气不降，则浊气上逆，逆致反胃呕哕，痰饮，甚则心痞，胁胀，吐衄，咳喘，眩晕，惊悸。张氏尚分析指出，凡情志失调，浊气上逆，痰浊阻滞，饮食劳倦，中气虚弱，外感时邪，悉可影响于胃，使胃气不降。

第三，以升降论方药，对于药物性能功用，张氏善以升降理论分析之："赭石……其质重坠，又善镇逆气""升肝之药，柴胡最效""桂枝……力善宣通，能升大气，降逆气，散邪气"。在精究药理的基础上，制定了升陷汤、寒降汤、温降汤、清降汤、镇肝息风汤、建瓴汤等。特别是升陷汤，以黄芪补气升气，柴胡引大气之陷自左而升，升麻导大气之陷由右上升，知母为佐，桔梗为药中舟楫，载诸药之力上达胸中病所，共奏升补宗气之功。

第四节　升降理论的发展

新中国成立以来，百花齐放，百家争鸣，中医学术氛围浓厚，促进了升降理论的发展。已故名医蒲辅周老中医以临床造诣颇深而著称，其重视调理胃气且用药轻灵，实本于胃气宜通降，窍机宜通利，邪气宜透达。岳美中教授也擅以升降法治疗咳嗽、哮喘、结石类病症，深受患者信赖。

近现代中医学家彭子益在历代医家升降理论学说的基础上提出了"圆运动学说"，著有《圆运动的古中医学》。书中认为中气是人体生命之源，是阴阳万物浮沉升降的核心枢纽。五行、六气的化生是圆运动的结果，五行化生顺应自然规律，随季节而生。春夏秋冬对应木火金水，夏秋之间是土，中土是五行化生的中心，是圆运动升降浮沉的中心。五行运行正常则万物生焉，否则五行出现偏见产生六气。五行各一，唯火有二，即为君相二火，故曰六气。木、土、金、水之偏见出现风、湿、燥、寒之气，君火偏见出现热气，相火偏见出现暑气。人类处于大自然之中，故人体脏腑秉五行之气而生。人体生理模式呈现"中气如轴，四气如轮"的状态，即中气如轴心在内旋转，四气在外如轮旋转。故人体脏腑病变均是圆运动的结果，轴轮不转，升降失常，出现内伤杂病。四维之土属脾，若中土亏虚，中土不运，湿寒中阻，出现呕吐泄泻等症，应用附子、干姜、人参等温中化湿，调理升降；四维之火属心，旺火宜降，若火行上逆，扰神动血，出现上部血证、心悸等症，应用黄连、黄芩等泻实火；四维之风属木，木气宜疏，若疏泄不畅，出现气郁胸闷等症，应用柴胡、枳实等恢复其升发之气；四维之金属肺，肺气肃降，若肺气不降，出现咳嗽等症，应用菊花、桑叶等调理肺气之宣降；四维之水属肾，肾水性寒，若水不升津，水不涵木，出现小便异常等症，应用肾气丸调和肝肾。

麻瑞亭继承并发扬了升降理论，善应用升降理论治疗内伤杂病。麻瑞亭认为正常人体处于一个气机升降出入平衡的状态，注重中气的作用。在临床用药中以扶中气为底方，同时左升肝脾，右降肺胃，调和气血，清升浊降。如调整黄元御的"下气汤"，改变原先注重肺胃下降的方法，从整体出发，调整全身左右上下气机治疗内伤杂病，屡见奇效。

当代名医董建华教授遥承东垣之学，而不落窠臼，在继承中创新。其见解主要体现在两方面。首先，以升降理论阐述温病脉因证治。董教授认为脏腑组织的气机升降运动处于平衡状态，邪气则无从犯之；温热之邪侵犯人体，致使升降平衡状态受到破坏，造成脏腑功能活动障碍，如肺气壅困、肠胃不通、肝胆郁滞、心包闭阻、膀胱失利即是，进而明确提出"宣畅气机是温热病的基本法则之一"，并根据自己的宝贵经验，厘定了宣通上焦轻可去实、和解少阳通达表里、辛开苦降分消走泄、行气通腑攻积导滞、宣闭开窍透热转气、凉血散血通畅气机六法。其次，推崇通降胃气。东垣作为脾胃学说的宗师，重视脾阳，略于胃阴；升发阳气为主，潜纳阴火为次。董教授认为，东垣处于战乱频繁时期，民不聊生，内伤杂病居多，故以健脾升阳为主。时移境迁，现在国泰民安，经济繁荣，生活富裕，病则以胃实证居多。"胃病不论寒热虚实，均有郁滞是共同的特征"，从而大力倡导以通降法治疗胃病，总结出理气通降、化瘀通络、通腑泄热、降胃导滞、滋阴通降、辛甘通阳、升清降浊、辛开苦降、平肝降逆、苦寒通降十法，可谓有功于千古矣！

当代笃信脾胃之学者，除董教授之外，尚不乏其人。上海已故著名中医学家黄文东曾认真分析东垣、天士的学术思想，撷取其长，避其所短，善于区别脏的不同升降趋向，决定或升或降或润或燥，治脾病侧重于温提升阳，治胃病偏于润下通降，把握了调理清浊升降之理，不偏不倚。李聪甫研究员崇尚东垣，研究脾胃之学已有多年，认为脾胃之病必及他脏，他脏受病必累脾胃。因此，李氏从五脏相关角度出发，大力阐发脾胃为阴阳升降枢纽。他说:"脾为太阴之脏,恶湿喜燥,燥则脾的清阳之气上升以照心肺,心肺和照,则下济肝肾;胃属阳明之土,恶燥喜润,润则胃的浊阴之气下降以濡肝肾,肝肾濡润,则上滋心肺。"以胃纳脾运为中心的生理活动,推动心、肺、肝、肾四脏的功能活动,堪称得东垣之学真谛。李氏临证常以补中益气汤益脾阳,升清阳,以养胃方益胃阴,降浊阴;以六君子汤合旋覆代赭汤甘温益气配以通脾,俾浊降而清升。颇能给人以启迪。李今庸教授精嗜岐黄之道,认为升降学说是祖国医学理论体系组成部分之一,是阴阳学说一个方面的具体运用。李教授悉心研究了脏腑的生理特性,经脉的循行规律,分析了脏腑的病理特点,进而总结出十二脏腑的升降规律:"凡是脏气下降的,它相表里的腑气则上升;凡是脏气上升的,它相表里的腑气则下降","凡是手阴阳经脉之气上升的,它同名的足阴阳经脉之气则下降","凡是手阴阳经脉之气下降的,它同名的足阴阳经脉之气则上升"。前者如肝气上升,则胆气下降;肾气上升,则膀胱气下降。后者如手太阴肺经经气下降,则足太阴脾经经气上升,手少阳三焦经经气上升,则足少阳胆经经气下降。李教授见解,应能给人以启迪。济南名医吴少怀突出胆胃在升降中的重要地位,其认为阳明胃经居中主土,其气为燥金,金气清肃下降,所以胃气以降为和,他以枳朴二陈汤运脾和胃,调其升降;以紫苏子、降香、茜草炭、血余炭降气止血,皆是降胃法在临床上的运用。不仅如此,吴少怀尤为强调胆的枢纽作用,胆属少阳,主少火,少火生气,在人体阴阳升降气血循环活动中起鼓动作用,少阳之气象春,春生而后夏长,秋收冬藏。故《黄帝内经》有"春夏养阳"之谓,基于此,吴少怀临证常以温胆汤调和少阳胆之枢机,治疗感冒、胃痛、胃脘腹胀、胁痛、腹痛、癫痫、狂症、失眠之类疾病,能奏事半功倍之效。

综上所述,升降理论源远流长:先秦首创其义,汉唐尽其妙用,金元争鸣繁荣,明清续有补充,今哲时贤,继承创新,尤多发挥,意义更彰。

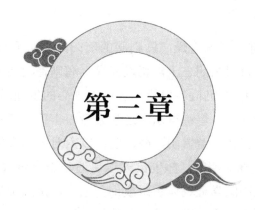

第三章

气机升降与脏腑功能

气机激发和调控着机体的新陈代谢，气机流动全身，内至五脏六腑，外达筋骨皮毛，发挥其生理功能，推动和激发人体的各种生理活动。气机主要分为升、降、出、入四种基本形式。气机升降广泛存在于机体内部，气机升降协调平衡才有气的正常运动，各脏腑才能发挥正常生理功能。因此，气机升降协调平衡是保证生命活动正常进行的重要环节，是生命运动的根本。

脏腑之气机，有其独特之处，体现了脏腑生理活动的特性，表现了脏腑气机的不同趋势。五脏分而述之，心肺在上，在上者宜降；肝肾在下，在下者宜升；脾胃居中，连通上下，为升降传输之枢纽，肝升肺降、脾升胃降、肾水升心火降，机体在升降出入、聚散离合中形成有机的统一。

第一节 气机升降之枢——脾胃

脾胃为气机升降之枢纽，是人体气机升降的核心，其始于《黄帝内经》。在《黄帝内经》中对脏腑的论述皆分而论之，唯脾胃合论，如《素问·灵兰秘典论》曰："脾胃者，仓廪之官，五味出焉。"明代以后，脾与胃的功能才进行划分，凡与升清相关，转运无形之气的功能，主运化，属脾；凡与降浊相关，通行有形之物，属胃，主受纳。

第三章　气机升降与脏腑功能

1. 脾与胃的生理功能

脾位于腹中，在膈之下，与胃相邻，与胃相表里，五行属土，在五方中主中央，在四季当中分别旺于四脏主治之时，所以为四脏之长；如《素问·太阴阳明论》云："脾者土也，治中央，常以四时长四脏，各十八日寄治，不得独主于时也。脾脏者，常著胃土之精也，土者生万物而法天地……"又如《素问·玉机真藏论》谓："脾为孤脏，中央土以灌四傍。"脾为"后天之本"，其生理功能是主运化，统摄血液，其在体合肌肉而主四肢，为消化、吸收、输布精微的主要脏器；脾气的运化功能与肌肉的壮实及其功能发挥之间有着密切关系，如《素问·痿论》："脾主身之肌肉。"肌肉有赖于脾胃运化的水谷精微及津液的营养滋润，才能壮实丰满，并发挥其收缩运动的功能，如《黄帝内经素问集注·五藏生成》："脾主运化水谷之精，以生养肌肉，故合肉。"脾开窍于口，人的食欲、口味与脾气的运化功能密切相关，脾经"连舌本，散舌下"，舌主司味觉，食欲、口味都可反应脾的运化功能是否正常，脾气健旺，则食欲旺盛，口味正常，如《灵枢·脉度》说："脾气通于口，脾和则口能知五谷矣。"其华在唇，脾气健旺，气血充足，则口唇红润光泽。脾在志为思，思虑太过，妨碍脾气运化功能，脾胃之气结滞，脾不能升清，胃不能降浊，出现不思饮食、脘腹胀闷、头目眩晕等症。

胃为"水谷气血之海"，其生理功能为主受纳腐熟水谷，是机体对饮食物进行消化吸收的重要脏器。胃主受纳水谷，故胃有"太仓""水谷之海"之称，机体气血津液的化生，都依赖于饮食物中的营养物质，其胃气受纳水谷功能的强弱，具体通过食欲及饮食多少来反映。胃主腐熟水谷，胃气将饮食物初步消化，形成食糜，经胃气的磨化和腐熟作用，精微物质被吸收，并由脾气转输而营养全身，与脾气运化相互配合，升降协调，化生精气血津液，供养全身。

2. 脾与胃的生理特性

脾胃居于中焦，连通上下，脾升胃降，是气机升降出入运动的枢纽。脾胃的生理特性表现在：脾气主升，可升清、升举内脏，喜燥恶湿；胃气通降，可降浊，喜润恶燥。脾气升清，脾将肠胃吸收的水谷精微和水液上输于心、肺等脏，通过心肺的作用化生气血，营养濡润全身；脾气升举内脏，脾气升胃气降，升降协调平衡，是维持脏器位置恒定不移的重要因素。脾喜燥恶湿，其具有运化水液的生理功能，脾气健旺，则运化水液功能正常，水精四布，脾气升动，水液上输于肺，所谓"脾气散精，上归于肺"，《医学求是·治霍乱赘言》提出"脾燥则升"。因此，内湿、外湿均可困遏脾气，脾气不升，运化失常。胃气通降，主要体现在饮食物消化和糟粕排泄过程，而胃喜润恶燥，是保证充足的津液以利饮食物的受纳和腐熟，胃的受纳腐熟，依赖胃气的推动和蒸化，以及胃中津液的濡养，如《医学求是·治霍乱赘言》提出"胃润则降"。

脾胃为气机升降之枢纽，脾升清阳，胃降浊，脾胃健运，升则上输心肺，降则下归肝肾。正如《素问·阴阳应象大论》中对脏腑运行的描述："清阳出上窍，浊阴出下窍，清阳发腠理，浊阴走五脏；清阳实四肢，浊阴归六腑。"清阳上升则耳聪目明、腠理固密，筋骨劲强，浊阴下降则湿浊渗泄，下窍通利，脏腑调和。脾与胃，一脏一腑，一运一纳，一润一燥，一升一降，相互依赖，相互制约。如《临证指南医案·脾胃论》中提出："脾宜升则健，胃宜降则和。"脾气升，助胃进一步消化吸收，转输水谷精微；统摄、升提内脏，使诸脏各安其胃。胃气降，饮食下行，将水谷精微移交小肠供给脾以运化转输，上输心肺，布散周身，各脏均赖以其水谷精气供养。脾胃升降协调，共同完成饮食水谷的消化和水谷精微的吸收、转输。若脾气虚弱不能升清，浊气不得下降，上不得精微滋养而出现头晕目眩，精神疲惫；中有浊气停滞而见腹胀满闷；下有精微下流而见便溏、泄泻，如《素问·阴阳应象大论》所说："清气在下，则生飧泄，浊气在上，则生䐜胀。"胃失和降，影响六腑通降继以全身气机升降，而出现各种病理变化，如《素问·逆调论》所言："胃不和则卧不安。"

3. 脾胃之间的关系

脾胃互为表里，相互联系、相互依存，如《素问·太阴阳明论》："脾与胃以膜相连。"《素问·厥论》："脾主为胃行其津液者也。"二者同居中焦，脾为胃行其津液，而胃又有赖于脾气的滋养。在经络上，二者相互联系，密不可分，足阳明胃经与足太阴脾经行入腹中时两者相互络属脾胃，在经别、经筋上相互联络，如《素问·血气形志》："阳明与太阴为表里，是为足阴阳也。"脾胃共为仓廪之官，二者运化功能健全，则可为化生精、气、血等精微物质，脏腑、经络、四肢百骸以及筋肉皮毛等组织就能得到充足的营养而

第三章 气机升降与脏腑功能

发挥正常的生理功能，并充养先天之精，促进人体生长发育，维持人体正常的生命活动。在日常活动中注意保护脾胃，使脾气充实，运化功能健全，则正气充足，不易受到邪气的侵袭，正如《金匮要略·脏腑经络先后病脉证第一》所谓"脾旺不受邪"。因此脾胃是人体气血生化之源，脏腑相互联系的中心环节。

历代医家对于脾胃之气机升降枢纽有着较深的认识，从《黄帝内经》到李东垣《脾胃论》，再到叶天士《临证指南医案》等均有相关阐述。李东垣在《脾胃论》论述了脾胃的生理功能，推导出人体发病源于元气不足，而元气不足在于脾胃之气伤，无法正常对其充养，所谓"脾胃为气血生化之源、后天之本"，脾胃之气为元气的重要来源，脾胃不足是人体发病的主要原因。

脾胃气机通利是机体正常运行、疾病治疗的根本，如《脾胃论·脾胃胜衰论》中所论述的，脾胃不足往往源于阳气不足，阴气有余，然而脾胃不足后，脾气不升，中焦气机极易瘀堵，故此时治疗应从升降浮沉执法，先调整紊乱的气机，再升脾阳以补虚。《医学求是》中提到："水火之上下交济者，升则赖脾气之左旋，降则赖胃土之右转也。故中气旺，则脾升而胃降，四象得以轮旋；中气败，则脾郁而胃逆，四象失其运行矣。"阐释了脾胃居于中焦，可畅达上下，脾升可扶肝肾之阴升；胃降可助心肺之阳降，即脾胃为气机升降之枢纽。

又如《脾胃论·脾胃损在调饮食适寒温》中所谓："肠胃为市，无物不入，无物不受。"肠胃与外界相同，脾与胃筋膜相连，容易受六气、饮食影响。因此，饮食不节、寒温不适则脾胃之气易伤，且肺卫与外界相通，金生于土，脾胃之气充足，肺得充养，才不会受外邪六淫影响。另一方面，喜、怒、忧、伤、恐易损耗元气，心火反乘脾土，脾胃之气无以升，阳气不能生长，五脏皆失所养。因此脾胃在外伤、内感中均起着重要作用，为抵抗外邪之壁垒，内伤之首要脏腑，是内伤发病的重要枢机。

在人体的正常生命过程中，脾升胃降共同调整着人体内气机的平衡，如果外感六淫、七情内伤、饮食劳伤、脏腑失调等病因就会影响脾胃的升降功能。脾不升，则脾不能运化水谷精微以上输布散到心肺，则湿邪留恋于中焦，出现脾虚湿困的临床症状，如胸痞满闷、肢体困倦乏力、头目晕眩等症状。脾气亏虚，中气下陷，就会出现脘腹坠空感、大便稀溏、脱肛等临床症状。胃气不降，糟粕不能够下行，则多见脘腹满闷、食欲不振、便秘等症状。胃气上逆则出现呕吐、呃逆、吐酸等症状。

脾胃的升降功能失常不仅仅会影响到本身的消化功能，还会影响到全身气机的升、降、出、入，所以脾胃气机的升降失常就会影响肝、心、肺、肾功能的正常运行。《中藏经》认为"阳奔于上，则燔脾肺……阴走于下，则冰肾肝……皆由阴阳痞格不通而生焉"。表明了脾胃的升降对全身阴阳平衡起到重要的调节作用。脾升胃降的功能一旦被影响，则就会引起心火和肾水的失于平衡，而出现不寐、心悸、健忘等症状。另外临床较为常见的中风、耳聋目障、水肿、臌胀、癃闭、便血、呕血、肌衄、肝火目赤、女子崩漏等病症都与脾胃气机的升降失调有着密切的联系。

第二节 气机升降之轮——肝肺

肝肺于气机之中的主要作用是肝升肺降，如《素问·刺禁论》中"肝生于左、肺藏于右"，《素问·阴阳应象大论》"阴阳者，血气之男女也；左右者，阴阳之道路也"，《类经附翼》"左主升而右主降"，说明肝升于左，肺降于右，左右为阴阳上下之道路，肝生发之气，于左上升；肺肃降之气，于右下降。肝肺为气机升降之轮。

1. 肝与肺的生理功能

肝位于腹中，横膈之下，右胁之内。其主要生理功能是主疏泄、主藏血。《临证指南医案·肝风》中有肝"体阴而用阳"之说，可疏通、畅达全身气机，促进精血津液的运行输布、脾胃之气升降、胆汁分泌排泄以及情志的舒畅等作用。肝气调畅全身气机，使脏腑经络之气运行通畅无阻，其主升、主动是全身气机疏通、畅达的重要因素，对全身脏腑、经络、形体、官窍的气机调畅、气血调和起着重要作用。肝气的疏泄功能可维持肝脏及相关脏腑功能协调有序进行，具体表现在以下几方面。① 促进血液和津液的运行和输布。血液的运行和津液输布代谢，有赖于气机的调畅，肝气疏泄，调畅气机。气能运血，气行则血行，肝气疏泄则血液运行畅达而无瘀滞。② 促进脾胃运化和胆汁的分泌排泄。脾胃运化功能与肝气疏泄功能密切相关，肝气疏泄，调畅气机，有助于脾胃之气升降，促进脾胃运化功能；另一方面，胆汁为肝之余气所化，其分泌和排泄受肝气疏泄功能的影响。③ 调畅情志。肝主疏泄，可调畅气机，调节情志。心主神志与心主血脉密切相关，血的正常运行有赖于气机的调畅，气机调畅则气血调和，心情舒畅。④ 促进男子排精与女子排卵行经。《格致余论·阳有余阴不足论》说："主闭藏者肾也，司疏泄者肝也。"男子精液的贮藏与施泄及女子按时排卵与行经通畅是肝肾二脏之气的闭藏与疏泄作用相互协调的结果，故有"女子以肝为天"之说。

肝藏血具体表现在以下几方面。① 涵养肝气。肝贮藏充足的血液，化生和涵养肝气，使之冲和畅达，发挥其正常疏泄功能。② 调节血量。肝贮藏血量，按需调节人体各部分血量分配。如《素问·五藏生成》说："人卧血归于肝。"王冰注解说："肝藏血，心行之，人动则血运于诸经，人静则血归于肝脏。何者？肝主血海故也。"③ 濡养肝及筋目。《素问·五藏生成》："肝受血而能视，足受血而能步，掌受血而能握，指受血而能摄。"肝贮藏血液充足，则可濡养肝脏及形体官窍，发挥正常生理功能。④ 为经血之源。素有肝为"血海"之称，冲脉起于胞中而通于肝，与女子月经密切相关。⑤ 防止出血。气能摄血，肝气充足、肝阴充盈，肝阴主凝，肝主凝血以防止出血。

肺位于胸腔，左右各一。其主要生理机能为主行气司呼吸，主行水，朝百脉，主治节。其主行气司呼吸主要体现在以下两方面。① 肺主呼吸之气，通过肺的呼吸作用，吸入清气，排出浊气，实现机体与外界环境之间的气体交换，维持人体生命活动，如《素问·阴阳应象大论》说："天气通于肺。"肺气宣发与肃降运动协调有序，则呼吸均匀通畅。② 肺主一身之气。《素问·六节藏象论》说："肺者，气之本。"体现在宗气的生成，以及一身之气的运行，对全身气机都有调节作用。肺有节律地呼吸，可使得各脏腑经络之气升降出入通畅协调。

肺主行水，肺气的宣发肃降推动和调节全身水液的输布和排泄。《素问·经脉别论》称其为"通调水道"。肺气宣发，将脾之清气向上向外布散，上至头面诸窍，外达全身皮毛肌腠，或濡润、或化为汗液，有节制地排出；肺气肃降将脾之精气向下输送至其他脏腑濡润之，并将脏腑代谢的浊液下输至膀胱、肾。故《医方集解》称"肺为水之上源"。

肺朝百脉，全身血液均流经于肺，通过肺的呼吸、肺气宣降，将富有清气的血液输送至全身。肺主治节,肺气具有治理调节呼吸及全身之气、血、水的作用。如《素问·灵兰秘典论》说:"肺者,相傅之官,治节出焉。"其可治理调节呼吸运动、血液运行、全身气机以及津液代谢。

2. 肝与肺的生理特性

肝为刚脏,肝气主升主动,具有刚强躁急的生理特性。肝五行属木,肝气具有冲和条达、伸展舒畅之能;肝主疏泄,喜条达而恶抑郁;肝内寄相火,主升主动。肝气升发,肝气具有向上升动和向外发散以调畅气机的生理特性,故又言肝主升生之气。肝在五行属木,通于春气,类比春天树木的生长伸展和生机勃发之性,肝气具有条达疏畅、升发生长和生机盎然的特性。《素问·四气调神大论》说:"春三月,此谓发陈,天地俱生,万物以荣。"春天阳气始发,内孕生升之机,推动自然万物的生长变化。肝气通于春,内藏生升之气,肝气升发则诸脏之气生生有由,气血冲和,五脏安定,生机不息。

肺为华盖,位于胸腔,覆盖于五脏六腑之上,位置最高,故有"华盖"之称,其行水,为"水之上源",其宣发卫气于体表,可免诸脏受外邪侵袭,故《素问·痿论》:"肺者,脏之长也。"《灵枢·九针论》:"肺者,五脏六腑之盖也。"肺位最高,与外界相通,外合皮毛,故肺为诸邪易侵之脏。肺为娇脏,肺脏清虚娇嫩,吸之则满,呼之则虚,为华盖,百脉所朝,不耐邪气,其治疗当以"治上焦如羽,非轻不举",用药宜轻清、宣散。肺气宣降,肺气宣发与肃降相反相成,其宣降协调,维持着肺的呼吸和行水功能。肺气宣发,呼出浊气,将脾之津液、水谷精微上输头面,外达肌肤腠理,并调节汗液的排泄。如《灵枢·决气》:"上焦开发,宣五谷味,熏肤,充身,泽毛,若雾露之溉。"肺气肃降,吸入清气,布散宗气,将脾之津液、水谷精微润泽脏腑,浊液下输于肾、膀胱。

3. 肝肺之间的关系

肝为刚脏,肺为娇脏,肝气主左升,肺气主右降,左升右降相辅相成,刚脏与娇脏刚柔相济。肝主升发,肺主肃降,其主要体现在气机升降之调节上。肺位于上焦并为阳中之阴脏,其生理功能主肃降;肝居于下焦,为阴中之阳脏,其生理功能为主生发。由此可见肺脏以降为顺,肝脏以升为顺,肝升肺降共同相互作用，以维持人体正常气机的运转。肺位在最高，司呼吸，并称为五脏之华盖，其主肃降，故能使呼吸之清气下达于人体全身各脏腑组织经络器官。肝位居于下焦，其气主升发，并为藏血之器官，五脏六腑之气血皆由于肝之生发之气所升。是故《素问·六节藏象论》提出"十一脏皆取于胆"。从肝肺的生理特性上来看，肝肺之气的升降，能够带动全身之气血的升与降，调畅全身气机的升降平衡。人体的气机通畅，不仅仅促进了气血津液的输布和运行，而且还能够促进脾胃的运化，协同脾胃的升降功能。

"肝藏于左，肺藏于右"，肝气从左升发，肺气从右肃降。肝气以升发为宜，肺气以肃降为顺，此为肝肺气机升降的特点所在，所以称肝肺为气机升降之轮。肝升肺降，升降协调，对全身气机调畅、气血调和，起着重要调节作用，古人称"龙虎回环"。肺气充足，肃降正常，肝气升发得畅；肝气疏泄，升发条达，有利于肺气肃降。因此，肝升肺降，相互为用，相互制约。

在正常情况下肝升肺降，周转运行，气血调畅，脏腑安和，体健身强。若肝肺升降失常，便会导致气机逆乱，变证由生。肝郁不升多由于情志抑郁或突然的精神刺激以及其他病邪的侵扰，影响肝之疏泄，导致肝郁气滞而升发不及，每以胸胁、乳房、少腹胀满疼痛、多愁易悲、情绪抑郁、月经不调等为基本见证。肝升太过多由于心情不舒，情志失畅，肝气郁结，郁而化火，或肾水亏虚，水不涵木，每致肝之阳气亢逆上窜，化火上冲，少火皆成壮火，临床多以头目胀痛、面红目赤、急躁易怒、失眠多梦等为基本见证。肺失肃降在临床表现为咳嗽、哮喘、水肿等证。肝升肺降可相互影响，若左强右弱，肝气太过，木火太盛，升腾无度，必使肺降失职，出现咳嗽气逆阵作、胸胁窜痛、口干口苦、急躁易怒等，此即木火刑金；肺失肃降，更可致肝之升发无制而反侮，形成恶性循环。无论是肝火太过，还是肺降无权，或是肝气不升，涉及肝肺同病治疗多从调理肝肺升降入手方能奏效。

第三节 气机升降之源——心肾

心为"君主之官""生之本""五脏六腑之大主"，其主宰人体整个生命活动。肾藏先天之精，为人体生命之本原，为"先天之本"。心肾之间上下交通，相互依存，如《慎斋遗书》说："心肾相交，全凭升降，而心气之降，由于肾气之升；肾气之升，又因心气之降。"故为气机升降之源。

1. 心与肾的生理功能

心主血脉，主藏神。心主血脉，心气推动血液运行，流注全身，发挥营养和滋润作用，其主血脉包括主血和主脉两个方面。心主血，心气可推动血液运行，输送营养物质于全身脏腑形体官窍。人体各脏腑器官、四肢百骸、肌肉皮毛以及心脉自身，均有赖于血液的濡养，才可发挥其正常生理功能，维持生命活动。血运与五脏功能密切相关，心的搏动泵血功能尤为重要，而心脏搏动有赖于心气的推动和调控。心主血另一内涵为心生血，所谓"奉心化赤"。饮食水谷经脾胃运化为水谷精微，再由心火将营气、津液入脉化为血液，即《素问·经脉别论》"浊气归心，淫精于脉"，《血证论》："火者，心之所主，化生血液以濡周身。"心主脉，心气推动和调控心脏搏动和脉管舒缩，脉动通利，血流通畅。心气充沛，心脏搏动规律，脉管舒缩规律，血液输送至各脏腑形体官窍，发挥濡养作用，维持人体正常生命活动。如《素问·六节藏象论》所说"心者……其充在血脉"。营气与血并行于脉中，如《灵枢·决气》"壅遏营气，令无所避，是谓脉"。心、脉、血密切相连，构成血液循环系统，心脏搏动正常，对血液循环系统生理机能的正常发挥起着主导作用，故《素问·痿论》谓"心主身之血脉"。

心藏神，心有统帅全身脏腑、经络、形体、官窍生理活动和主司意识、思维、情志等精神活动的作用，如《素问·灵兰秘典论》说："心者，君主之官也，神明出焉。"《灵枢·邪客》谓心为"五脏六腑之大主"，各脏腑、经络、形体、官窍等均在心神的主宰和调节下分工合作，心神正常，则人体脏腑功能相互协调，彼此合作，全身安泰。心神驾驭协调各脏腑之气以达到调控各脏腑功能之目的。心主神明，主宰意识、思维及情绪活动，如《灵枢·本神》："所以任物者谓之心。"

心主血与藏神密切相关，血为神志活动的物质基础之一，如《灵枢·营卫生会》说："血者，神气也。"心血充足则能化神养神而使心神灵敏不惑，心神清明，则能驭气以调控心血运行，濡养全身脏腑形体官窍及心脉自身。

肾主藏精，主水，主纳气，为"五脏阴阳之本""封藏之本"。肾藏精，主生长发育与脏腑气化，其具体表现在以下几方面。① 藏精，《素问·六节藏象论》："肾者，主蛰，封藏之本，精之处也。"肾气闭藏和激发作用协调,则精藏于肾,可正常发挥其生理效应而不无故流失。精是构成人体和维持人体生命活动的最基本物质,生命之本原,脏腑形体官窍机能活动的物质基础。如《素问·金匮真言论》说:"夫精者,身之本也。"先天之精来源于父母生殖之精,如《灵枢·本神》:"生之来,谓之精。"《灵枢·决气》:"两神相搏,合而成形,常先身生,是谓精。"后天之精来源于脾胃所化生的水谷之精,后天之精经脾气的转输作用以推动和调控脏腑生理功能,剩余部分则输送到肾中,充养先天之精,如《素问·上古天真论》:"肾者主水,受五脏六腑之精而藏之。"② 主生长发育和生殖。肾精、肾气主司机体的生长发育,人体生长发育情况,在"齿、骨、发"变化中体现,人体的生、长、壮、老、已生命过程的生长发育以及衰退情况,都取决于肾精和肾气的盛衰。肾精和肾气主持着人体的生殖功能,人体生殖器官的发育,性功能的成熟与维持,以及生殖能力等,均与肾精、肾气的盛衰密切相关。因此,肾精、肾气关系到人的生殖功能,是人类生育繁衍的根本。③ 推动和调控脏腑气化。脏腑之气的升降出入运动推动和调控着各脏腑形体官窍的生理功能,推动和调控着机体精气血津液的新陈代谢及能量相互转化过程。肾阳为一身阳气之本,"五脏之阳气,非此不能发",可推动和激发脏腑经络的各种功能,温煦全身脏腑形体官窍,促进精血津液化生和运行输布,加快新陈代谢,促进"有形化无形"的气化过程。肾阳充足,脏腑形体官窍得以温煦,生理活动正常发挥,机体代谢旺盛,产热增加,精神振奋。肾阴为一身阴气之源,"五脏之阴气,非此不能滋",抑制和调控脏腑各种功能,凉润全身脏腑形体官窍,抑制新陈代谢,调控气化过程,使气凝聚成形而为精血津液,为"无形化有形"。肾阴充足,脏腑形体官窍得以濡润,精神宁静内守。肾精、肾气所化生的肾阴、肾阳为机体生命活动根本,为"五脏阴阳之本"。

肾主水,肾气主司和调节全身水液代谢。《素问·逆调论》:"肾者水藏,主津液。"其主要表现在肾气对参与水液代谢脏腑的促进作用以及肾气的生尿和排尿作用。机体水液的输布与排泄,在肺、脾、肾、胃、大肠、小肠、三焦、膀胱等脏腑的共同参与下完成,肾气分化的肾阴肾阳是各脏腑阴阳的根本,其通过对各脏腑之气及其阴阳的资助和促进作用,主司和调节机体水液代谢的各个环节。肾气的生尿和排泄是水液代谢的一个重要环节,浊液通过三焦水道下输膀胱或肾,在肾气的蒸化作用下,分为清浊;清者回收,由脾气的转输作用通过三焦水道上腾于肺,重新参与水液代谢,浊者化为尿液，在肾与膀胱之气的推动下排出体外。尿液的生成和排泄维持着机体水液代谢的平衡，只有肾气的蒸化功能发挥正常，肾阴肾阳推动和调控作用协调，膀胱开阖有度，尿液才能正常地生成和排泄。如《素问·水热穴论》说："肾者，胃之关也，关门不利，故聚水而从其类也，上下溢于皮肤，故为胕肿。胕肿者，聚水而生病也。"

肾主纳气，肾气可摄纳肺所吸入的自然界清气，保持吸气的深度，防治呼吸表浅。吸入的清气，由肺气肃降下达于肾，经肾气的摄纳潜藏，使其维持一定的深度，以利于气体的交换。如《难经·四难》说："呼出心与肺，吸入肾与肝。"《类证治裁·喘证》："肺为气之主，肾为气之根。肺主出气，肾主纳气。阴阳相交，呼吸乃和。若出纳升降失常，斯做喘焉。"肾之纳气功能，是肾气封藏在呼吸运动中的体现，如《医碥·杂症·气》云："气根于肾，亦归于肾，故曰肾纳气，其息深深；肺司呼吸，气之出入，于是乎主之。且气上升，至肺而极，升极则降，由肺而降，故曰肺为气主。"

2. 心与肾的生理特性

心为阳脏而主通明，位于胸中，五行属火，为阳中之阳，故称为阳脏，心之阳气推动心脏搏动，温通全身血脉，兴奋精神，生机不息。心主通明，心脉以通畅为本，心神以清明为要。心脉畅通，需心阳的温煦和推动作用，但也另有心的凉润和宁静作用。心阴心阳的作用协调，心脏搏动有力，节律一致，速率适中，脉管舒缩有度，心血才能循脉运行通畅。心神清明，固然需要心阳的鼓动和兴奋作用，但也须有心阴的宁静和抑制作用。心阳能推动和鼓舞人的精神活动，使人精神振奋，神采奕奕，思维敏捷；心阴的宁静作用，能制约和防止精神躁动。心阳与心阴的作用协调，则精神内守，既无亢奋，也无抑郁。因此，古代医家把心喻为人身之"日"，如《医学真传·头痛》说："盖人与天地相合，天有日，人亦有日，君火之阳，日也。"《血证论》也说："心为火脏，烛照万物。"实际是强调心以阳气为用。

肾主蛰守，有潜藏、封藏、闭藏的生理特性。如《医学入门·脏腑》说："肾有二枚……纳气，收血，化精，为封藏之本。"又如《医碥·杂症·气》提出"肾以闭藏为职"。肾气封藏则肾精盈满，人体生机旺盛，如《小儿药证直诀·脉证治法·五脏所主》云："肾主虚，无实也。"充分体现了肾主封藏生理特性的意义。守位，指肾中相火涵于肾中，潜藏不露，以发挥其温煦、推动作用。

3. 心与肾的关系

心与肾相交,水火既济、精神互用、君相安位,在升降理论中,在上者宜降,在下者宜升,升已而降,降已而升。心居上焦属阳,五行属火;肾居下焦属阴,五行属水,心火须下降于肾,使肾水不寒,肾水须上济于心,使心火不亢,心肾需水火升降互济,维持两脏生理平衡,如《吴医汇讲》中说:"水不升为病者,调肾之阳,阳气足,水气随之而升;火不降为病者,滋心之阴,阴气足,火气随之而降。则知水本阳,火本阴,坎中阳能引升,离中阴能降故也。"

心肾精神互用,心藏神,肾藏精。精化气生神,为气、神之源;神能控精驭气,为精、气之主,积精可以全神,神清可以控精。如《类证治裁·内景综要》说:"神生于气,气生于精,精化气,气化神。"《类经·摄生类》说:"虽神由精气而生,然所以统驭精气而为运用之主者,则又在吾心之神。"

心肾君相安位,心为君火,肾为相火。君火在上,如日照当空,为一身之主宰;相火在下,系阳气之根,神明之基础。命火秘藏,则心阳充足;心阳充盛,则相火亦旺。君火相火,各安其位,则心肾上下交济。

心肾为水火之脏,本应通过气机升降而上下交通,若因思虑劳神太过,或因房劳纵欲,则可使心阳偏亢,肾阴下泄而出现虚烦多梦、耳鸣惊悸、遗精滑泄等心肾不交的病症。

心肾为气机升降之源具体表现在以下几方面。① 精血同源,肾藏精,心主血脉,精与血液相互化生以为用。② 心神肾精相互以为用。心主神,肾藏精气,神和精气相互以为用。精气是神的物质基础,神以精气为用表现于外,精与神相辅相用。③ 君火与命火的相互作用。君火在上以统领命门之火,命门之火为君火的根源。④ 心肾之间的相互制约。心为火,肾为水,水与火的相互平衡。⑤ 元气与心血相互作用。元气是维持人体正常生命活动的根本原动力,心虽为君主,主其血脉,推动周身气血的运行,其根本的原动力来源于元气的作用。因此心肾的相交是心与肾的气血阴阳全面的交感。

心肾升降失调的病理变化:思虑劳神过甚或房劳过甚,都会出现肾阴精的亏虚,或心阳气的偏亢而出现虚烦不得眠、多梦,甚则遗精、滑泄等心肾不交的临床症状。心肾相交与其它相关脏腑的关系。《医贯·玄元肤论》曰:"五脏之真,惟肾为根。"脾胃受水火二脏的共同调节和影响,脾能够运化水谷精微的阳气根源于肾阳之气,同时又受到心阳的温煦;胃之阴源于心之阴气,同时受到肾水的滋养;水火相交,才促进脾胃的腐熟水谷、变化精微的作用。肝体阴而用阳,木以水为母,肝木源于肾水的滋养,方能够具备生发疏泄之性,肺金受到心火的克制,才能够具备其肃降收敛之用。因此心肾为气机升降之源。

第四节 升降出入 无器不有

肺主出气、肾主纳气,肝气升发、肺气肃降、脾气升清、胃气降浊、心肾相交等,都说明了脏腑之间均处于升降的统一体中。《黄帝内经》言:"出入废则神机化灭,升降息则气立孤危。"明确地表明了气机的升降出入是人体正常的生命活动所不可或缺的。然气机的升降出入主要是靠五脏六腑彼此相互作用升降平衡所共同完成的。其具体表现形式为:心与肾在其阴阳上下相互转换过程中,依靠脾胃和肝肺的共同作用所完成。在人体气机的升降出入过程中,脾胃起到了中心枢纽的作用,肝肺起到了调节的作用。肝肺的升降在心肾相交过程中起到了重要的作用,肝肾同居下焦,肝属木禀一阳之气而初生,携带肾水以上达心阳,以使心阳不至过亢,心肺同居上焦,肺属金禀一阴之气而生,促进心阳之气下达肾水,以防肾水过寒。是故气机升降的调达,与脾胃、肝肺、心肾关系密切。

脾胃为人体全身气机升降之枢纽,人体脏腑气机的升降受到脾胃升降功能的影响,脾胃升降运动同时也受到其他脏腑升降功能的影响,与肝肺和心肾关系都十分密切,脾胃升降之机,升必达于肺,降则必归于肾。肺主气司呼吸而能朝百脉,肾主收藏而固涩阴精之气。饮食水谷经过脾胃运化而化生的精气与肺吸入的自然界之清气,必须通过肺的宣发和肃降作用,才能遍布于全身四肢百骸,发挥其濡养周身之作用;精气下达于肾,收藏于肾,以用不断充养先天之精,以促进人体的正常生长发育。肝肺的升降功用辅助气机的升降。肝气主生发和疏泄,以帮助脾气之升以转输,肺气主司肃降,能够帮助胃的功能正常以降污浊，肝与肺一左一右，共同协助脾胃的升降之功用。肾水能够上达于心阳有赖于肝木之升，心火下达于肾水依赖于肺金的凉降。肝与肺一升一降，一左一右，一血一气，若肝肺升降功能失调，气机运行受到阻滞，则人体气血必然会出现逆乱和失调。

气机的升降出入虽然以脾胃为中心枢纽。但也须依赖于其它脏腑间的共同的相互作用来完成。如肝主升发，肺主肃降，肝升肺降则气机升降协调，气血上下方能贯通。心火下行，以使肾水不至于过寒；肾水上达，以使心阳不至于过亢；心肾相交，水火相济，阴阳平衡。心主血脉，肾藏精气，精血互资互用，是故心肾之间升降平衡，水与火才能平衡。"肝藏血、心行之"心肝之间如果能够升降正常，则气机血脉才能正常运行。肺气能够通条水道，肾为水之脏，共同促进水液的正常输布。肺司呼吸，肾主纳气，肺肾共同促进人体正常的呼吸功能。心肺同居于上焦，心主血脉，肺主气，心肺之气的升降功能正常，气血方能正常地输布于全身四肢百骸。正所谓的"气为血之帅，血为气之母"。肝藏血，肾藏精，肝主疏泄，肾主收藏。肝升肾降功能正常，则精血方能互资互用。脾主升，胃主降，脾胃同居于中焦。脾胃升降功能正常，升降出入才能有序维持。

若脾胃的功能失调，全身气机郁于中焦，出现《黄帝内经》中"胃不和则卧不安""清气在下，则生飧泄；浊气在上，则生䐜胀"等症状。引起脾升胃降功能失于调和的主要原因有以下两方面。一是由于气血湿痰食火等实邪阻遏中焦气机，所引起的脾不能升清阳，胃不能够降浊阴，阴阳水火停于中焦。若全身气机皆失于调和，则阴阳水火不能交互。二是由于脾胃功能的虚衰，脾无力以升清，胃亦无力降浊阴，从而引起气血湿痰食火等实邪不能够被脾升胃降所运化，则停留于内。因此无论是中焦的郁滞，还是脾胃的虚衰，皆可以影响到人体气机的升降。

肺气失于肃降，必定引起其他脏腑气机功能的失调，如肺肾功能失调导致的肾不纳气、金不抑木、肺胃的不和、脏腑的气化失常等病理变化。肝木条达升发，肺金肃降，二者相辅相成，一阴一阳共同调节人体气机的正常运行。如果肺金肃降功能失调，那么肝就会失于制约而上亢，形成金不能够制木的病变；若因情志不畅而伤及肝，导致肝气阻滞而化火，肝气失于调达，则肺气也将失去肃降的功能，从而出现胸闷气短等病理症状。肝肺的升降关系好比是脾胃的升降关系，彼此相互制约，相互为用。肝肺和脾胃之间有着密切的联系，脾胃虽为人体气机之枢纽，但是也要受到肝升肺降的调节作用。肝气促进脾气的升达，肺气促进了胃气的降浊，肝脾升、肺胃降，共同完成人体心肾气机的交泰。

肝主疏泄对促进脾胃气机升降尤为重要。肝气喜条达，气机畅通，则促进脾胃的升降功能，使水谷精微得以正常地运化和输布，气血方能生化有源，而后滋养肝以及其他脏腑和百骸，而脾胃不失后天之职责。肝的疏泄功能正常，不仅仅在于促进脾胃气机的升降，而且也是维持人体正常生理活动的重要条件和保证。在病理情况下，如果肝郁气滞，失于畅达，则可以导致脾胃运化和输布功能的紊乱，而引起肝脾不调或者肝胃不和等证候。故《素问·六元正纪大论》讲道："木郁之发……故民病胃脘当心而痛。"《血证论》提到："设肝之清阳不升，则不能疏泄水谷，渗泄中满之症，在所不免。"《金匮要略·脏腑经络先后病脉证第一》明确讲道："见肝之病，知肝传脾，当先实脾。"这些都表明了肝与脾胃的关系极为密切和肝郁气滞所引起的脾胃运化失职的一系列病理变化。导致的疾病则有肝木乘土和木不疏土之别。临床上如症见急躁易怒、善叹息、不思饮食、胸胁及胃脘部的胀痛、频频登厕、泻后痛减等一系列肝郁乘脾犯胃的证候以外，还可见情志不遂、精神抑郁、善太息、胸胁满闷胀痛、脘腹痛泻、嗳气和纳呆等肝郁克脾、阻滞脾胃的证候。总而言之都是由于脾胃的气机升降失调所导致的。而肝为将军之官，性横悍逼迫，所以只有顺其畅达之性，方能够使肝以及脾胃的气机畅通，则后天之本才能正常地运转。正是如此，李东垣才特别地重视在补养脾胃的同时，也注意观察肝气的畅达情况。如《脾胃论·脾胃胜衰论》中："脾胃既虚……而本部本证脉中兼见弦脉或见四肢满闭，淋溲便难转筋一二证，此肝之脾胃病也，当于本经药中加风药以泻之。"故常用柴胡、防风、羌活等辛散之药物，因肝欲散，必急食辛散之品方可解气郁。方剂用四逆散，其中用枳实以下气，用柴胡以升气，以共同促进人体的正常升降之机；痛泻要方中则用白芍养肝血以缓解其疏泄太过之性，防风之辛散以遂其条达之性，柴胡疏肝解郁，白术补益脾胃，共同促进人体气机的升降平衡。

脾胃腐熟水谷精微，上输于心以化赤为血周流全身，下藏于肾精以固为根本。因此脾胃的气血充足，中焦的升降功能正常，是心肾能够正常阴阳水火相交的不可或缺的重要条件。张聿青说："不知水火不济，非水火不欲济也，有阻遏水火相交之道也，中枢是也。"明确地表述了脾胃中焦功能的异常，所引起的心气和肾气不能正常相互交通。中焦脾胃不能够健运及升降失常的原因可以概括为两个方面。① 气血湿痰食火等一系列实邪，阻滞了中焦脾胃功能的正常运转。从而引起的脾不能升清阳，胃不能够降浊阴，人体阴阳水火无法升降平衡皆停滞于中焦，最终引起心肾的不交。② 中焦脾胃的虚弱，阳气的不足，所引起的脾胃功能的减退，无法运化，而上述病邪停留在中焦，脾胃升降失于平衡则心肾无资，水火交通无源和受阻，引起心肾不能交泰。在病理性遗精上，脾胃感受实邪或脾胃的虚弱，均可引起中焦升降不利，水火阴阳不能够升降，心肾无法交通，就会引起虚烦不得眠等证，也可以引起失精劳倦等证。失精之人，其人肾阳气已经不足，肝气欲生发升阳气而却不能得，今心神乱而有阳动之令，肝主生发疏泄，肾主收藏，然肝木不能畅达则肾气也无法固涩阴精，则引起肾中的精不能收藏而外出，而出现梦遗、滑泄，或者入睡困难、梦多、手足烦热等症状。因此，脾胃升降的失调与心肾的相交关系极为密切。

人体是一个有机的统一体，各脏腑组织不仅各自进行升降运动以完成各自的新陈代谢，而且各脏腑组织之间的升降运动，又相互为用、相互制约和相互化生，"升降相因"，人的生理是升降平衡，病理则是升降失衡，治病用药补偏救弊以期乎平，唯在升降之得其平衡而已，临床掌握升降之理，辨证即可执简驭繁，施治则可切中肯綮。

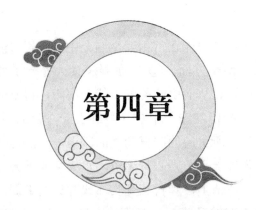

第四章

气机升降失常的病理变化

气是构成人体和维持人体生命活动的最基本物质。气的运动是自然界一切事物发生发展变化的根源，故称气的运动为气机。气有自下向上、自上向下、由内向外、由外向内的四种基本运动形式，即为气的升、降、出、入。诚如《素问·六微旨大论》所说："故非出入，则无以生长壮老已；非升降，则无以生长化收藏。"没有升降出入就没有生命活动，故《素问·六微旨大论》曰："出入废则神机化灭；升降息则气立孤危。"可见升降出入是万物变化的根本，是生命活动的体现。各脏腑的功能活动，都是气机的升降出入运动的具体表现。如肺的呼吸功能，体现在呼气为出，吸气是入；宣发是升，肃降是降。饮食物的消化吸收与输布排泄过程中，体现在脾气的升清，胃气的降浊，以及胃纳是入，大肠排泄糟粕为出；肾在水液代谢中的蒸腾气化，升清降浊功能，都是气的升降出入的具体表现。同时，脏腑间的气机运动又是相互协调，相互配合，升降相因，互为其用。如五脏贮藏精气宜升，六腑传导化物宜降。就五脏而言，心肺在上，在上者宜降；肝肾在下，在下者宜升；脾居中而通连上下，为升降的枢纽。总之，脏腑的气机升降运动，在生理状态下，是有一定规律的，一般可体现出升已而降，降已而升，升中有降，降中有升的特点。气的条达通畅，以维持机体内外环境的统一，保证机体的物质代谢和能量转换的动态平衡。临床上气的升降出入运动之间的协调平衡称作"气机调畅"。气机调畅则五脏六腑气化功能正常进行。若失去这种平衡时，就会出现"气机失调"的病理状态，则五脏六腑气化功能失常，机体新陈代谢失衡，势必百病丛生。《素问·举痛论》曰："余知百病生于气也，怒则气上，喜则气缓，悲则气消，恐则气下，寒则气收，炅则气泄，惊则气乱，劳则气耗，思则气结。"张介宾注："气之在人，和则为正气，不和则为邪气。凡表里虚实，逆顺缓急，无不因气而至，故百病皆生于气。""百病生于气"的观点表明，致病因素是人体气机失调后导致的，所以治疗百病当以调气为要。如气的运动受阻，运行不利，称作"气机不畅"；气的运动受阻较甚，在某些局部发生阻滞不通时，称作"气滞"；气的上升太过或下降不及称作"气逆"；气的上升不足或下降过强称作"气陷"；气的外泄太过称作"气脱"；气失于畅达而结聚于内称为"气结""气郁"，甚至称作"气闭"。气机失调会导致痰瘀湿等病理产物在体内的瘀积，而痰饮、水湿、瘀血等病理产物是导致疾病发生和复杂多变的病理基础，所以在疾病的治疗中调"气"为首要，正如《丹溪心法》所说"顺气为先""善治痰者，不治痰而治气，气顺则一身之津液亦随气而顺矣"。根据气血津液的相互关系可知，气行则水行，气行则血行，气行则可以解郁导滞。《素问·调经论》说："五藏之道，皆出于经隧，以行血气，血气不和，百病乃变化而生，是故守经隧焉。"病理产物的堆积还可以壅塞经隧，所以调"气"时亦应宣通腑气，开窍道，给邪以出路。总之，调"气"可以使痰饮、水湿、瘀血等病理产物在"气"的作用下而排出体外，从而使机体"阴平阳秘，精神乃治"。升降失常是疾病发生、发展过程中，由于致病因素的作用导致脏腑气机升降出入运动功能紊乱的病理状态。气机升降失常会出现各种病理变化，主要有升降不及、升降太过。因而在病理情况下，必须注重调节气机的升降出入运动，采取"补其不足，损其有余，郁者散之，散者收之，上者降之，下者升之"的方法，使气机升降出入失调归于相对平衡协调的正常状态。

升降不及，使脏腑虚弱、运行无力，或气机阻滞、运行不畅，使升降作用减弱。例如：脾气主升，肺主肃降，脾虚则清气不升，而出现头晕、便溏等症状；肺虚则宣肃无权，而出现呼吸少气，咳嗽喘促等症状。再如大肠以通降为顺，如腑气虚弱，失其传导，则糟粕停滞而便秘，皆属升降不及的病变。

升降太过，是指脏腑气机的升降运动虽与其主导趋势一致，但其程度已超出正常范围的病理现象。如六腑的胃、肠、膀胱，均以通降为顺，若通降太过，就会出现腹泻及尿频量多等症状，甚至滑脱不禁。又如肝气升发太过则肝气上逆，形成肝阳上亢、肝火上炎。

第一节 升发太过

升发太过在内科领域内常表现为肝阳上亢、肝火上炎或肝阳化风。

1. 肝阳上亢

肝为风木之脏，体阴而用阳，其性刚劲，主动主升。凡临床上遇到肝阳的作用有浮动现象，便称作"肝阳上亢"或"肝阳旺盛"。

临床表现：主要症状为头胀眩晕微痛。头胀痛在两侧，眩晕更为明显，目胞酸重，怕见阳光，喜静恶烦，呕恶，睡眠不宁，少寐多梦，精神兴奋，严重的巅顶如物重压。每遇烦劳焦虑、恼怒则头晕、头痛加剧。兼见面部潮红，目赤口苦，耳聋耳鸣，性情急躁，易动怒，胸胁闷痛，腰酸腿软，头重脚轻，小便溲赤或尿痛，尿血，大便干燥，舌偏红，或见苔黄，脉弦劲有力或弦细而数。

证候分析：本证一般以肝阳亢于上，肾阴亏于下的证候表现，作为辨证要点。肝肾之阴不足，肝阳亢逆无制，气血上冲，则眩晕耳鸣、头目胀痛、面红目赤；肝失柔顺，故急躁易怒；阴虚心失所养，神不得安，则见失眠多梦；肝肾阴虚，经脉失养，故腰膝腿软；阳亢于上，阴亏于下，上盛下虚，故头重脚轻；舌红少苔、脉弦有力，为肝肾阴虚、肝阳亢盛之象。

治法：平肝潜阳，滋养肝肾。

方药：天麻钩藤饮加减。

方中天麻、钩藤、石决明镇肝息风；黄芩、栀子清肝泻火；益母草活血利水；牛膝引血下行，配合杜仲、桑寄生补益肝肾；茯神、首乌藤养血安神定志。全方共奏平肝潜阳、滋补肝肾之功。若见阴虚较盛，舌红少苔，脉弦细数较为明显者，可选生地黄、麦冬、玄参、何首乌、生白芍等滋补肝肾之阴。若肝阳化火，肝火亢盛，表现为眩晕、头痛较甚，耳鸣、耳聋暴作，目赤，口苦，舌红苔黄燥，脉弦数，可选用龙胆、牡丹皮、菊花、夏枯草等清肝泻火。便秘者可选加大黄、芒硝或当归龙荟丸以通腑泄热。眩晕剧烈，呕恶，手足麻木或肌肉𥆧动者，有肝阳化风之势，可加珍珠母、生龙骨、生牡蛎等镇肝息风，必要时可加羚羊角以增强清热息风之力。

2. 肝火上炎

肝火上炎又名肝火、肝经实火，是肝脏阳热亢盛，气火上冲的一种病理变化。

临床表现：头晕胀痛，面红目赤，口苦口干，急躁易怒，不眠或噩梦纷纭，胁肋灼痛，便秘尿黄，耳鸣如潮，吐血衄血，舌红苔黄，脉弦数。

证候分析：本证一般以肝经循行部位的头、目、耳、胁表现的实火炽盛症状作为辨证要点。肝火循经上攻头目，气血涌盛脉络，故头晕胀痛，面红目赤；如挟胆气上逆，则口苦口干；肝失条达柔顺之性，所以急躁易怒；火热内扰，神魂不安，以致失眠，噩梦纷纭；肝火内炽，气血壅滞，则肝部灼热疼痛；热盛耗津，故便秘尿黄；足少阳胆经入耳中，肝热移胆，循经上冲，则耳鸣如潮；火伤络脉，血热妄行，可见吐血衄血。舌红苔黄，脉弦数，为肝经实火炽盛之征。

治法：清肝泻火。

方药：龙胆泻肝汤加减。

本方证由肝胆实火上攻所致。治宜泻肝胆实火。方中龙胆大苦大寒，上泻肝胆实火，下清下焦湿热，为君药。黄芩、栀子苦寒泻火，燥湿清热，为臣药。泽泻、木通、车前子清热利湿；生地黄、当归滋阴养血，既补肝胆实火所伤之阴血，又可防方中苦燥渗利之品损伤阴液；柴胡疏畅肝胆，与生地黄、当归相伍，恰适肝"体阴用阳"之性，共为佐药。甘草调和诸药，为使药。

3. 肝阳化风

肝阳化风是指肝阳亢逆无制而表现动风的证候。多因肝肾之阴久亏，肝阳失潜而暴发。

肝阳化风，肝风内旋，上扰头目，则眩晕欲仆，或头摇不能自制；气血随风阳上逆，壅滞络脉，故头痛不止；风动筋挛，则项强肢颤；肝脉络舌本，风阳扰络，则语言謇涩；肝肾阴虚，筋脉失养，故手足麻木；风动于上，阴亏于下，上盛下虚，所以步履不正，阳亢则灼液为痰，风阳挟痰上扰，清窍被蒙，则见突然昏倒，不省人事；风痰流窜脉络，经气不利，可见口眼歪斜，半身不遂；痰阻舌根，则舌体僵硬，不能言语；痰随风升，故喉中痰鸣。

舌红为阴虚之象，白苔示邪尚未化火，腻苔为夹痰之征，脉弦有力，是风阳扰动的病机反应。

（1）肝阳化风眩晕

临床表现：眩晕耳鸣，头痛且胀，遇劳则恼怒加重，肢麻震颤，失眠多梦，急躁易怒，舌红苔黄，脉弦。

治法：平肝潜阳，滋养肝肾。

常用方剂：天麻钩藤饮。

常用中药：天麻、钩藤、生石决明、山栀子、黄芩、川牛膝、杜仲、益母草、桑寄生、首乌藤、朱茯神。

（2）肝阳化风头痛

临床表现：头胀痛而眩，心烦易怒，面赤口苦，或兼耳鸣胁痛，夜眠不宁，舌红苔薄黄，脉弦有力。

治法：平肝潜阳。

常用方剂：天麻钩藤饮。

（3）肝阳化风中风

临床表现：半身不遂，偏身麻木，舌强语謇或不语，或口舌歪斜，眩晕头痛，面红目赤，口苦咽干，心烦易怒，尿赤便干，舌质红或红绛，脉弦有力。

治法：平肝息风，清热活血，补益肝肾。

常用方剂：天麻钩藤饮。

第二节 升发不及

升发不及指脏腑虚弱，升发功能减弱，如脾虚则清气不升，运化无力，可见头晕、腹胀、大便溏薄；肺虚宣肃失职，则呼吸少气，或见津液停滞不化，酿成痰浊。

脾胃共处中焦，经脉互为络属，具有表里的关系。脾主运化水谷，胃主受纳腐熟，脾升胃降，共同完成饮食物的消化吸收与输布，为气血生化之源，后天之本，脾又具有统血，主四肢肌肉的功能。脾气宜升，其功能主要体现在以下两个方面。

（1）升清　即升精。"升"是指脾的运化功能而言，"清"泛指精微物质。因为脾气能将饮食的精微津液上输于肺，再由肺到心，以生化气血，营养脏腑。这种运化的特点是以上升为主的，故称"脾气宜升"。而上升的主要物质是水谷精微，所以又称"脾主升清"。

（2）升举　脾气健旺，升举内脏，维持脏腑的恒定位置及正常的生理功能。若脾气不升反而下陷，就会出现脾气下陷的改变，如内脏下垂，脱肛，久泻不止，伴见少气懒言，息短声低，自汗易感，排便无力等。

1. 脾气虚

临床表现： 纳少、脘腹胀满、食后尤甚，大便溏薄，神倦乏力，少气懒言，面色㿠白或萎黄，或见浮肿或消瘦，舌淡苔白，脉缓弱。

证候分析： 脾气虚弱，运化失职，水谷内停，故纳少，脘腹胀满；食后负担加重，故腹胀更甚；水湿不运，流注肠中，故大便溏薄；脾主肌肉四肢，脾虚日久肢体失养，故神倦乏力；中气不足故少气懒言；脾虚失运，水湿浸淫肌表，故面色㿠白，浮肿；脾胃为气血生化之源，脾气虚，日久可致营血亏虚，或气血两虚之证；肌肤失去血的濡养和温煦，可致形体消瘦，面色萎黄，舌淡苔白，脉浮弱，是脾气虚弱之象。

治法： 健脾益气。

方药： 加味四君子汤。

本方具有益气健脾除湿的功效。以人参、黄芪、白术、甘草益气健脾，茯苓、白扁豆健脾除湿。胃失和降而兼见胃脘胀满，嗳气呕吐者，加陈皮、半夏和胃理气降逆。食积停滞而见脘闷腹胀，嗳气酸腐，苔腻者，加神曲、麦芽、山楂、鸡内金消食健胃。气虚及阳，脾阳渐虚而兼见腹痛即泻、手足欠温者，加肉桂、炮姜温中散寒。

2. 中气下陷

中气下陷证，是指脾气亏虚，升举无力而反下陷所表现的证候。多由脾气虚进一步发展，或久泄久痢，或劳累过度所致。

临床表现： 脘腹重坠作胀，食后尤甚，或便意频数，肛门坠重；或久痢不止，甚或脱肛；或子宫下垂；或小便浑浊如米泔。伴见少气乏力，肢体倦怠，声低懒言，头晕目眩。舌淡苔白，脉弱。

证候分析： 本证以脾气虚证和内脏下垂为辨证要点。脾气上升，能升发清阳和升举内脏，气虚升举无力，内脏无托，故脘腹重坠作胀，食入气陷更甚，脘腹更觉不舒。由于中气下陷，故时有便意，肛门坠重，或下利不止，肛门外脱。脾气升举无力，可见子宫下垂。脾主散精，脾虚气陷致精微不能正常输布而下流膀胱，故小便浑浊如米泔。中气不足，全身功能活动减退，所以少气乏力，肢体倦怠，声低懒言。清阳不升则头晕目眩。舌淡苔白，脉弱皆为脾气虚弱的表现。

治法： 升补中气。

方药： 补中益气汤加减。

方中重用黄芪补中益气，固表止汗，升阳举陷，为君药。人参、白术、炙甘草甘温益气健脾，共为臣药。血为气之母，故用当归养血和营；陈皮理气行滞，使补而不滞，行而不伤，共为佐药。少入柴胡、升麻升阳举陷，佐助君药以升提下陷之中气，又能透表退虚热，且引黄芪、人参走外以固表，二药兼具佐使之用。炙甘草调和诸药，亦作使药。全方补气与升提并用，使气虚得补，气陷得升，为治脾虚气陷之要方，故言本方为"甘温除热"的代表方。

肺的病变，主要为气失宣降，肺气上逆，或腠理不固及水液代谢方面的障碍，临床上往往出现咳嗽、气喘、胸痛、咯血等症状。

所谓"宣发"，即宣布、发散之意。肺主宣发，即肺脏具有向上、向外升宣布散的生理功能。这种功能主要体现在以下三个方面。其一是通过肺的气化，使体内浊气不断排出体外。其二是使气血、津液输布至全身，以发挥滋养濡润所有脏腑器官的作用。其三是宣发卫气，调节腠理之开合，通过汗孔将代谢后的津液化为汗液排出体外。若肺失宣散，即可出现咳嗽、吐痰、喘促胸闷、呼吸困难以及鼻塞、打喷嚏和无汗等症状。

所谓"肃降"，即清肃下降之意，清肃又包含有肃清的意思，即肃清、排出肺内毒邪与异物的作用。肺为娇脏，属清虚之器官，异物不容，毫毛必咳，肺内不能容有任何水湿痰浊和异物停留。由此可见，肺的清肃功能，乃是机体自卫功能的表现。而下降是指肺气向下通降的生理作用。

肺主肃降作用主要体现于三个方面：一是吸入自然界清气；二是把肺吸入的自然界清气和脾转输来的水谷精微下行布散；三是肃清肺和呼吸道内的异物，以保持呼吸道的洁净。若肺的肃降功能失职，则可出现呼吸短促或表浅、胸闷、咳喘、咯血等病理现象。

3. 肺失宣肃

肺的宣发和肃降，是肺气升降出入运动的两个方面，二者虽有区别，又相互影响，有宣有肃方能使肺的生理功能正常。肺气宣发和肃降失常，多由外邪袭表犯肺，或因痰浊内阻肺络，或因肝升太过，气火上逆犯肺等所致，也可由于肺气不足，或肺阴亏虚等因素而成。

肺气虚是指肺气虚弱，肺的功能活动减弱所表现的证候。多由久咳耗伤肺气或久病引起肺虚，或气的生成不足所致。

临床表现：咳喘无力，气短，动则尤甚，痰多清稀；声低懒言，面色淡白，神倦疲乏；或有恶风，自汗易于感冒；舌淡苔白，脉虚。

证候分析：本证以咳喘无力，气短和全身功能减退为诊断要点。肺气亏损，故咳喘无力，气短，动则气促。肺气不足，输布水液功能减弱，水液停聚肺系，聚而成痰，随肺气上逆，所以痰多清稀。肺气虚则声低懒言。面色淡白，神倦疲乏，舌淡苔白，脉虚为气虚之征。肺气虚不能卫外，腠理不固，故自汗，恶风，防御功能减退，因此易于感冒。

第三节　降之太过

六腑的胃、肠、膀胱，均以通降为顺，腑降太过，与脾肾关系至为密切。若通降太过，就会出现腹泻及尿频量多等症状，甚至滑脱不禁。以脾胃相合，小肠、大肠皆属于胃，命火温脾暖胃、肾与膀胱相表里，故脾肾虚寒则小肠、大肠、膀胱表现为腑降太过——二便不约，故治疗或补脾或温肾或脾肾双补。采用味属辛甘、气为温热一类的阳性药物，或佐以固涩收敛之品。如理中汤、真人养脏汤、四神丸、缩泉丸、肾气丸均系代表方剂。

四神丸

主治：脾肾虚寒证。症见大便不实，饮食不思，或食而不化，或腹痛，神疲乏力，舌淡苔薄白，脉沉迟无力。现常用于慢性腹泻、肠结核等属脾肾虚寒之久泻或五更泄泻者。

肾泻，又称五更泻、鸡鸣泻、晨泻。本方为治疗五更泻之专方。肾为阳气之根，能温煦脾土。五更是阴气盛极、阳气萌发之际，由于命门火衰，阴寒内生，阳气当至而不至，阴气极而横行，命门之火不能上温脾土，脾失健运而水谷下趋，故为五更泄泻，不思饮食，食不消化。脾肾阳虚，阴寒凝于内则腹痛，不能温养四肢则肢冷；阳气不能化精微以养神，以致神疲乏力；下元不固，大肠滑脱，则久泻，而泻久不愈亦必加重脾肾阳虚。因此，命门火衰，不能温煦脾土是其基本病机，治宜温肾暖脾、固肠止泻之法。方中重用补骨脂，辛苦大温，可补肾助阳、温脾止泻，为治肾虚泄泻、壮火益土之要药。肉豆蔻辛温，其气芳香，温脾暖胃、涩肠止泻，配合补骨脂则温肾暖脾、固涩止泻之功益彰。吴茱萸辛苦大热，温暖肝脾肾以散阴寒。五味子酸温，固肠止泻，益气生津，既可加强上药涩肠固脱之力，又可阴中求阳、生津补阴，一方面协助补骨脂补肾，另一方面防止诸温阳药温燥伤阴之弊。用法中加生姜温胃散寒，大枣补脾养胃，二药合用调补脾胃以助运化。全方诸药配伍，温热与酸涩并用，而以温补治本为主；脾肾兼顾，重在补命门以暖脾土。如此则脾肾温运化复，肠固而泻可止。

缩泉丸

主治：下元虚寒证。症见小便频数，或遗尿不止，或小便清长，或溺有余沥，舌淡，脉沉弱。

本方主治下元虚寒证，以尿频或遗尿，舌淡，脉沉弱为证治要点。组成：乌药，益智仁，山药等。功用：温肾祛寒，缩尿止遗。《素问·脉要精微论》云："水泉不止者，是膀胱不藏也。"膀胱者，与肾相为表里，肾气不足，下元虚冷，则膀胱虚寒，不能约束水液，以致尿频、遗尿、小便清长或溺有余沥。

本方为下元虚寒所致小便频数而设。根据《素问·至真要大论》"散者收之""寒者热之"，以及《素问·三部九候论》"虚则补之"的治疗原则，以温肾祛寒、缩尿止遗立法。方中益智仁辛温，为"行阳退阴之药，三焦命门气弱者宜之"（《本草纲目》），能温补肾阳，固涩精气，收缩小便，故为君药。乌药辛温，善理元气，"固非补气，亦不耗气，实有理其气之元，致其气之用者"（《本草述钩元》），可调气散寒，能除膀胱肾间冷气，止小便频数，伍益智仁使收散有序，开合有度，涩而不滞，故为臣药。更以山药糊丸，取其甘平，健脾补肾，固涩精气，为佐药。茴香辛香发散，入肾、膀胱经，临床应用时可加数十粒为引，助诸药温肾祛寒之功，使下焦得温而寒去，则膀胱气化复常，约束有权，溺频遗尿自可痊愈。本方配伍特点：在温肾固摄的基础之上调气散寒，寓收于散，寓合于开，使气化复常，而津液得敛。因本方有止尿频、缩小便之功，剂型为丸，故名"缩泉丸"。

第四节 降之不及

六腑以通降下行为顺，不通则痛。胆、胃、小肠、大肠、膀胱腑降不及，以便秘、癃、淋、腹痛为主证。对此，实热病证多责之于腑，虚寒病证多求之于脏（关乎脾肾，其理见"降之太过"条）。其中，尤以实热之证多见，治宜通里攻下。

腑实不降：不恶寒反恶热、腹满痛、濈然汗出、便秘等系阳明腑证"胃家实"之一般特点。《伤寒论》中的阳明腑实证是常见的一个重要证型。典型的阳明腑实证有两个特点：一是大肠阻塞不通的症状，表现为大便干结、腹胀、腹痛，或者绕着肚脐一周疼痛；二是有热的症状，患者有发热、口渴、出汗。阳明腑实的发热可表现为有时间性，多在下午发热，中医称之为"日晡潮热"，日晡是在下午的3～5点，这是阳明大肠主时的时候，此时阳明中的正邪斗争剧烈，表现为这个时间段的发热，是诊断阳明腑实证的一个关键症状。所以临床上见到每到下午发热的患者，就要想到有无阳明病的可能，再结合患者的大便情况和腹部的表现，就可以做出判断。阳明腑实的出汗也有特点，多见手脚连绵不断地出汗，汗出越多，大便就会越干。当然，并不是所有的手脚出汗都属阳明腑实证，也有脾热或脾虚寒的，还有精神紧张因素也不属于这种情况。引起阳明腑实的原因，一般是邪热与大肠中的糟粕聚结在一起，影响大肠的传导蠕动，导致大便干结，当干结堵塞到一定程度，加上气机不通，就会腹胀、腹痛。阳明腑实的形成多见于素体内热的患者。仲景于《伤寒论》中立承气三方，"随其实而泻之"。所谓"承气"，就是承顺六腑之气的意思。阳明腑实证的两个特点都具备了，即既有大便不通的症状，又有发热的症状，两方面都比较明显，就用大承气汤；如果发热的症状不明显，主要表现为大便的干结难下，用小承气汤；相反，如果患者主要表现热的症状，24小时持续性发热，心烦，口渴明显，大肠堵塞的症状不甚，用调胃承气汤。所以，我们可以看出，大承气汤基本是小承气汤、调胃承气汤的合方，因而可以兼治两个方子的治疗范围。三承气汤方都用大黄，在于大黄泻下大便，通腑泄热。大黄大苦、大寒，可以清除肠中蓄积的粪便，是治疗热结便秘的常用药，《伤寒论》三个承气汤都用了大黄。大黄的泻下作用很强，一般用酒炮制后，泻下作用有所减缓，服后不会出现明显的腹中绞痛的现象。大黄的活血化瘀作用也很好，可以止痛，治一切瘀血证及跌打损伤。所以《伤寒论》中的桃核承气汤、抵当汤中也用大黄，目的是活血化瘀。

津亏便难： 大肠主津液，津亏则大便难，亦属腑降不及。如"脾约证"，特征为"不更衣十余日，无所苦也"，乃由胃有燥热，脾津不足所致。脾主为胃行其津液，今胃中燥热，脾受约束，津液不得四布，但输膀胱，而致肠失濡润，故见大便干结。根据"燥者润之""留者攻之"的原则，故当润肠泻实，宜润肠药与泻下药同用。仲景以麻子仁丸润下为法，不用苦寒强攻，可为楷模。方中麻子仁性味甘平，质润多脂，能润肠通便，是为君药。苦杏仁上肃肺气，下润大肠；白芍养血敛阴，缓急止痛为臣。大黄、枳实、厚朴即小承气汤，以轻下热结，除胃肠燥热为佐。蜂蜜甘缓，既助火麻仁润肠通便，又可缓和小承气汤攻下之力，以为佐使。综观本方，虽用小承气以泄热通便，而大黄、厚朴用量仅从轻减，更取质润多脂之火麻仁、苦杏仁、芍药、蜂蜜等，一则益阴增液以润肠通便，使腑气通，津液行；二则甘润减缓小承气攻下之力。本方具有下不伤正、润而不腻、攻润相合的特点，以达润肠、通便、缓下之功，使燥热去，阴液复，而大便自调。

热壅血瘀，腑气不降：《金匮要略》以大黄牡丹皮汤治疗肠痈，为腑降不及之治疗另辟蹊径。大黄牡丹汤是治疗肠痈初起的代表方剂。其症状表现独特，可见右下腹疼痛拒按，甚至可触及包块，右足屈曲不得伸，伸则痛剧。本证由湿热蕴蒸肠腑，气血凝滞所致。因此本方从热、瘀、湿、结四个环节入手，以泻热散瘀、散结消肿为立法，对本证进行治疗。方中以大黄、牡丹皮共为君药，泻热逐瘀，荡涤肠腑中的湿热瘀结；配伍桃仁活血破瘀，芒硝软坚散结；佐以冬瓜仁清热祛湿，且能排脓消痈。大黄是最为常用的泻下药，还具有活血化瘀、清热凉血、利胆退黄等多种作用。在本方中，主要利用大黄的逐瘀泻热作用，使肠中的瘀结得散，并使湿热瘀结从下而解，同时达到祛瘀生新、改善肠道循环、促进肠道功能恢复的目的。此泻热通瘀、散结消肿之法，在后世对急腹症的治疗中，进一步得到了具体的运用和发展。例如：对急性阑尾炎、阑尾脓肿、胆囊炎和胆石症、肠梗阻、胰腺炎、胆道蛔虫症等，积累了比较丰富的经验。比较一致的认识是：气滞、血瘀、热壅、湿阻、食积、虫积、结石诸病理环节导致六腑腑气不通，不通则痛。以上列举的疾病以胆、胃、大肠、小肠为病变中心，属里实热证，故多数主张以通里攻下为大法，同时针对病因病理，结合使用清热解毒、活血祛瘀等方药。

膀胱湿热、气化不利：膀胱气化不利（膀胱腑降不及）则为淋为癃。淋证初起，多为湿热，仲景提出是"热在下焦"所致。癃闭的病位在膀胱，但和肾、脾、肺、三焦均有密切的关系。其主要病机为上焦肺之气不化，肺失通调水道；中焦脾之气不化，脾虚不能升清降浊；下焦肾之气不化，肾阳亏虚，气不化水，或肾阴不足，水腑枯竭；肝郁气滞，使三焦气化不利；尿路阻塞，小便不通。癃闭的治疗根据"六腑以通为用"的原则，着眼于通，即通利小便。但通之之法，有直接、间接之分，因证候的虚实而异。实证治宜清湿热，散瘀结，利气机而通利水道；虚证治宜补脾肾，助气化，使气化得行，小便自通。故治淋癃大法着重于通，常以清利膀胱湿热为主，苦寒通降和甘淡下渗药物为主组合成方，如八正散、石韦散等多有良效。后人尚有采用外治法以疗癃闭者，如取嚏或探吐法以开肺气、举中气，使上窍利则下窍自通，即所谓"欲降先升"之法。

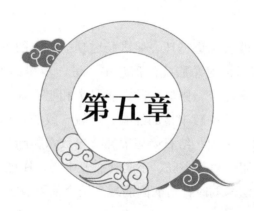

第五章

影响气机升降失常的病因

第一节 气交之变

人体是一个复杂且具有混沌性质的非线性巨系统，正常生命活动的调控是"气交-脏腑气机"轴中信息与能量守恒的结果，换言之即人体信息与能量守恒受天时气交变化影响。当气交之变与人体内所承载的能量与信息处于动态平衡状态时，生命状态即维持在相对稳定、健康的状态中。这种相对稳定、健康的状态在时间和空间上又有五种不同变化，即自然界和生命体都具有的生、长、化、收、藏五种状态。五种状态在其所对应的时间和空间在信息与能量调控下，会形成小圆环，展现出气机升降，无器不有的气的运动形式；若将视角聚焦在生命体或自然界初始到终末的全过程，则会形成一个具有螺旋上升和下降特性的大圆环。生命体不管处于小圆环还是大圆环阶段，圆环本身具有的信息与能量的有序运动都影响着机体的健康状况。

对于气交之变对人身气机的影响，先贤早在内经时代便有归纳，用以阐明气交之变与人体阴阳之气消长运动相应的规律，进而构建了"四时五脏阴阳"的系统层次结构。值得注意的是，气的升降出入是"四时五脏阴阳系统"的运动形式。《素问·金匮真言论》中"平旦至日中，天之阳，阳中之阳也……鸡鸣至平旦，天之阴，阴中之阳也。故人亦应之""春夏养阳，秋冬养阴"。《素问·四气调神大论》中"春三月……逆之则伤肝，夏为寒变""夏三月……逆之则伤心，秋为痎疟""秋三月……逆之则伤肺，冬为飧泄""冬三月……逆之则伤肾，春为痿厥"，部分反映了气交之变与人身脏腑之间的发病规律。《素问·脏气法时论》提出"合人形以法四时五行而治"的观点，即根据四时五行变化规律构建人体五脏与自然界的关系以及五脏病变的"愈""甚""持""起"的时间关系。而气交之变对人身脏腑的影响则是落实在气交升降与脏腑气机升降的平衡上。这种气机升降的平衡观在《素问·阴阳应象大论》中有精深透辟的论述："故清阳为天，浊阴为地。地气上为云，天气下为雨；雨出地气，云出天气。故清阳出上窍，浊阴归下窍；清阳发腠理，浊阴走五脏；清阳实四肢，浊阴归六腑。"并由此提出"阴阳清浊升降出入"理论，成为深入研究气交之变如何影响脏腑升降的理论渊薮。

时至金元，中医学进入百家争鸣的历史阶段。易水东垣受《素问·六节藏象论》中"凡十一脏皆取决于胆"观点启示，取《伤寒杂病论》中"胆"与"少阳"为基点，由"枢机"与"升发"视角切入，在其名著《脾胃论》中提出"胆气春升"理论进一步讨论气交之变对人身脏腑气机的影响。"少阳行春令，生万化之根蒂也"（《脾胃论·清暑益气汤》）、"甲胆风也，温也，主化生周身之气血"（《脾胃论·胃虚脏腑经络皆无所受气而俱病论》）、"胆者，少阳春升之气，春气升则万化安。故胆气春升，余脏从之；胆气不升，则飧泄、肠澼不一而起矣"（《脾胃论·脾胃虚实传变论》），由此可见，胆、春、升三者之间的密切关系即为"胆气春升"理论的内核，而这种关系表明，厥阴风木主令的春季，气机的升降与机体内胆腑经气的升发直接相关，影响着少阳胆腑经气的升发程度；而胆气是否可以于此时正常升发又影响着机体阳气升发、气血和畅与脾胃气机升降等生理作用。因此，胆气的升发"程度"（是否能够捍卫冲和不待）是全身气机升降出入有序进行的肇因。结合内经所构建的四时五脏阴阳系统，不妨将"胆气春升"理论内涵概括为在天人合一思想背景下，一种具有升发作用的始动力。若气交与脏腑气机相合程度够深，则生、长、化、收、藏过程有序冲和，全身气机和畅，机体健康，活力丰沛；若气交与脏腑气机相合程度轻浅，则生、长、化、收、藏过程无序变动，脏腑气机升发之始动力不足，甚者无力引导升发，导致气机郁阻或怫郁，进而百病始生。

"胆气春升"与脏腑气机升发之间的关系，取决于胆气具有影响脾胃气机和心神归舍的功能，也就是说脾胃升降枢机和心神归舍的作用一旦激发，则全身气机升降出入有序、有度。由此不难看出，胆气是脏腑气机升降的一个枢纽，其影响全身气机升降的权重可能在其余脏腑之上。由此，《素问·灵兰秘典论》提出了"凡十一藏取决于胆"的观点，东垣进而在其著作《脾胃论·胃虚脏腑经络皆无所受气而俱病论》中进一步阐发"甲胆风也，温也，主化生周身之气血"的观点。两种观点都强调了胆气所具有激发全身气血有序运行的作用，认为气血的有序运行不仅依赖于生命体本身固有的功能，还受气交变化的能量与信息的影响，让机体"胆气升发"和"气交变化"达到天人和合的状态。因此，明确气交之变的信息、能量与生命体之间的关系，是理解"胆气升发"与"百病始生"的关键。

第二节 五志过极

《素问·举痛论》曰："余知百病生于气也。怒则气上，喜则气缓，悲则气消，恐则气下，寒则气收，炅则气泄，惊则气乱，劳则气耗，思则气结。九气不同，何病之生？"进而提出"百病皆生于气"的著名观点，对后世影响深远。气作为一种运动着的具有能量的精微物质，充养敷布全身，能转化为各个脏腑、组织、器官包括卫外、温煦、抗邪等种种功能。因而各脏腑及器官组织的一切升降出入的功能活动，无不是气的表现。而丹溪在《金匮钩玄》中提出重要观点"火岂君相五志具有"，进而构建了五志过极与气机升降的关系。

"思则气结"——思虑超越一定限度，便会导致气机郁滞，进而影响脏腑功能，首当其冲的是气机升降之枢"脾胃"，脾升胃降损伤会进一步影响全身气机运行。其次，另一个影响气机升降的关键，是气机升降之轮"肝肺"，肝升肺降、龙虎回环，结合心肾相交、水火既济，则全身气机调度有常，而气机升降失司，则左右升降无权，心肾水火不济，正如《灵枢·寿夭刚柔》所云："忧恐忿怒伤气，气伤脏，乃病脏。"

思虑过度则伤脾，脾藏意，主思。《素问·宣明五气》云："心藏神……脾藏意，肾藏志。""意"的内涵属人类记忆与思维的范畴，意藏于脾是五神所属。脾气主升用以传输水谷精微，濡养营气。脾刚胃健，气血化生有源，

第五章　影响气机升降失常的病因

五脏受气血滋养,神归有所,则情志调畅。《难经·三十四难》云:"脾藏意与智。"陈无择也在《三因极一病证方论》中指出:"脾主意与思。意者,记所往事,思则兼心之所为也。""思"与"意"均属于人类精神意识活动范畴,与脾的生理活动密切相关。脾位于中焦,与胃相合是气机升举的枢纽,在情志方面,情志思虑受气调控,同时机体对外界事物的内在心理映射也受其引导,从而调节情绪有度、情志有节,以免情志活动表现太过或不及。换言之,脾对思的调控影响着脾胃所主的气机之枢,思虑过度则脾伤气结。水谷精微受纳于脾胃,上输于肺,与宗气结合,下输于肾,再与先天精气合为元气,两者相辅相成,通达三焦。此外,肺与肝亦有赖于水谷精微的滋养,发挥疏泄与通调脏腑气机的作用。脾在志为思,思虑无度则影响脾的生理功能,导致气机郁结,不能运输水谷精微于脏腑、四肢,清浊失司,浊饮蕴结中焦,影响升清进而环环相因,气机终不得畅。脾气亏虚,则运化升清无力,津液运行受阻,久积成痰,痰易上蒙清窍,伤及元神,或郁久化热,痰热扰动心神致阴阳失调,心神不得安宁则致不寐;若脾胃运化失司,气机壅滞于内,升降失调,而肝气条达功能受中枢气机影响,肝郁日久化火,肝火上扰心神,亦可致不寐。此外,中焦气机易随心经上逆而冲心窍,导致心神受扰,也是不寐发生的肇因。

　　肝肺升降失和。肝具有升发、条达而恶抑郁之性,又为六郁之首,与情志活动关系密切。"七情之病,必由肝起"。思属七情之一,故思虑过度亦会影响肝。魂魄受气血濡养,且藏于肝肺,其属广义之神。若情志失调,则肝肺皆受其害,伤于肝则气滞而肝不藏魂,伤于肺则气郁而肺不藏魄。肝具少阳升发之气,主疏泄,肺主宣降,两者相辅相成,使气机升降有度。情志调达,肝肺气机升降协调,进而全身气机调畅,脏腑阴阳调和,则寐安。思属情志变化,多思不仅影响中焦气机,还影响肝之条达,肝气升发失司致肺气宣降无权,最终导致肝肺升降失和。肝气升发太过,则肝阴不能敛阳,肝阳过亢,肝火上炎,心神被扰,致不寐;肝气升发不及,则肝气郁滞,肝郁日久耗伤肝血,阴血不足,心神失于濡养,导致不寐;肝郁气滞日久,则血行阻滞,日久成瘀,脉络瘀阻,气血供养心神不及导致不寐。

　　心肾不交。心肾相交,全凭升降。《寿世保元》载:"人之一身,以脾胃为主,脾胃气实,则肺得其所养,肺气既盛,水气生焉,水升则火降,水火既济而全天地交泰之令矣。"可见在心气与肾气的交互过程中,脾胃、中焦具有中心枢纽的作用。《格致余论》曰："水能升而火能降。"心居上属火，肾居下属水，水润于上，火炎于下，上下相因，如《素问·六微旨大论》所载："升已而降，降者谓天……地气上升，气腾于天。"阴阳水火相济，乃阴阳之升降理论。《辨证录》载："心欲交于肾，而肝通其气；肾欲交于心，而肝导其津，自然魂定而神安。"《三家医案合刻》载："心欲宁，肝欲和，肾欲实。"可见，心肾水火的交合也受肝肺气机调畅的影响，左升右降，肝升肺降，共同实现全身阴阳气机的调和。

心肾亦是气机升降的根本，心肾相交不仅依赖心与肾的生理特性，还依赖脾胃中焦气机与肝肺升降气机的共同调节。气的升降运动推动上下、阴阳、水火相互既济，气机得以交通，使阴阳充足，阴平阳秘，睡眠乃安。当思虑过度，脾胃、肝肺气机升降失调，则会直接或间接导致心肾水火不能相接，阴阳失调，神不得安则失眠。

第三节 嗜欲与藏精

《素问·阴阳应象大论》曰："阴味出下窍，阳气出上窍。味厚者为阴，薄为阴之阳；气厚者为阳，薄为阳之阴。味厚则泄，薄则通；气薄则发泄，厚则发热。"由此提出阴阳的可分性与其升降特性，用以阐明药食气味厚薄的性能及其太过导致阴阳偏胜偏衰的危害。正如《素问集注·卷二》注："味为阴，而味厚者为纯阴，薄者为阴中之阳；气为阳，而气厚者为纯阳，薄为阳中之阴，此阴阳之中而又分阴阳也。"又云："味厚者为阴中之阳，降也，故主下泄；味薄者为阴中之阳，升也，故主宣通；气薄为阳中之阴，降也，故主发泄；气厚者为阳中之阳，升也，故主发热。"由此奠定气味与阴阳升降的经旨。

药食各有气味，正是由于它的气味不同，所以展现出不同的作用与功效，而只有气没有味，抑或是只有味没有气的药食是不存在的。药食气味不仅有厚薄之分，而且有寒热温凉的区别，酸苦甘辛咸亦各有所殊。《素问·至真要大论》中又提出："辛甘发散为阳，酸苦涌泄为阴，咸味涌泄为阴，淡味渗泄为阳。"概括性地说明了药食五味的阴阳属性及其功用。辛、甘、淡、酸、苦、咸等味，药食皆有。而根据味之厚薄和作用特点不同，可

第五章　影响气机升降失常的病因

以阴阳统之，如辛甘淡，味薄发散，偏于走表故而属阳主升；酸苦咸，味厚涌泄，偏于走里而属阴主降。分而言之，则辛能散、能润，甘能补、能缓，淡能渗利，酸能收、能涩，苦能燥、能坚，咸能软坚。借用药物性味之偏，则能调节脏腑气机升降。

由于五味各有不同的特点，而五脏苦欲又各有不同，于是五脏宜食便各有补泻，进而影响脏腑气机升降。如酸味之药食，既可养心收心，又可补肺敛肺，还能入肝泻肝、防治肝之升泄太过。无论是用药治病还是平时饮食，都不可以偏嗜，偏嗜、偏用哪一味，都会破坏整体机体与脏腑气机升降的平衡。

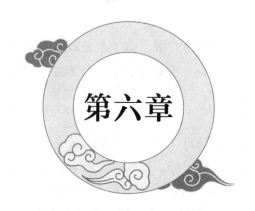

第六章 升降理论的应用

第一节 药物的升降

运用药物的升降浮沉之性,纠正病理的升降失常之偏,是升降理论在临床应用的一个重要环节。若不了解药物升降浮沉之性,而滥施于临床,即使治法得当,亦会进一步影响人体内部阴阳升降的平衡,造成治疗上的失误。"故吾人业医,必先参天地之阴阳升降,了然于心目间,而后以药性之阴阳,治人身之阴阳,药性之升降,调人身之升降,则人身之阴阳升降自合于天地之阴阳升降矣"(《医学启源》)。用药如用兵,用之得当,无不应手起效,反之则遗患无穷。药味之所以禀有或升或降或浮或沉的性能,主要受气味厚薄、质地轻重、季节变更等因素的支配和制约。

(一)辨其性,识其味

药物的性味、功效各不相同。一般来说,味属辛甘,性属温热,功属发散的一类阳性药物,多为升浮;味属酸苦咸,性属寒凉,功属凉泄的一类阴性药物,多为沉降。前者如麻黄、桂枝、荆芥、防风、白芷、细辛、川芎之类,后者如大黄、芒硝、珍珠母、芍药、石膏、石决明、黄柏、龟甲之属。《黄帝内经》对这一问题进行了深刻的总结,如《素问·至真要大论》

第六章 升降理论的应用

载:"辛甘发散为阳,酸苦涌泄为阴,咸味涌泄为阴,淡味渗泄为阳。"《素问·阴阳应象大论》尚明确指出:"阴味出下窍(属沉降),阳气出上窍(属升浮)。"对临床有着重要的指导意义。

不单药物的性味属性影响着药物升降浮沉的性能,而且气味厚薄更左右着药物性能的趋向,"味厚者为阴,薄为阴之阳。气厚者为阳,薄为阳之阴。味厚则泄,薄则通。气薄则发泄,厚则发热"(《素问·阴阳应象大论》)。张元素结合临床对《黄帝内经》之说进行了精辟的发挥,提倡药物的升降浮沉作用主要受药物气味的支配和制约。创制了"气味厚薄寒热阴阳升降图",并指出:"升降者,天地之气交也,茯苓淡,为天之阳,阳也,阳当上行,何谓利水而泄下?经云:气之薄者,阳中之阴,所以茯苓利水而泄下,亦不离乎阳之体,故入手太阳也。麻黄苦,为地之阴,阴也,阴当下行,何谓发汗而升上?经曰:味之薄者,阴中之阳,所以麻黄发汗而升上,亦不离乎阴之体,故入手太阴也。附子,气之厚者,乃阳中之阳,故经云发热;大黄,味之厚者,乃阴中之阴,故经云泄下;竹淡,为阳中之阴,所以利小便也;茶苦,为阴中之阳,所以清头目也。"张元素详细论述了药物的升降浮沉作用,对后世影响很大,其后杜文燮进一步阐发道:"是以味薄者升而生,气薄者降而收,气厚者浮而长,味厚者沉而藏。""气薄者为阳中之阴,气薄则发泄,气厚则发热。味为阴,味厚为纯阴,味薄为阴中之阳。味薄则通,味厚则泄。"(《药鉴·药性阴阳论》)要言之,味厚者升,甘辛、辛平、辛微温、苦微平之药即是,气薄者降,甘寒、甘凉、甘淡、寒凉、酸温、酸平、咸平、苦辛之类药即是,气厚者浮,辛热,甘热之属即是,味厚者沉、苦寒、咸寒之味即是。气味辛者,不升不降,甘平、甘凉、甘辛平、甘温、甘微苦辛之类即是,兼四气五味故也。药物气味虽然较为复杂,然而只要综合每味药的气味厚薄情况,结合阴阳理论进行全面分析,就可以正确地认识药物在人体内的不同作用趋势。如柴胡、龙胆同为咸味,性苦寒,因其气味厚薄不同,故柴胡苦寒而升,龙胆苦寒而降。统而言之,"气厚味薄者浮而升,味厚气薄者沉而降,气味俱厚者能浮能沉,气味俱薄者可升可降"。斯可谓一般性规律,如此而使品种繁多的药物接受升降理论的指导,得以广泛运用于临床实践。统而言之,"气浓属阳主升,味厚属阴主降。中医识药用药离不开这些理论。气厚入脑,所以中医治脑常用荆芥、防风、白芷、细辛、藁本。味厚入肝肾,所以治下常用生地黄、玄参、山药"(中医研究院西苑医院,《岳美中医话集》76 页,中医古籍出版社,1984 年 2 版)。岳美中之论,堪称要言不烦,苟非临证经验宏丰者,安能说得如此透彻?!

(二) 察质地

药物质地有轻重,升降浮沉各不同。相对而言,大凡植物药质轻,多能升浮,如连翘、荆芥穗、荷叶之类,而动物药和矿物药多质重,如龟甲、鳖甲、龙骨、牡蛎、磁石、珍珠母之类,悉为沉降之品。

进而言之,植物药中,又有轻重之异,质地轻扬者,如花叶之类,大都升浮,金银花、紫苏叶、升麻、薄荷解表升阳即是。盖花者,华也,乃本草之精华。诸花皆散,故花可散邪,外感用之;花味芳香,芳香以解郁,故杂病用之。花类质轻,亦是轻剂取胜之意。质地重者如子实之类,大都沉降,紫苏子降气,枸杞子补肾,苦杏仁浊而沉降即是,临证常以荆芥穗发表,桑枝行肢节,茯苓皮行皮水,大黄攻里,黄芩入气分,熟地黄入血分,就是叶、枝、根、茎、果、实升浮沉降的具体运用。"药之为枝者达四肢,为皮者达皮肤,为心为干者内行脏腑,质之轻者上入心肺,重者下入肝肾。中空者在表,内实者攻里,枯燥者入气分,润泽者入血分。此上下内外各以其类相从也"(《本草备要·药性总义》)。

不独如此,即使同一药物的部位不同,质地不等,升降浮沉之性亦各异。紫苏其用有叶、茎、子不同,处方用名分别为紫苏叶、紫苏梗、紫苏子,叶解表、梗理气、子降气。桑树有叶、枝、果实、根皮及寄生物,药用分别为桑叶、桑枝、桑椹、桑白皮、桑寄生,桑叶有发表解表之性、桑枝有通经活络之能、桑椹有坠于下补肾之性、桑白皮走上焦宣肺、桑寄生行下焦补肝肾。张元素并提出"根升梢降"的论点,倡导"凡根之在上者,中半已(注:当为以)上,气脉上行,以生苗者为根。中半已下,气脉下行,入土者为梢"。据此,进而提出临证用药,"当知病在中焦用身,上焦用根,下焦用梢"(《医学启源·药用根梢法》)。证之临床,有一定价值。以叶、花、根、茎、枝、果实论升降,形象生动熨切,取类比象不失为赋予药物的形质以升降浮沉含义的方法之一。

上述言其大概,并非绝对。因常中有变,普遍中有特殊。诸石入水皆沉,浮海石独升,故祛痰宣肺常用之;诸木皆浮于水,独沉香木入水则沉,故和胃降气多用之；诸花皆升，旋覆花独降，故平肝降逆屡屡用之。说明在每一药物一般共性之中，又各有不同的个性。

尚需述及的是，药物气味厚薄与质地轻重不一致时，应综合分析。以紫苏子、沉香为例，从性味角度言，悉为辛温，当升，然而由于质地较重，故皆沉降。当然，亦有根据性与味的不同，取其降之性升之味者。"通草色白而气寒，味淡而体轻，故入太阴肺经，引热下降而利小便，入阳明胃经，通气上达而下乳汁。其气寒，降也；其性淡，升也"（《本草纲目·卷十八》）。李时珍之论，颇能给人以启迪。

（三）分四时

四时节气，即春夏秋冬。四时有寒热温凉之变，升浮收藏之异。药物禀四时之气而生长，因此药物的升降浮沉之性，直接受春生夏长秋收冬藏季节变更的影响。春天，万物苏醒，升发向上，夏日万物茂盛，生机盎然。因此，春夏采摘的药物多具升浮之性，如青蒿、荷叶、桑叶之属。秋季，秋风萧瑟，万物收敛，寒冬，冰天雪地，万物蛰藏。因此，秋冬收采的药物多禀沉降之性，如石韦、牛膝、芡实之味。本乎天者亲上，本乎地者亲下，淡得天之金气，上升于天，下降于泉，渗湿之功独胜。

（四）明炮制

药物的升降之性，尚可随炮制的方法不同而变更。通过炮制改变药物的升降浮沉之性，以更好地发挥药物的功用。一般而言，酒炒则升浮，姜汁炒则发散，醋炒则收敛，盐水炒则下行。以香附为例，生用上行胸膈，熟用下走肝肾，酒浸炒外行经络，醋浸炒收敛内消积聚，童便浸炒入血分补虚，盐水浸炒则下行补肾，姜汁炒则辛散化痰饮，炒黑则用于妇女崩漏。陈嘉谟在《本草蒙筌·制造资水火》中指出："酒制升提，姜制发散，入盐走肾脏，仍使软坚，用醋注肝经，且资住痛，童便制，除劣性降下。"斯言诚哉！小茴辛散开胃进食，盐炒则转而下行入肾疗疝。大黄生用峻下猛烈，有将军之誉，酒大黄则能行身体上部而驱热下行，蒸熟泻力更缓，对年老体弱者颇为适宜。炒炭则宁血，用于月经量多、下血。李时珍在总结临证经验的基础上，作了进一步概括："升者引之以咸寒，则沉而直达下焦，沉者引之以酒，则浮而上至颠顶。"《本草纲目·卷一》张元素亦言："黄连、黄芩、知母、黄柏，治病在头面及手梢皮肤者，须酒炒之，借酒力上升也。咽之下，脐之上者，须酒洗之；在下者，生用。凡熟升生降也。"（《医学启源·药性生熟用法》）

炮制的方法不同及其辅料本身的功能相异，是变更药性升降趋势不可忽视的重要因素。"今所立方中，有辛、甘温药者，非独用也，复有甘苦，大寒之剂，亦非独用也。以火、酒二制为之使，引苦、甘寒药至顶，而复入于肾肝之下，此所谓升降浮沉之道"（《脾胃论·脾胃盛衰论》）。总之，"一物之中，有根升梢降，生升熟降，是升降在物亦在人也"（《本草纲目·卷一》）。

（五）谙归经

药物的升降浮沉之性，尚与药物归经有着密切联系。所谓归经，是指药物对脏腑经络特殊亲和性而言。熟谙于此，可以使药物准确地趋向病位发挥作用。

同是升阳举陷的药物，黄芪入足太阳脾经，侧重于升中阳之气。柴胡入足厥阴肝经、足少阳胆经，偏于畅发肝胆之气。同为降气平逆，旋覆花、赭石入足阳明胃经，以降胃气为要，苦杏仁、厚朴入手太阴肺经，则以降肺气为先。羌活走行于足厥阴肝经，独活入归于肾经，相辅相成，协举肝肾之用，故有"引经报使"之说。若药物的归经专一性不够，如同时归于数个脏腑经络，就应尽可能选配引经药，使之目的性更强。当然，有时尚可利用药物归几条经的特点，更好地调理脏腑之偏。柏子仁、莲子、远志、龟甲、龙齿既入手少阴心经，又归足少阴肾经。因此，交通心肾水火升降用之颇宜。

从其归经的共性而言，凡辛味药多入肺经，酸味药多入肝经，甘味药多入脾经，咸味药多入肾经，苦味药多入心经。不同性味的药物进入机体后，随五脏的苦欲而发挥不同的升降补泻作用。"肺欲收，急食酸以收之，用酸补之，辛泻之""肝欲散，急食辛以散之，用辛补之，酸泻之"（《素问·脏气法时论》）。知常达变，就能充分发挥药物升降浮沉的功用。

此外，木通、半夏通而兼乎降，藁本、细辛通而兼乎升。同为行气药，木香、肉豆蔻偏于温，郁金、香附偏于凉。同为降气药，紫苏子、沉香偏于温,白前偏于凉。同为重坠之品,赭石为甘寒之品,紫石英为甘温之属。凡此都需认真掌握。

第二节 对药的升降

根据药物升降浮沉的不同特性,遣方用药,或升提,或沉降,或发散,或收敛,或填补,或通达,以纠正人体气机升降失调,这是临床治疗的最终目的。合理配伍,能够改变药物的原来属性,由此而产生新的或截然相反的升降浮沉作用,以适应临床种种复杂病情的需要。

(一) 合和协调

合和协调的药物配伍,突出地增强了药物的某种作用,使全方对人体具有一定的升降趋向。

单味药,随配伍不同,往往产生不同的升降效应。黄连,同干姜辛开苦降,合吴茱萸泻肝降胃,协半夏泻心和胃,与肉桂交通心肾,配乌梅和调寒热。香附,得沉香则降诸气,得党参、白术则补气升提,得栀子、黄连降火。而橘皮,"同补药则补,同泻药则泻,同升药则升,同降药则降……但随配伍而补泻升降也"(《本草纲目·卷三十》)。药物升降浮沉的药理作用,随着配伍关系不同而转化。

麻黄,与桂枝配伍则发汗解表,麻黄汤、桂枝汤之类是也。而在麻杏石甘汤中,麻黄与苦杏仁为伍,再重用石膏,则又起清宣肺热、降逆平喘作用,全方侧重清降。由是观之,配伍不同,效用迥异。提示既要熟谙药物的升降浮沉性能,更要根据临床需要,合理配伍,以改变并把握药物的升降浮沉之性,这是提高临床疗效的重要因素之一。

(二) 对药协同

对药的运用,是祖国医学的一大特色,对药协同,更能发挥药物的升降浮沉性能。人参、蛤蚧甘温,一补下元,一上养肺,治虚喘久嗽。党参、黄芪,一补中益气,一补气升阳,对各种气虚阳陷之证有殊效。升麻、柴胡,一从左而升,一从右而腾,共奏升阳举陷之功。天冬、麦冬,一偏滋肾,一偏润肺,金水相生,疗燥咳羸瘦。砂仁、豆蔻,芳香走上,一升胃,一醒脾,治脾胃气滞,纳谷不馨。金樱子、芡实,固精益肾,治肾虚精亏不固。龙骨、牡蛎,滋阴潜阳,治惊悸、健忘、失眠、遗精。赤石脂、禹余粮,一涩肠一止泻,疗久痢不已。人参甘温补中入气分,丹参苦降祛瘀入血分,合用则宁神清心。紫苏梗、藿香梗,一理气,一和中,治胸闷、纳呆、泛恶。木香、槟榔苦辛,一行气止痛,一降气行滞,治积滞内停,脘腹痞满胀痛及赤白痢。枳实、芍药,一破气一消瘀,止痛尤能建功,对腹痛、烦满不得卧有奇效。川楝子、延胡索,一苦寒性降,一辛散苦降,合用则行气活血止痛,治疗气血瘀滞,脘腹胁痛。香附、高良姜,一侧重疏肝行气,一偏于逐寒止痛,治疗肝郁气滞、胃寒凝滞而致胃脘疼痛。旋覆花、赭石,一降气宁嗽,一镇逆降气,治噫气不除。青皮、陈皮,一偏于疏肝破气,一侧重于理气健脾,协同治疗胁肋脘腹胀痛。桃仁与红花、蒲黄与五灵脂、乳香与没药,行血通经止痛,对瘀血内停之各种痛证、月经不调、胸痹有殊功。羌活、独活,辛通走上,辛通走下,一上一下,治风痹为患,周身疼痛。

  桑叶、菊花,轻清宣透,祛风清热,治风热为患,头昏目眩。藿香、佩兰,既芳化,又和中,胸痞、腹胀、呕吐用之最宜。豆豉解肌退热,葱白通阳发汗,治外感恶寒、发热、无汗等证。黄芩、黄连、黄柏,清上、中、下三焦之火,治各种火毒之患。黄柏、知母,苦寒坚阴泻相火,对阴虚火旺、骨蒸潮热,尤为建功。知母清肺热,贝母化痰嗽,治水亏火旺之痰嗽。芦根、茅根,一重在清肺热,一偏于凉肾热,可上治吐衄,下疗尿血。茯苓走气分,赤苓入血分,利水渗湿,治水肿,小便赤短。山栀子与牡丹皮,入气分泻热折肝火之势,入血分清火凉肝之血热,治肝郁火旺所致两胁胁痛。甘遂、芫花泻水逐饮,尤善疗水饮内停、痰饮咳喘。

  把握这类对药的协同作用,临症自可游刃有余,左右逢源,获事半功倍之效。

(三) 相反相成

  升浮与沉降之品,虽然药性迥异,然合理配伍,熔于一炉,往往能获意外的疗效。多用于寒热互结、清浊相干、阴阳混杂之证。特别是对杂病的调理,确有推动气机、斡旋中州之效。

升清与降浊药物的常见配伍有人参、干姜、甘草辛开与黄连、黄芩、半夏苦降并用，方如半夏泻心汤及其类方，治疗心下痞满、干呕、下痢等。升散之羌活、川芎、升麻、防风与沉降之黄连同用，方如清空膏治疗头痛、头昏。升麻、葛根升发合黄柏、芍药收敛并用，方如益气聪明汤治疗头晕、耳目失聪。柴胡、羌活、独活升清，并用泽泻、猪苓泄浊，方如升阳益胃汤、升阳除湿汤治疗中虚湿盛、阴火戢然等证。芳化之藿香、白芷、桔梗与苦降之厚朴、半夏同用，方如藿香正气散治疗寒湿困遏。蝉蜕、僵蚕常与大黄、姜黄、降香同用，方如升降散升降郁热，以除憎寒壮热。柴胡与大黄浮沉并施，方如大柴胡汤治疗少阳阳明合病。柴胡、枳实升散与芍药、甘草降敛同用，方如四逆散治疗气血阻滞之四逆，方如其名。升麻、柴胡之升，同厚朴、吴茱萸之降合用，方如中满分消汤治疗脘腹胀满。升麻用于大队润降药味桃仁、牛膝、肉苁蓉之中，方如通幽汤、济川煎治疗大便秘结。

药物相反相成的配伍，尚体现在每对药的运用方面。柴胡与前胡，一升以宣表解热，一降以下气消痰，治风寒壮热咳嗽。姜半夏同黄连，辛开散痞、苦降泄热，对胃气不和、心下痞硬、干呕，尤能建功。桔梗和枳壳，升以宣肺祛痰，降以理气宽中，治外感咳嗽。桂枝合白芍，前者散风，后者敛阴，前者通脉，后者益营。一辛一酸，一散一收，一气一血，和调营卫，治营卫不和外感表虚证。黄连合吴茱萸，一苦寒降逆泻火，一辛温开郁散结，共奏清泻肝火之功，治肝经火旺，脘痞吞酸、嘈杂。石膏、细辛，寒以清热直折火势，热以祛风以定痛势，合用则清胃火治风火牙痛。黄连与肉桂，一性寒泻心火，一性热补命火，交通心肾，治疗心肾不交之失眠。黄柏与苍术同用，一苦寒清热，一苦温燥湿，治湿热走注。川黄连合广木香，寒温相合，清热燥湿，行气止痛，治湿热下利。白术与枳实同用，一补以健脾化湿，一消以下气消痞。干姜与五味子同用，辛散温中蠲饮，酸收敛肺滋肾，治水饮内停咳喘。黄芪与防风同用，一补一散，益气固表止汗，治表虚自汗。大枣合生姜，甘温以补中，辛温以散寒，对营卫不和而致头痛、发热、汗出、恶风，尤能建功。白芍合柴胡，一补以养血柔肝，一散以透达郁热，专治气滞不和，脘腹疼痛。枸杞子同菊花，一补肾生精，一清凉散热，治肝肾阴虚之头晕眼花。当归合白芍，动以补血活血，静以补血敛阴，善调血虚月经不调。当归与川芎，静以补血，动以活血，治营血虚滞，月经不调。皂角与白矾，辛以通窍开闭，酸以祛痰开闭，治疗痰盛之闭证、痫证。白术配附子，一守而不走，健脾燥湿，一走而不守，温阳散寒，对寒湿痹痛颇能建功。经云"间者并行""寒热温凉，反从其病"，此之谓也！

尤需强调的是，不少药物本身在作用趋向上就呈现出相反的表现，既能升，又能降，既能补，又能泻。川芎上升，可行头目，降下能行血海。牛膝升则升发透疹，降则沉降通便，补则补益肝肾，泻则活血下行。龙骨、牡蛎既可平肝潜纳浮阳，又可固脱涩精止带。这些不同的药物性能趋向，往往随不同病机发挥出来，亦即所谓"适应原样作用"。充分揭示了药物本身的多种属性。这正是祖国药学的独到之处，熟谙于此，方能更好地发挥药物的升降浮沉作用。

以上所论，足以说明，升降同用，浮沉并施，多用于多个脏腑同病、表里错杂、上下不同、证候兼夹之证。盖人体是一个有机整体故也，临床病变错综复杂，用药必须顾及于此，似乱而不乱，似杂亦非杂，往往能起沉疴。正如王好古所云："升而使之降，须知抑也，沉而使之浮，须知载也。"桃核承气汤，攻下蓄血，用桂枝升阳。龙胆泻肝汤清泻肝火，用柴胡散，悉为寓降于升。桂枝汤辛温发散，又用白芍、大枣甘缓收敛，又是寓升于降的实例。正所谓"用药治病，开必少佐以合，合必少佐以开，升必少佐以降，降必少佐以升，或正佐以成辅助之功，或反佐以作向导之用"（《医原·用药大要论》）。

从本质上言，相反相成实际上是一种双向调治，升降并用，是针对病理不同趋势，而采用的升清降浊的同步调治法，寒热并调，是针对机体所出现的寒热双向病理差异，而采用的温清同步调节法，攻补兼施，是针对邪正盛衰的双向病理差异而采用的扶正祛邪的同步调理法。如斯，可平复逆、陷两极差异，纠正寒、热及虚、实的两极差异。《伤寒论》中的小青龙汤，既用干姜、桂枝、麻黄之温升，又用白芍、五味子、甘草之凉降，半夏是升中之降，细辛是静中之动。《伤寒六书》再造散，方中人参、黄芪、甘草补气扶正，煨生姜、桂枝、附片助阳温里，羌活、防风、细辛、川芎散寒祛邪，芍药则取其阳中敛阴，发中有收之意。其他如润燥互济的当归贝母苦参丸，阴阳互调的炙甘草汤都是阴阳双向调治的范例，凡此悉本于"谨察阴阳所在而调之，以平为期"（《素问·阴阳应象大论》）。双向调治把立足点放在调节机体非生理的反应状态上，使机体这种在病理上的相反的反应状态，同时向正常的方向转化。这是颇具特色的调节治疗。

（四）舟楫载药

利用具有升降之性的药物作为舟楫，载药直达病所，是提高疗效的又一环节。

豆豉轻清上行，升剂中多用之。栀子豉汤即是一例，豆豉即清胸膈之浮热，更轻宣上行，载栀子以清心胸烦郁。而瓜蒂散必以香豆豉煎汤送服，亦是取其轻清宣泄，载瓜蒂上行，促进涌吐，以荡涤胸中痰涎邪积之意。桔梗更有载药上行之舟楫的美称。血府逐瘀汤用桔梗载活血之药上行胸中，以活血府之瘀。三物白散使以桔梗，为之舟楫，载巴豆搜逐胸邪，悉尽无余。清瘟败毒饮清热解毒凉血，其性沉降，用桔梗载甘寒之品上行以清咽润喉，治咽喉肿痛。

牛膝是载药下行的要药。独活寄生汤用牛膝，运药直达下焦肝肾，壮腰膝利筋骨，对腰痛、膝软，颇能建功。玉女煎佐牛膝，意在引胃火下行，则牙痛自平。车前子尤擅导热由下而出，八正散、龙胆泻肝汤悉用车前子，前者是导膀胱之热由小便排出，后者为导肝胆湿热下行，故前贤有用车前子清热利尿明目之说。济生肾气丸之用牛膝、车前草，意即通补下元。如斯，可以使药物确切地到达病位，充分地发挥药效。同时亦说明，一味药可改变其他药物的作用趋势，左右全方的升降浮沉作用，关键在于适当的配伍。

由上可见，药物的升降浮沉之性是临床遣方配伍用药的基本法则，可防药性之偏，避药过病所，免亢则为害，以更好地发挥药物的性能。

第三节　治则与升降

升降出入之间互制互助，有着十分密切的内在联系。若能详辨升降之机，掌握升降相因，抓住升降出入间的有机联系，临证自可机圆法活，游刃有余。

（一）助降制升

病势向上，升而太过，逆而无制，多缘于降而无权，制约不足，因此，当助降制升。仿补阴汤防相火之越的潜镇法，桂枝加桂汤治气从少腹上冲心的平冲法悉是。

（二）以升举降

病势趋下，滑脱不禁，陷而太过，多与阴气不升息息相关。故治疗以升阳举陷为主。升陷汤治大气下陷，补中益气汤疗中虚气陷，悉为以升举降的范例。

（三）升降并施

升降逆乱，寒热互结，清气不升反下陷，浊气不降反上逆而成恶性循环。若单纯升清，则浊气难降，一味降逆，则清气不升，惟升降同调，方清得升，浊得降，此自不待言。而在调和气机，表里同治时，亦须升降同施。如四逆散以柴胡升阳解郁，枳实下气散结，相反相成，而使郁阳得升，肝脾调和。大柴胡汤用柴胡升清和解，大黄攻下热结，而使表和里解。诚如章虚谷论其方云："以柴芩半夏之升降，姜枣之调和，而加白芍平肝，枳实、大黄通利，使郁热之邪，从阳明而下，是经腑兼洽而大其制也。"

（四）以升降调出入

升降多指气机上下回旋，出入则为表里之气相交换，虽然升降失调多表现为内伤杂病，出入乖戾多见于外感时病，其实究其本而言，是相互交错影响的。由于升降出入关系密切，因此出入之患，可从调理升降而解。《伤寒论》171条，"病如桂枝证"有发热恶寒、汗出，恶风等营卫失和之象。然又说"寸脉微浮，胸中痞硬，气上冲咽喉不得息者"。澄本溯源，实为痰涎宿食壅阻胸膈，气机不畅使然，并非外邪侵犯，故"头不痛，项不强"。斯时，急予瓜蒂散涌吐胸膈痰涎食滞，一吐为快，则营卫不和之证遂解，此谓之以升降调出入。

（五）以出入调升降

升降反作之病，通过调理出入而解，谓之以出入调升降。病为干呕、气冲，系肺气失肃，胃气不降，冲气上逆所致。同时，并见发热、汗出、恶风等外证之象。因此，以桂枝汤解肌祛风，调和营卫，如此表解风除，营卫和调，则肺胃之气自除。若泥于肃肺降胃，表邪不除，则干呕，气冲更甚。此为以表里调出入的精义所在。若太阳与阳明合病下痢，发热，邪犯则热，下奔则泄。病势下趋，昭然若揭，却不以黄芩、黄连清下止痢，而用葛根汤发汗解表，泻痢初起，表证尚在，可仿此治其表气以治下痢。麻疹不透，内壅而甚，大便干结，可从通腑泻下入手，而疹自外透。凡此，皆为以升降调出入的范例。

（六）寓降于升

寓降于升是指通过宣发，升提，而致浊阴下泄的方法。大小便不通，审系表邪肺阻，可用宣肺或取嚏或催吐，俾上窍开下窍自通之意。《伤寒论》196条，阳明中寒证"小便不利"，乃中阳不健复感寒邪，遂致水谷转输失职，故可并见"不能食"。治不可利小便，而当用理中汤温运中阳，中阳得振，清阳得升，浊阴下潜，小便自利。肝阳上亢之眩晕，因其肝气肝阳上窜太过，以镇肝潜阳药，使肝气肝阳下降，然独用镇肝泻肝剂，又碍于肝气之条达，脾气之升发。理应顺从肝气宜升，性喜条达，脾气主升之特性，寓降于升。在遣用大队镇肝泻肝药的同时，配加升发肝脾之品如麦芽、茵陈之类，降得升助则变化自如，升得降济而阴阳平衡。此皆为寓降于升的范例。

（七）寓升于降

这是通过通泄大小便而使阴津复升的方法。咽干口燥，渴欲饮水，观其小便不利，为膀胱气化功能失职，水道失调，水蓄不行，津液不得输布使然。以五苓散化气行水，用之水气下行，小便通利。膀胱气化复常，水津上布而口渴自已。或查其为阳明腑实，大便结而不下，但急下之。用承气之类，腑实得下，阴液得升，口渴等患自除。此即属寓升于降。

（八）寓出于入

通过内补，而使邪气外出，谓之寓出于入。温病虽已用汗法，而汗仍不出，虽已用下法而热势仍盛，其脉燥盛。盖汗之为物，为阴精之产物，阴精匮乏，则汗仍不出，热势不退，当用甘凉咸润，培养其阴液为其要法。如加减复脉辈资其化源，或可冀其战汗而解。诚如《温病条辨·下焦篇》所言："温病已汗而不得汗，已下而热不退，六七日以外，脉尚燥盛者，重与复脉汤。"

（九）寓入于出

这是通过解表祛邪而使风疹内收的方法。病风疹，因身瘙痒难忍，伴发热汗出，当用桂枝汤或消风散微发其汗，和其营卫，则疹回痒平，诸证遂平。

用升必参以降，用降须参以升，用开当参以阖，用入必稍佐出。盖人体作为有机联系的整体，脏腑经络气血相互影响，相互联系。因此，病变发生在这一脏腑经络，但症状却出现在其所影响的其他部位，在病理上呈现出相互波及联系的状态。此谓之"气反者，本在此而标在彼也"（《类经·二十五卷·运气类·十四》）。升降之病累及出入，出入之疾可累及升降。其病既下，其治亦宜下。抓住脏腑间升降出入的有机联系，"病在上，取之下，病在下，取之上，病在中，傍取之"（《灵枢·官针》）。以出入调升降，升降调出入，寓升于降，寓降于升，对于病情复杂者，常能获得意外的疗效。

下篇

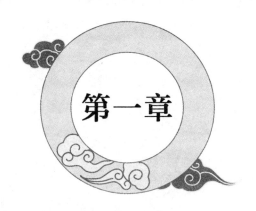

第一章

肺系病证

第一节 咳嗽

咳嗽是以发出咳声或伴有咳痰为主症的一种肺系病证。它既是肺系疾病中的一个症状，又是独立的一种疾患。不论外感或内伤，均可导致肺气失于宣发与肃降，肺气上逆而导致咳嗽发生。有声无痰为咳，有痰无声为嗽，如《临证指南医案·咳嗽》云："咳为气逆，嗽为有痰。"但两者常伴随发生，临床难以截然分开，故以咳嗽并称。西医学中的上呼吸道感染、急性气管-支气管炎、慢性支气管炎、支气管扩张、咳嗽变异性哮喘等以咳嗽为主要症状的疾病均属于本病范畴，可参照本节辨证论治。

春秋战国时期，《黄帝内经》已经对咳嗽的病因、病机、证候分类和治疗列有专篇的论述。如《素问·咳论》对咳嗽病因的认识，提到："皮毛者，肺之合也；皮毛先受邪气，邪气以从其合也。其寒饮食入胃，从肺脉上至于肺则肺寒，肺寒则外内合邪，因而客之，则为肺咳。"又谓："五脏六腑皆令人咳，非独肺也。"说明外邪犯肺和其他脏腑功能失调、内邪干肺均可导致咳嗽。咳嗽不只限于肺，也不离乎肺，根据咳嗽的症状，将其划分为五脏之咳和六腑之咳，为咳嗽的辨证奠定了理论基础。东汉·张仲景治虚火咳逆的麦门冬汤，至今仍为临床常用。

后世医家对咳嗽病证的病因、证治等作出了进一步的阐发。金元时期张子和在《儒门事亲·嗽分六气毋拘以寒述二十五》中指出："后人见是言，断嗽为寒，更不参较他篇。岂知六气皆能嗽人？若谓咳止为寒邪，何以岁火太过，炎暑流行，肺金受邪，民病咳嗽。"指出风、寒、暑、湿、燥、火六淫皆可致咳，补充了既往仅以寒邪为外感致病之因的不足。明清时期，咳嗽的辨证论治趋于完善。明·张介宾在《景岳全书·咳嗽》中指出："以余观之，则咳嗽之要，止惟二证，何为二证？一曰外感，一曰内伤，而尽之矣。"据此执简驭繁地将咳嗽分为外感和内伤两大类，并强调辨证当以阴阳虚实为纲，提出外感咳嗽宜"辛温"发散为主，内伤咳嗽宜"甘平养阴"为主的治疗原则，丰富了辨证论治的内容，至今仍为临床所遵循。明·王纶在《明医杂著·咳嗽》中提出咳嗽的治法须分新久虚实。清·喻嘉言《医门法律》论述了燥的病机及其伤肺为病而致咳嗽的证治，创清燥救肺汤治疗燥咳，创立了温润、凉润等治咳之法，对后世颇多启迪，至今对临床仍有参考价值。清·叶天士则阐明了咳嗽的基本规律和治疗原则，如《临证指南医案·咳嗽》云："咳为气逆，嗽为有痰。内伤外感之因甚多。确不离乎肺脏为患也。若因于风者，辛平解之；因于寒者，辛温散之；因于暑者，为熏蒸之气，清肃必伤，当与微辛微凉……"以上关于咳嗽论述等，至今仍对临床具有较大的参考价值。

病因病机特点

咳嗽的主要病机为邪犯于肺，肺失宣肃，肺气上逆作咳。本病的病变部位在肺，涉及肝、脾、肾等多个脏腑。因肺主气，司呼吸，开窍于鼻，外合皮毛，内为五脏六腑之华盖，其气贯百脉而通他脏。肺为娇脏，易受内外之邪侵袭而致病，肺脏为祛邪外出，以致肺气上逆，冲激声门而发为咳嗽。根据五行相生相克的内在联系，如木火刑金，脾为肺之母，金水相生等关系，他脏易上犯肺为咳。

咳嗽按病因分外感咳嗽和内伤咳嗽两大类。外感咳嗽为六淫外邪侵袭肺系；内伤咳嗽为脏腑功能失调，内邪干肺。不论邪从外而入，或自内而发，均可引起肺失宣肃，肺气上逆而致咳嗽。外感六淫之邪，从口鼻或皮毛而入，侵袭肺系，郁闭肺气，肺失宣肃，而致肺气上逆作声，咳吐痰液。多因起居不慎、气候失常、冷暖失宜，或过度疲劳，正气不足，以致肺的卫外功能减退或失调，邪从外而入，内舍于肺导致咳嗽。风为六淫之首，易夹其他外邪侵袭人体，因此外感咳嗽常以风为先导，表现为风寒、风热、风燥等相合为病，但以风寒袭肺者居多。因嗜好烟酒等辛温燥烈之品，熏灼肺胃，酿生痰热；或因过食肥甘厚味，伤及脾胃，痰浊内生；或因平素脾失健运，水谷不能化为精微上输以养肺，反而聚为痰浊，痰邪干肺，肺气上逆，乃生咳嗽。情志不遂，郁怒伤肝，肝气郁结，失于条达，气机不畅，日久气郁化火，因肝脉布胁而上注于肺，故气火循经犯肺，发为咳嗽。肺系疾病反复迁延不愈，伤阴耗气，肺主气司呼吸功能失常，以致肃降无权，肺气上逆。外感咳嗽属邪实，多是新病，常常在不慎受凉后突然发生，伴随有鼻塞流涕、恶寒发热、全身酸痛等症状，属于实证，病理因素以风、寒、暑、湿、燥、火为主，多表现为风寒、风热、风燥相合为病。

内伤咳嗽多属虚实夹杂，本虚标实，多是宿疾，起病较为缓慢，病史较长，伴有其他脏腑病症。属邪实正虚，标实为主者，病理因素以痰、火为主，痰有寒热之别，火有虚实之分。痰火可互为因果，痰可郁久而化火，火能炼液灼津为痰。本虚为主者，有肺虚、脾虚等区分。咳嗽虽有外感、内伤之分，但互为因果，可相互为病。外感咳嗽迁延不愈，伤及肺气，更易反复感邪，咳嗽频作，肺脏日益耗伤，可成内伤咳嗽，若夹湿夹燥，病势更为缠绵，难以痊愈。内伤咳嗽，肺虚卫外不固，更易感受外邪，侵袭肺脏而致咳嗽加重。外感咳嗽，大多预后良好，但若反复罹患或调治失当，则可能会转变为内伤咳嗽。内伤咳嗽的病势较深，若治疗不彻底或迁延难愈，日久则导致肺脾肾等脏腑亏虚，痰浊、水饮、气滞、血瘀互结而演变成肺胀，预后相对较差。

临证辨治特色

咳嗽既是一种疾病，又是最常见的症状，见于诸多疾病中，而不仅局限于肺系疾病，其病机复杂多变，临床准确辨治咳嗽尤其重要。喻嘉言认为痰湿多挟六淫之邪而致咳嗽。"至于湿痰内动为咳，又必因风因火因热因燥因寒，所挟各不相同，至其乘肺则一也。"喻氏将咳嗽病机高度概括为"内外合邪"。实际已经蕴含了"内伤基础上外感咳嗽"的思想，但却未引起后人的足够重视。而黄政德教授在"内伤基础上外感咳嗽"的思想中，提出上宣下通治法，上宣肺气，下通腑气，使肺气得降，阴平阳秘，则诸症自愈。临床屡运用加味三拗汤治疗咳嗽，其效甚佳。加味三拗汤功用疏风解表，宣肺清热化痰。方中：麻黄为君药，轻宣肺气，疏风散寒止咳，苦杏仁为臣，利肺平喘，与麻黄配伍，一宣一降，恢复气机的升降出入，咳嗽自止；蝉蜕疏散风热利咽，川贝母清热化痰，润肺止咳，一轻一重，质轻上浮，散肺经风热以宣肺，质重泄内热顽痰以润肺，热退痰消则咳嗽自止；甘草益气祛痰止咳为佐使，调和诸药。全方宣降互结，轻重相合，有启门驱贼的功效，可使客邪外散，内热清消，化痰止咳而肺气安宁，又麻黄、苦杏仁治寒，川贝母、蝉蜕治热，甘草调和诸药，全方阴阳调和，故每治咳嗽疗效显著。此外加味三拗汤在治疗哮喘、咳喘迁延、顿咳等也取得很好疗效，尤其在外感后期或内伤久咳患者，咳嗽不已，缠绵难治，唯以咳嗽为主症，寒热之象往往不显，常规治之，疗效不显，然黄教授运用加味三拗汤治疗此类患者疗效甚佳。

用药特色

黄教授认气机升降失调为咳嗽主要病机之一，肺气宣发肃降失司，肺气上逆，发为咳嗽，临证善将"气机升降"理论体现在治疗全过程中，如临床用药桔梗配苦杏仁，两药一升一降，调节气机升降。黄教授还认为咳嗽后期往往寒热痰三者互结，治法以散寒清热，化痰止咳为主，如有大便不通者，加大黄，因肺与大肠相表里，肺气肃降，运动协调有序，气机条畅，则有利于促进大肠的传导，大肠传导正常，糟粕下行，亦有利于肺气的肃降。咳嗽久治不愈，遇此类患者黄老师加入生大黄后疗效显著，症状轻者加入厚朴通腑行气。在临床疾病中，病症变幻莫测，随症加减尤为重要，如口干口苦、痰黄、舌红、苔黄，属肺热炽盛，加入金银花、鱼腥草清肺化痰；如舌淡红、苔白腻，属痰湿蕴肺，加入陈皮、法半夏、茯苓加强化痰祛湿；如大便溏、胃纳少、时恶心欲呕，属肺病及脾、脾虚湿蕴，加入藿香、砂仁、紫苏梗、陈皮、皂荚灰、胆南星、半夏等加强健脾燥湿化痰；舌淡苔薄白，脉弱，属肺脾气虚，加入黄芪、白术、陈皮、半夏等益气健脾化痰；对于脾胃升降失常者，黄教授喜用升麻、葛根、柴胡等具有升提阳气作用之药，并善用风药，其有走窜善行而助阳气升发之效，如荆芥、防风、桔梗、羌活、独活、薄荷等之品；避免化燥伤阴，故主张少佐甘润之药，如生地黄、百合、石斛、麦冬、玉竹、沙参等。

案一 咳嗽（风寒束表证）

郑某，男，42岁，长沙本地人，2022年5月17日初诊。主诉：咳嗽1月余。患者因一个月前天气气温变化大，贪凉未按时添置衣物，感受风寒，出现恶寒发热，最高体温达37.5℃，咳嗽，咳稀薄白痰，咽痒，伴有肢体酸痛等不适，并未及时就诊，自行服用感冒药（具体用药不详）。现症见：咳嗽声重，咳痰，痰由白痰转黄，咽痒，夜寐安，纳食少，二便调。舌淡嫩，苔薄黄，脉弦。于本院查肺部CT提示双肺纹理增粗。

西医诊断：咳嗽。

中医诊断：咳嗽。

辨证：风寒束表，郁而化热。

治法：疏风解表，宣肺止咳化痰。

处方：加味三拗汤加减。

苦杏仁10g，川贝母10g，麻黄10g，蝉蜕5g，桔梗10g，甘草3g，紫苏叶5g，薄荷5g，陈皮10g。5剂，水煎服，1日1剂分2次口服。嘱患者避食生冷刺激油腻之品，外避风寒。

2022年5月23日二诊：患者服上药后症状较前明显好转，偶有轻微咳嗽，少量痰涎，咽痒，纳寐尚可，二便调。患者舌淡，苔薄白，药已既效，效不更方，前方继进5剂，水煎服，1日1剂分2次口服。

2022年5月29日三诊：患者诉症状已基本缓解。现症见：咽痒，晨起明显，余无不适。寐纳可，二便调，舌淡，苔薄白。前方加僵蚕5g，防风10g。7剂，水煎服，1日1剂分2次口服。

5日后电话随访，患者现无咳嗽咳痰，无咽痛咽痒，症状已大减。

病案分析：本例属风寒束表、郁而化热咳嗽，患者外感风寒之邪，侵犯肺卫，未进行系统治疗干预，寒邪入里，久咳，郁而化热，肺失清宣，迁延不愈，气机宣降失调，症见痰由白痰转黄，舌淡嫩苔薄黄，脉弦，为风寒化热型咳嗽。三拗汤具有良好的宣肺解表功能，黄政德教授在原方的基础上加入蝉蜕、川贝母，上宣下通。在本例中体现了黄政德教授重视调理气机的思想，认为三拗汤上宣肺气，下通腑气，使肺气得降，阴平阳秘，则诸症自愈。患者因风寒袭肺，未进行系统治疗干预，寒邪入里，郁而化热，症见咳黄痰，所以方中麻黄、桔梗为君药，麻黄轻宣肺气，桔梗宣肺气。苦杏仁为臣，入肺、大肠经，利肺平喘，助桔梗降肺气、润肺，与麻黄配伍，一宣一降，恢复气机的升降出入，咳嗽自止；蝉蜕疏散风热利咽，川贝母清热润肺止咳；薄荷辛凉解表，清利咽喉；甘草益气祛痰止咳为佐使，调和诸药。诸药合用，疏风散寒，宣肺止咳化痰。

案二 咳嗽（痰热郁肺证）

谢某冬，女，52岁，长沙本地人，2022年5月17日初诊。主诉：反复咳嗽5月余。患者诉5个月前因感受风寒，出现恶寒发热，咳嗽，咯白痰，四肢乏力，自行服用药物治疗后（具体用药不详），恶寒发热、乏力等症状好转，但仍有咳嗽咳痰，未至医院就诊。1个月前出现间断性发作咳嗽，咳甚则背痛，痰浓色黄，质黏，咽干，夜寐安，纳食少，小便正常，大便干结，舌红，苔黄腻，脉滑。查体：体温正常，唇甲无发绀，双肺可闻及干湿啰音，肺部CT提示双肺纹理增粗。

西医诊断：咳嗽。

中医诊断：咳嗽。

辨证：痰热郁肺。

治法：清热化痰，通腑泄热，宣肺止咳。

处方：三拗汤合桔梗杏仁煎加减。

麻黄10g，桔梗10g，薄荷5g，川贝母6g，苦杏仁10g，厚朴15g，甘草3g，蝉蜕5g，麦冬10g。5剂，水煎服，1日1剂分2次口服。嘱清淡饮食。

2022年5月23日二诊：患者服上药后症状较前明显好转，偶有咳嗽，咯少量黄痰，无咳嗽背痛，纳寐尚可，二便调。患者舌红，苔薄黄腻，脉滑，药已既效，效不更方，前方继进5剂以善后。

2022年5月30日三诊：患者服上药后已无上述症状，患者舌红，苔薄黄，脉滑，今停药。

半月后电话随访，患者咳嗽咳痰等症状未复发，状态良好。

病案分析：患者因感受风寒，未进行系统治疗，寒邪入里，郁而化热，痰热蕴肺，久咳5月余，1个月前化热，症见伴痰浓色黄，咳甚则背痛，咽干，大便干结，舌红，苔黄腻，脉滑等症，是典型的痰热壅肺型咳嗽。黄政德教授认为，患者久咳，痰热蕴肺，肺气宣发不利，大肠腑气不通，当以清热化痰、通腑泄热、宣肺止咳之法治之。三拗汤主上宣肺气，下通腑气；桔梗杏仁煎主化痰清咽，宣肺止咳。方中麻黄、桔梗为君药，麻黄轻宣肺气，桔梗其性辛散苦泄，入肺经而宣肺气，走而不守，为咳嗽、喘证之要药。苦杏仁为臣，入肺、大肠经，利肺平喘，助桔梗降肺气、润肺燥，加强止咳平喘、润肺化痰的作用，与麻黄配伍，一宣一降，恢复气机的升降出入，咳嗽自止；蝉蜕疏散风热利咽，川贝母清热化痰，润肺止咳，一轻一重，质轻上浮，散肺经风热以宣肺，质重泄内热顽痰以润肺，热退痰消则咳嗽自止；麦冬养阴润肺；厚朴通腑行气；薄荷辛凉解表，清利咽喉；甘草益气祛痰止咳为佐使，调和诸药。此方为三拗汤合桔梗杏仁煎加减化裁而来，具有清热化痰、通腑泄热、宣肺止咳之效，对于治疗痰热郁肺之久咳有良效。

案三　咳嗽（肺脾气虚证）

肖某祥，男，45岁，长沙本地人，2022年4月9日初诊。主诉：咳嗽一周。患者诉一周前在江边吹风受寒后出现咳嗽，咳声低微，痰色白，质稀量多，无恶寒发热、咽痛咽痒、四肢乏力等特殊不适，夜寐安，纳食少，小便正常，大便次数正常，质稀，舌淡，苔薄白，脉弱。患者形体偏瘦，平素体虚，易感冒，春季易发咳嗽，周期长。查体：咽部有充血，双扁桃体无肿大，听诊双肺呼吸音稍粗，有少许干湿啰音。查血常规：提示白细胞稍高；查肺部CT提示双肺纹理清。

西医诊断：咳嗽。

中医诊断：咳嗽。

辨证：肺脾气虚。

治法：健脾益气，化痰止咳。

处方：加味三拗汤加减。

黄芪30g，麻黄10g，苦杏仁10g，川贝母6g，蝉蜕5g，荆芥10g，甘草3g，紫苏叶10g，桔梗10g。7剂，水煎服，1日1剂分2次口服。嘱清淡饮食。

2022年4月19日二诊：咳嗽减轻，痰量减少，上述症状较前明显好转，夜寐安，纳食少，二便调。舌淡苔薄白，脉弱。患者诸症减，但有肺脾气虚之症，在原方基础上加入六君子汤，继续14剂巩固，煎服法同前。

半月后电话随访，患者现无咳嗽咳痰，症状已经改善。

1个月后电话随访，患者精神良好，大便成形，嘱患者加强身体锻炼，营养均衡。

病案分析：患者形体消瘦，素体气虚，气虚之人不耐外邪和劳倦所伤，且肺为娇嫩之脏，位居高位，本就易受外邪所侵，肺气虚则更易感受外邪，肺宣发肃降不得，故肺气上逆而咳嗽。脾为生痰之源，脾气虚则无力运化水液，水液积聚成痰湿，所以患者痰多，大便质稀。此外机体气虚则无力抗邪祛邪，日久不愈，发展为"久咳"。气虚正气不足，故平素易感冒，春季易发。黄政德教授认为久咳皆因"内伤基础上外感咳嗽"，所以在治疗上调畅气机的同时加以扶正，正气足，则邪易祛。加味三拗汤为体现黄政德教授重调畅气机的代表方，方中重用黄芪，补气而专固肌表；麻黄轻宣肺气，疏风散寒止咳；桔梗宣肺祛痰利咽；苦杏仁利肺平喘，助桔梗降肺气、润肺燥，加强止咳平喘、润肺化痰的作用，与麻黄配伍，一宣一降，恢复气机的升降出入，咳嗽自止；蝉蜕疏散风热利咽，川贝母清热化痰，润肺止咳，一轻一重，质轻上浮，散肺经风热以宣肺，质重泄内热顽痰以润肺，热退痰消则咳嗽自止；荆芥、紫苏叶解表散风；甘草益气祛痰止咳为佐使，调和诸药。二诊加入六君子汤以益气健脾，治于根本。诸药合用，疏风解痉，化痰止咳。

第二节　喘证

喘证是由肺失宣降，肺气上逆，或肺肾出纳失常而致的以气喘息促、呼吸困难，甚则张口抬肩，鼻翼煽动，不能平卧等为主要临床表现的一种常见病证。严重者可由喘致脱出现喘脱危候。古代亦称"上气""逆气""鼻息""肩息"等。喘作为临床常见症状，可见于多种急慢性疾病，如急慢性支气管炎、肺炎、肺气肿以及心源性哮喘等。当喘成为这些疾病某一阶段的主症时，即称作喘证。西医学的喘息性支气管炎、各型肺炎、慢性阻塞性肺气肿、心源性哮喘、重症肺结核、肺不张、硅肺、急性呼吸窘迫综合征、睡眠期呼吸暂停综合征以及癔症等疾病出现以喘症为主的临床表现时，可参考喘证进行辨证论治。

关于喘证，首见于《黄帝内经》。如《灵枢·五阅五使》云："故肺病者，喘息鼻张。"《灵枢·本脏》曰："肺高则上气，肩息咳。"指出喘以呼吸急促、鼻煽、抬肩为特征。《黄帝内经》认为喘证以肺、肾为主要病变脏器，如《素问·藏气法时论》云："肺病者，喘咳逆气，肩背痛，汗出……虚则少气不能报息……肾病者，腹大胫肿，喘咳身重。"《灵枢·经脉》亦云："肺手太阴之脉……是动则病肺胀满膨膨而喘咳。""肾足少阴之脉……是动则病饥不欲食，面如漆柴，咳唾则有血，喝喝而喘。"此外，《素问·痹论》云："心痹者，脉不通，烦则心下鼓，暴上气而喘。"《素问·经脉别论》亦云："有所坠恐，喘出于肝。"提示喘虽以肺、肾为主，亦涉及他脏。在病因上有外感、内伤之分，病机亦有虚实之别。如《灵枢·五邪》指出："邪在肺，则病皮肤痛，寒热，上气喘，汗出，咳动肩背。"《素问·举痛论》云："劳则喘息汗出。"《金匮要略·肺痿肺痈咳嗽上气病脉证治第七》中之"上气"即指喘息不能平卧，其中包括"喉中作水鸡声"的哮病和"咳而上气"的肺胀等病，并列射干麻黄汤、葶苈大枣泻肺汤等方治疗。金元以后，诸多医家充实了内伤诸因致喘的证治。如《丹溪心法·喘》云："六淫七情之所感伤，饱食动作，脏气不和，呼吸之息，不得宣畅而为喘急。亦有脾肾俱虚体弱之人，皆能发喘。"认识到六淫、七情、饮食所伤、体质虚弱皆为喘证的病因。明代张景岳把喘证归纳成虚实两证，作为喘证的辨证纲领，《景岳全书·喘促》云："实喘者有邪，邪气实也；虚喘者无邪，元气虚也。"清代叶天士明确指出实喘、虚喘之病位所在，《临证指南医案·喘》云："在肺为实，在肾为虚。"当然，在肺者亦有虚证。林珮琴在《类证治裁·喘症》中则进一步提出"喘由外感者治肺，由内伤者治肾"的治疗原则，但也不尽然，内伤治肺者亦不少。这些观点至今对喘证的临床辨治仍具有重要的指导意义。

病因病机特点

喘证的病因很复杂，体质因素、外邪侵袭、饮食不当、情志失调、劳欲久病等均可成为喘证的病因，引起肺失宣降，肺气上逆，或气无所主，肾失摄纳，而为喘证。病理性质有虚实两方面，有邪者为实，因邪壅于肺，宣降失司所致；无邪者属虚，因肺不主气，肾失摄纳而成。① 体质因素，太阳卫阳不足或太过体质最为常见，其他如太阴脾虚体质、少阴肾虚体质以及少阳气郁、厥阴肝旺体质皆可发病，阳明胃热体质也可发病。② 外邪侵袭，外邪之中以风寒、风热邪气为主，此为实喘之重要病因，如《景岳全书·喘促》云："实喘之证，以邪实在肺也，肺之实邪，非风寒则火邪耳。"风寒侵袭肺卫，未能及时表散，内则壅遏肺气，外而郁闭皮毛，使肺气失于宣降；或风热犯肺，失于疏散，邪热壅肺，甚则热蒸液聚成痰，清肃失司，以致肺气上逆作喘。也有外寒未解，内已化热，或肺热素盛，寒邪外束，热不得泄，为寒所郁，则肺失宣降，气逆而喘者。③ 饮食失节，恣食肥甘厚味，饮食生冷，或酒食伤中，致脾失健运，蕴生痰浊，上干于肺，壅阻肺气，气机不利，升降失常，发为喘促。若痰湿郁久化热，或肺热素盛，痰与热结，致痰热交阻，肺失清肃，肺气上逆而喘促。《仁斋直指方论·喘嗽》云："惟夫邪气伏藏，凝涎浮涌，呼不得呼，吸不得吸，于是上气促急。"即指痰浊壅盛之喘证。痰浊内蕴，常因外感诱发，可致痰浊与风寒、邪热等内外合邪为患。④ 情志失调，情志不遂，忧郁伤肝，肝失调达，气失疏泄，肺气闭阻；或郁怒伤肝，肝气上逆乘肺，肺失肃降，升多降少，气逆而喘。此即《医学入门·喘》所言："惊忧气郁，惕惕闷闷，引息鼻张气喘，呼吸急促而无痰声者。"另外，忧思伤脾，或郁怒伤肝，肝气横逆乘脾，脾失健运，蕴生痰浊，痰浊干肺，也可引起喘证。⑤ 劳倦内伤，或久病肺弱，咳伤肺气，或中气虚弱，肺气失于充养，肺之气阴不足，则气失所主而发生喘促，故《证治准绳·喘》云："肺虚则少气而喘。"

在喘证的辨证过程首先辨其虚实。喘证的病理性质有虚实之分，但在病情发展的不同阶段，虚实之间常互相转化，可出现虚实夹杂之错综局面。一般实喘在肺，乃外邪、痰浊、肝郁气逆，邪壅肺气而致宣降不利、虚喘责之肺肾为精气不足，气阴亏耗而致肺肾出纳失常，尤以气虚为主。临床常见上实下虚并见，或正虚邪实，虚实夹杂之证。如肺虚不主气，见气短难续，若肺病及脾，子盗母气，则脾气亦虚，脾虚失运，聚湿生痰，上渍于肺，肺气壅塞，气津失布，血行不利，可形成痰浊血瘀，乃因虚致实，邪实正虚互见，以邪实为主；若迁延不愈，损及肾元，肾失摄纳，而成痰瘀伏肺而肾虚之候；若肾阳虚衰，水无所主，水邪泛滥，又可上凌心肺。本证的严重阶段，不但肺肾俱虚，在孤阳欲脱之时，可病及于心。因心脉上通于肺，肺朝百脉，肺气治理调节心血的运行，宗气赖呼吸之气以生而贯心肺，肾脉上络于心，心肾既济，心阳又根于命门之火，故心脏阳气之盛衰，与先天肾气及后天呼吸之气密切相关。故肺肾俱虚，肺虚不助心主治节，宗气生成不足，肾阳无以温煦心阳，可导致心气、心阳衰惫鼓动血脉无力，血行瘀滞，见面色、唇舌、指甲青紫，甚则喘汗致脱，出现亡阴、亡阳之危笃病情。其次辨其寒热。属寒者其痰清稀如水或痰白有沫，面色灰青，口不渴或渴喜热饮，或四肢不温，小便清冷，或恶寒无汗，全身酸楚，舌质淡，苔白滑，脉浮紧或弦迟。属热者症见痰色黄稠或白而黏，咯吐不利，身热面赤，口渴喜冷饮，尿黄便干，或颧红唇赤，烦热，或发热，微恶风，汗出，舌质红或干，苔黄腻或燥，或少苔，脉象数。最后需辨别其病位。辨别喘证病变在肺在肾。肺主气，司呼吸，外合皮毛，为五脏之华盖，若外邪袭肺，或他脏病气犯肺，皆可致肺失宣降，呼吸不利，气逆而喘；肺虚气失所主，或肺气亏耗不足以息皆致喘促。若脾失健运，痰浊扰肺，以及中气虚弱，或肝气逆乘，或心血不畅等而致喘者均与肺有关。肾主纳气，为气之根，与肺协同以维持正常呼吸。如肾元不固，摄纳失常，气不归元，则气逆于肺而为喘。临证需结合辨虚实、辨寒热，综合分析临床表现，进一步明确病变脏腑。此外还需与气短、哮病、肺胀等病鉴别。

临证辨治特色

黄政德教授强调喘证的病位主要在肺和肾，与肝、脾等脏有关，核心病机是肺失宣降，肺气上逆，或肺肾亏虚，肺不主气，肾不纳气，气机升降失常。在临床辨证过程中需辨别病位、虚实及寒热。喘证的治疗以虚实为纲，实喘乃外邪、痰浊、肝郁气逆、邪壅肺气而致宣降不利而成，治在肺，法以祛邪利气，应区别寒、热、痰、气之不同而分别采用温宣、清肃、祛痰、降气等法。虚喘乃精气不足、气阴亏耗而致肺肾出纳失常而致，治在肺肾，以肾为主，法以培补摄纳，针对脏腑病机，采用补肺、纳肾、温阳、益气、养阴、固脱等法。虚实夹杂，下虚上实者当祛邪与扶正并举，但要分清主次，权衡标本，有所侧重，辨证选方用药。

用药特色

黄政德教授强调肺失宣降，肺气上逆，或肺肾亏虚，肺不主气，肾不纳气，气机升降失常是喘证的核心病机，故在临证时善于用升降法来指导临床用药。"升"是指宣通气机，"降"是指肃降肺气。黄政德教授在临证中常用麻黄宣肺平喘，苦杏仁、紫苏子、半夏等药降气平喘，陈皮、茯苓、竹沥等药化痰降逆，人参、蛤蚧等药纳气定喘，附子、人参、肉桂等药温阳、降逆固脱。喘证需根据当时病情，突出重点，有个主导治法，但黄政德教授强调选择药物时要重视药物配伍，合理的配伍才能达到调节气机升降的疗效。比如因外邪束缚于肺，表气不得宣通，肺气因而上逆，导致的风寒闭肺之实喘，则常用苦杏仁配厚朴、苦杏仁配紫苏子，即叶天士所谓"辛以散邪，佐微苦以降气"。喘重者，加前胡降气平喘；痰多者，加半夏、白芥子燥湿化痰；胸胀闷者，加枳壳、紫苏梗宽胸理气。治疗表寒里热之实喘，则常用麻黄、苦杏仁与射干为伍，若表寒较重者，可加紫苏叶、荆芥、防风、生姜等助解表散寒；痰热较盛者，可加黄芩、桑白皮、瓜蒌、枇杷叶等以助清热化痰之力；若胸满喘甚，痰多，便秘者，可加葶苈子、大黄以泄肺通腑，因肺与大肠相表里，肺气的肃降与大肠的传导功能之间相互为用：肺气肃降，运动协调有序，气机调畅，则有利于促进大肠的传导，大肠传导正常，糟粕下行，亦有利于肺气的肃降。

案一 喘证（脾虚气逆证）

李某某，女，32岁，长沙本地人，2019年10月26日初诊。主诉：反复出现哮喘，进入秋冬季后尤易发作，遇冷风则加重。饮食减少，脘腹胀闷不舒，四肢倦怠，大便偏稀不成形。查体：面色萎黄少华，舌边有齿印，苔薄白，脉弱。

西医诊断：喘息性支气管炎。

中医诊断：喘证。

辨证：脾虚气逆。

治法：健脾宣肺止咳。

处方：三拗汤加减。

黄芪 15g，白术 10g，炙麻黄 10g，川贝母 10g，苦杏仁 10g，蝉蜕 5g，百部 10g，五味子 5g，甘草 3g。7 剂，水煎，1 日 1 剂分 2 次服，温服。后期电话随访，患者诉服药后哮喘明显好转，纳食增加，余诸症状均明显缓解，嘱其忌食寒凉饮食，慎风寒，适当运动锻炼增强体质。

病案分析：肺为气之主，肾为气之根，肺主呼吸，肾主纳气，肾之纳气有助于肺气的肃降下达，而肺气之降则是肾纳气的前提；当肺虚不能主气，肾虚不能纳气，则气机升降失常，致气逆于上而发于喘急。脾为生化之源，脾虚生痰，痰阻气道，则胸闷气短；脾亦为气机升降之枢纽，脾虚则气机升降失常，故患者有脘腹胀闷不舒等症；综合患者临床症候及体征，该喘病是肾脾虚、湿盛。患者遇冷加重，因此用三拗汤宣肺解表，方中炙麻黄发汗散寒，宣肺平喘，炙用则止咳之力大；苦杏仁宣降肺气，止咳化痰；甘草顾护中气，协同炙麻黄、苦杏仁利气祛痰。三药相配，使肺气调畅。加上黄芪补气升阳、益卫固表，百部润肺下气止咳，效果更佳。五味子收敛固涩，能上敛肺气，下滋肾阴。蝉蜕入肺经，宣肺利咽。此外患者为饮食减少，脘腹胀闷不舒，四肢倦怠，面色萎黄少华，大便偏稀不成形，齿痕舌，脉弱，故知脾气已虚，故加白术补气健脾、燥湿利水。全方止咳健脾，标本兼治，是为良方。

案二　喘证（少阳郁热，肺失清宣证）

李某岗，女，65 岁。2020 年 10 月 12 日初诊。主诉：咳喘伴发热一周，体温最高达 39.4℃，发热并恶寒，下午热势高。刻下症：患者精神状态不佳，咳喘有痰，痰难以咳出，心胸烦闷，恶心欲吐，口苦、咽干、目眩，纳差，小便黄，大便秘结。曾在社区医院用抗生素输液治疗三天（具体用药不详），症状未见好转，查体：舌暗红，苔薄黄而腻，脉弦细而滑数，体温 39.2℃。

西医诊断：双肺感染。
中医诊断：喘证。
辨证：少阳郁热，肺失清宣。
治法：清解少阳郁热，清宣肺气，清泄邪热。
处方：小柴胡汤合麻杏石甘汤、银翘散加减。

柴胡15g，黄芩10g，制半夏15g，沙参15g，炙麻黄9g，苦杏仁10g，生石膏（先煎）30g，金银花25g，连翘15g，薄荷（后下）6g，桔梗6g，甘草3g。4剂，水煎，1日1剂分2次服，温服。

2020年10月16日二诊：服药后，体温恢复正常，食纳改善，大便通畅，现仍有咳嗽、痰黏。改投清肺化痰止嗽之剂。处方：炙麻黄9g，苦杏仁9g，生石膏（先煎）25g，桑叶9g，菊花10g，蝉蜕9g，僵蚕9g，连翘9g，前胡15g，炙枇杷叶15g，桔梗6g，甘草3g。3剂，水煎，1日1剂分2次服，另用鲜竹沥30mL兑服。效果痊愈。

病案分析： 本例为肺部感染患者，应用抗生素治疗无效，或为细菌病毒混合感染，据患者临床症候表现（咳喘有痰，痰难以咳出，心胸烦闷，发热伴有恶寒，恶心欲吐，口苦、咽干、目眩，纳差，小便黄，大便秘结）虽可以诊断为喘证，病位在肺，但与太阳、少阳、阳明胃肠多系统相关。太阳主表，为一身之藩篱；少阳主疏泄气机，敷布阳气；阳明主胃肠通降；肺主气，司呼吸，外合皮毛；此外，肺与大肠为表里相合关系，肺气的肃降与大肠的传导功能之间相互为用。该患者是外感咳喘，肺热内郁，肺失清宣，故见咳喘咳痰。综合舌脉证，舌暗红，而苔薄黄而腻，脉弦细而滑数，乃少阳郁热不解，肺热壅盛，肺失清宣之证。病性以实为主，表现为少阳郁热、肺热壅盛，累及胃肠。失治误治，或可有高热神昏、喘脱之变。其病机是以少阳郁热为主，郁热充斥表里，太阳、阳明系统功能俱受其累。故治疗当以清解少阳郁热为主，三阳并治，小柴胡汤和麻杏石甘汤、银翘散三方合和加减，效如桴鼓。二诊，患者热退而咳喘仍在，余热未尽，故处方用麻杏石甘汤加味，重在清肺热、宣降肺气、化痰止嗽。方中桑叶、菊花合用，蝉蜕、僵蚕合用，前胡、炙枇杷叶合用，诸药相伍，一升一降，融合了桑菊饮、升降散方义，有肝肺同治、肺胃同治之意。桔梗、甘草合用，即桔梗甘草汤，可利咽喉，有助于排痰。而连翘清热解毒可散结，鲜竹沥尤善于化黏痰，故随方加入。

案三 喘证（胃虚而水热互结上逆证）

曾某武，男，31岁。2020年11月30日初诊。主诉：咳喘两周余。患者于两周前因感冒发病，喘息，呼吸困难，咳嗽，有痰，动则尤甚，曾在社区门诊部治疗 10 天（具体用药不详），除咳痰量减少外，余症状未见明显好转，且饮食愈来愈差，且恶心泛酸、胃脘不适，故前来求治。既往病史：有慢性阻塞性肺疾病（慢阻肺）史。刻下症：喘息，呼吸困难，胸闷，动则更甚，咳嗽，咳痰色白夹杂暗黄，量少而黏，咳甚时胸腹部及两胁部皆胀满难受。易出汗，咳喘重时尤为汗多，四肢酸痛，时干呕，纳差，胃脘不适，纳呆，食后腹胀感明显，口苦，口干，不欲饮水。小便淡黄，夜间小便次数多。唇干裂，舌暗舌尖红，舌体胖大边有齿痕，苔白稍厚腻，脉沉。

西医诊断：慢性阻塞性肺疾病。

中医诊断：喘证。

辨证：胃虚而水热互结上逆。

治法：辛开苦降，燮理中焦。

处方：生姜泻心汤加减。

制半夏 18g，生姜（切片）20g，干姜 5g，黄连 5g，黄芩 15g，党参 15g，炙甘草 15g，大枣 6 枚。7 剂，每日 1 剂，水煎分 3 次服。

2020 年 12 月 7 日二诊：患者精神比上次明显好转，诉服药后疗效明显诸症皆有好转，咳嗽喘息明显减轻，胃脘不适明显缓解，食欲改善，现咳喘时仍然胸闷胁胀满，但也较前有所减轻。前方加桂枝生姜枳实汤：制半夏 18g，干姜 5g，黄连 5g，黄芩 15g，党参 15g，炙甘草 15g，桂枝 15g，枳壳 18g，大枣 6 枚，生姜 20g。7 剂，每日 1 剂，水煎分 3 次服。

2020 年 12 月 15 日三诊：前症进一步明显好转，又服上方 7 剂巩固疗效，临床治愈。

病案分析：李东垣的《脾胃论》谓"盖胃为水谷之海，饮食入胃，而精气先输脾归肺，上行春夏之令，以滋养周身，乃清气为天者也，升已而下输膀胱，行秋冬之令，为转化糟粕，转味而出，乃浊阴为地者也"。如此升降变化，循环往复，维护着生命的健康，维持着正常的新陈代谢；强调脾胃为气机升降之枢纽，脾胃受损，则升降浮沉运动发生障碍。该案患者以咳嗽喘息为主症来诊，胸闷喘息，咳嗽，咳痰色白，咳甚时胸腹部及两胁部皆胀满难受，时干呕，舌体胖大边有齿痕，苔白稍厚腻，脉关弦尺沉，辨为胃虚生饮，水饮上逆。四肢酸痛，易出汗，咳喘重时尤为汗多，舌体胖大边有齿痕，脉沉弦，辨为中风表虚，水湿困表。咳痰夹杂暗黄色，量少而黏，口苦干渴，胃泛酸难受不适，心烦，唇干裂，舌暗舌尖红，辨为中焦阳明热扰，热伤津液。纳差，饮食无味，食后腹胀，触及上腹部胀满顶手，小便频数，舌体胖大边有齿痕，苔白稍厚腻，脉寸关弦尺沉，辨为太阴病，中焦胃虚初诊脉证素有胃虚寒饮，又病久生热，寒热错杂，虚实夹杂，病机关键是中焦胃虚水热互结，气机升降失常。虽无明显呕吐，但有干呕、咳嗽喘息等症，为呕之水饮上逆病机。胸腹部及两胁部咳甚时胀满难受，为水热互结气机阻滞之病机。里有寒热错杂证，表有汗出肢体酸痛。方用生姜泻心汤既能辛开苦降、燮理中焦、调和湿热，又可解表。方中生姜甘草汤可补养胃气津液固中焦，以制约水饮上逆而解除咳嗽喘息。方中甘草干姜汤可温中以制下，解决小便频数。二诊因寒饮冲逆胸中较甚，咳喘时仍然胸闷胁胀满，依据"方势相须"的原则，合桂枝生姜枳实汤与生姜泻心汤协同为用，以温中化饮、平冲降逆，加强温固中焦、化饮下气、除痞解表之功。桂枝温中化饮、旁流气机而降逆解表；生姜温中散寒化饮，止咳下气平喘，开结除痞；枳实开解下气消痞除满。

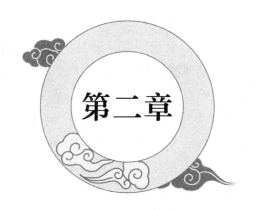

第二章

脾胃病证

第一节 胃痛

　　胃痛又称胃脘痛，是由于胃气阻滞，胃络瘀阻，胃失所养，不通则痛导致的以上腹胃脘部发生疼痛为主症的一种病证。胃痛的部位在上腹部胃脘处，俗称心窝部。其疼痛的性质表现为胀痛、隐痛、刺痛、灼痛、闷痛、绞痛等，常因病因病机的不同而异，其中尤以胀痛、隐痛、刺痛常见，可有压痛，但无反跳痛。其痛有呈持续性者，也有时作时止者。按之其痛实者加剧，虚者缓解。其痛常因寒暖失宜、饮食失节、情志不舒、劳累等诱因而发作或加重。本病证常伴有食欲不振、恶心呕吐、吞酸嘈杂等症状。西医学中急性胃炎、慢性胃炎、胃溃疡、十二指肠溃疡等病以上腹部疼痛为主要症状者，均可参照治疗。

　　胃痛病多具病程长、易复发的特点，在我国本病的发病率呈升高趋势，发病率较高，严重者可影响患者的生活质量，中药治疗效果颇佳。

　　"胃脘痛"之名最早记载于《黄帝内经》，如《灵枢·邪气脏腑病形》指出："胃病者，腹䐜胀，胃脘当心而痛。"《素问·六元正纪大论》说："水郁之发……民病胃脘当心而痛。"《灵枢·经脉》说："脾足太阴之脉……入腹属脾络胃……是动则病舌本强，食则呕，胃脘痛，腹胀善噫，得后与气则快然如衰。"唐宋以前文献多称胃脘痛为心痛，与属于心经本身病变的心痛相混。如东汉·张仲景《伤寒论·辩太阳病脉证并治》，说："伤寒六七日，结胸热实，脉沉而紧，心下痛，按之石硬者，大陷胸汤主之。"这里的心下痛实是胃脘痛。又如唐·王焘《外台秘要·心痛方》说："足阳明为胃之经，气虚逆乘心而痛，其状腹胀归于心而痛甚，谓之胃，心痛也。"这里说的心痛也是指胃脘痛。唐代之后医家对胃痛与心痛混谈提出质疑，如宋·陈言《三因极一病证方论·九痛叙论》曰："夫心痛者，在《方论》有九痛，《内经》则曰举痛，一曰卒痛，种种不同，以其痛在中脘，故总而言曰心痛，其实非心痛也。"直至金元时期，金·李东垣《兰室秘藏》首立"胃脘痛"一门，将胃脘痛的证候、病因病机和治法明确区分于心痛，使胃痛成为独立的病证。此后，明清时代进一步澄清了心痛与胃痛相互混淆之论，提出了胃痛的治疗大法，丰富了胃痛的内容。如王肯堂《证治准绳·心痛胃脘痛》曰："或问：丹溪言痛即胃脘痛然乎？曰：心与胃各一胜，其病形不同，因胃脘痛处在心下，故有当心而痛之名，岂胃脘痛即心痛者哉？"虞抟《医学正传·胃脘痛》："古方九种心痛……详其所由，皆在胃脘，而实不在于心也。"又曰："浊气在上者涌之，清气在下者提之，寒者温之，热者寒之，虚者培之，实者污之，结者散之，留者行之。"其同时指出，要从辨证去理解和运用"通则不痛"之法。

"夫通则不痛，理也。但通之之法，各有不同。调气以和血，调血以和气，通也；下逆者使之上行，中结者使之旁达，亦通也；虚者助之使通，寒者温之使通，无非通之之法也"（《医学真传》）。此为后世辨治胃痛奠定了基础。

病因病机特点

本病病因，初则多由外邪、饮食、情志不遂所致，病情较轻，中医治疗效果显著。若因寒邪客胃、饮食停滞、肝气犯胃、肝胃郁热、脾胃湿热者，多为实证；久则常见由实转虚，如寒邪日久损伤脾阳，热邪日久耗伤胃阴，多见脾胃虚寒、胃阴不足等证候，则属虚证。因实致虚，或因虚致实，皆可形成虚实并见证，如胃热兼有阴虚，脾胃阳虚兼见内寒，以及兼夹瘀血、食滞、气滞、痰饮等。本病的病位在胃，与肝脾关系最为密切。基本病机为胃气阻滞，胃络瘀阻，胃失所养，不通则痛。

胃痛基本病机是胃气郁滞，胃失和降，"不通则痛"。在病变过程中，各病理因素可直接导致脾胃升降反常、纳运失调、燥湿不济，而纳运失调和燥湿不济最终可导致中焦气机升降反常，在治疗中应调畅气机，协调升降平衡。

本病的辨证要点如下。① 辨明寒热虚实：其中胃痛绵绵，喜揉喜按，时缓时急，是因虚；痛势急剧拒按，持续不减，得食则甚者，是因实；胃痛拘急，疼痛剧烈，痛无间断，伴胃脘部胀满，是因寒；胃痛伴有灼热感，便秘，得冷则缓者，是因热。② 辨明致病因素：因气滞者，胃脘疼痛，胀满不舒，时聚时散，游走不定，遇忧思恼怒则剧；因食滞者，胃脘胀痛，疼痛拒按，嗳腐吞酸，厌食，可有伤食史；因瘀血者，胃痛如针刺，痛处固定而拒按，腹内或有结块，舌质紫暗或有瘀斑病程久；因感寒者，胃痛急起，剧烈拘急，得温痛减，遇寒尤甚，伴有表证。③ 辨明急缓：突然发病，胃痛较剧，伴随症状明显，因外邪入侵，饮食所伤而致者，属急性胃痛；发病缓慢，病程迁延，腹痛绵绵，痛势不甚，多由内伤情志，脏腑虚弱，气血不足所致者，属慢性胃痛。因肝胃不和，气滞胃痛者，以柴胡疏肝散为主，可加川楝子、木香、降香、檀香等加强行气的功效；气郁重者，可导致血瘀，酌情加入赤芍、当归等药。因食积者，以保和丸为主方；食滞夹热者，加黄连；食滞致呕者，加法半夏、生姜、竹茹；脾胃虚弱者，加白术、茯苓等。因虚者，气虚者以香砂六君子汤为主方；气血两虚者，以小建中汤为主方；脾阳虚者以理中汤为主方，脾肾两虚者，以附子理中汤为主方。

临证辨治特色

黄老师认为本病多为饮食不节、过食辛辣、过量饮酒、情志不畅等伤及脾胃，正如《脾胃论·饮食劳倦所伤始为热中论》所言："若饮食失节，寒温不适，则脾胃乃伤。"导致脾失健运、胃失和降、肝失疏泄、大肠传导失司，病及脾胃肝肠。黄老师认为胃痛之辨证分型为：肝气郁滞证、寒热错杂证、脾虚气滞证、瘀血阻滞证、肝气犯胃证等。脾胃乃气机升降之枢纽，若情志不舒，致肝气郁滞，进而影响肝气的疏泄功能，所谓"怒则气上"，肝失疏泄，气机不畅，则影响脾胃之气的升降及脾胃的运化功能。胃失受纳和降，升降失调，发为胃痛，治宜柴胡疏肝散加减；或因长期饮食不规律，导致脾胃损伤，运化失常，饮食停滞胃肠，阻滞气机，不通则痛，故出现胃痛，治宜四磨汤加减；如《医学启源》云其："治脾胃气结滞不散，主虚劳冷泻，心腹痛，下气消食。"若是脾胃运化失常，清浊不分，升降失司，则胃气上逆作呕；且脾为生痰之源，气机不调，津液不行，水湿停滞，蕴而成痰，化而为饮，痰饮阻滞中焦，遏阻气机，气逆作呕，以小半夏汤加茯苓汤为底方，随症进行加减。若脾胃虚弱、肝热犯胃者以半夏泻心汤加味治疗。胃痛虽涉及范围广，但其病因病机不外乎脏腑经脉受邪，气血阻滞、阴阳偏虚、气机升降失调。治疗上以"气机升降协调平衡"的原则，辨证论治，随证加减，开结畅达气机，实则泻之，虚则补之，热者寒之，寒者热之，滞者通之，瘀者散之，平衡阴阳，调畅气机，可获良效。

用药特色

因肝气犯胃者，以柴胡疏肝散、逍遥散为主；胃脘部胀满，加枳实、陈皮；消痞散结，可加川楝子、木香、降香等加强力气的功效；气郁重者，可导致血瘀，酌情加入赤芍、当归等药。因瘀血者，以血府逐瘀汤为主方，可加入泽兰、三七等；血瘀重者，可加桃仁等；血瘀夹寒者，可加肉桂、小茴香等温经通络止痛之品；夹热者，可加牡丹皮。胃脘灼热者，加蒲公英。胃阴不足者，以一贯煎为主方；胃火炽盛者，以清胃散为主方；因食积者，以保和丸为主方；食滞夹热着，加黄连；食滞致呕者，加法半夏、生姜、竹茹；脾胃虚弱者，加白术、茯苓等。因虚者，气虚者以香砂六君子汤为主方；气血两虚者，以小建中汤为主方；脾阳虚者以理中汤为主方，脾肾两虚者，以附子理中汤为主方。黄老师善用生姜、半夏以和降胃气。生姜辛温，温中止呕，合紫苏梗、陈皮化湿；脾胃虚寒者，改用炮姜，温经止血，温中止痛。半夏辛温，燥湿化痰，降逆止呕，合竹茹、赭石增强降逆的功效；食欲不振，加焦三仙（焦神曲、焦山楂、焦麦芽），或山楂以消食开胃；胃气不足，脾胃虚弱，用党参、山药益气健脾，砂仁醒脾，加白术、茯苓以祛湿健脾。胃痛之病黄师强调三分治、七分养，调情志，饮食调摄，运动强身，固护脾胃，可获佳效。

案一　胃痛（肝气犯胃证）

李某林，中年女性，长沙本地人，2020年6月17日初诊。主诉：反复胃脘胀痛2年，患者于2年前无明显诱因出现胃脘部胀痛，时有反酸，情绪不佳，于外院查胃镜示：慢性糜烂性胃炎。寐差，入睡难，纳尚可，大便稀溏，小便调。舌淡苔白，边有齿痕，脉弦。

西医诊断：慢性胃炎。

中医诊断：胃痛。

辨证：肝气犯胃。

治法：疏肝解郁，益气健脾。

处方：柴胡疏肝散合四君子汤加减。

柴胡10g，川芎10g，香附10g，党参10g，茯苓10g，白术10g，法半夏10g，砂仁10g，炮姜5g，延胡索10g，合欢花10g，郁金15g，九香虫10g，甘草3g。14剂，每日1剂，水煎服。

2020年7月1日二诊：患者服上药后症状较前明显好转，胃胀减轻，反酸已消失，但寐欠安，大便黏滞，纳可，小便调，舌淡苔薄白，脉弦。药已初见成效，但仍有胁痛，失眠，治以疏肝行气，健脾燥湿。上方去党参、砂仁、郁金、香附，加当归10g，木香10g，薏苡仁20g，首乌藤15g。21剂，水煎服。

2020年7月23日三诊：患者服药后症状已明显缓解，失眠较前好转，但仍偶有胃脘部闷胀，治以养阴柔肝，行气止痛。二诊方去炮姜、首乌藤、白术、法半夏，加白芍10g，蒲公英15g，生地黄10g，酸枣仁10g。21剂，水煎服。

病案分析：黄政德教授认为本例属于肝气犯胃型胃痛，病因为肝气郁滞、肝胃不和，患者情志不舒，肝气郁滞，所谓"怒则气上"，肝失疏泄，气机不畅，则影响脾胃之气的升降及脾胃的运化功能。胃失受纳和降，故患者胃脘部胀满、疼痛。忧思恼怒，伤肝损脾，肝失疏泄，横逆犯胃，脾失健运，胃气阻滞，胃失和降，发为胃痛。如《沈氏尊生书·胃痛》所说："胃痛，邪干胃脘病也……惟肝气相乘为尤甚，以木性暴，且正克也。"柴胡疏肝散为疏肝理气之良方，患者兼有大便稀溏等脾虚之像，故以柴胡疏肝散合四君子汤加减治疗。气为血帅，气行则血行，气滞日久，血行不畅，气滞日久入络，致胃络血瘀，如《临证指南医案·胃脘痛》："胃痛久而屡发，必有凝痰聚瘀。"故二诊加以当归活血补血；气滞日久，易于耗伤阴津，故三诊加白芍、生地黄养阴生津，和胃止痛。整个治疗以疏肝理气和胃、调畅气机为主，并辅以情志调节与心理疏导，疗效较好。

案二 胃痛（脾胃虚弱证）

方某平，女，62岁，长沙本地人，2019年12月8日初诊。主诉：胃脘部闷胀1个月。症见：胃脘部闷胀1个月，口干口苦，乏力，大便稀溏，日行2～3次，汗多，于外院查B超示：胆囊息肉样病变（大小：7mm×6mm）。胃镜示：慢性非萎缩性胃炎。纳寐可，小便调，舌淡嫩苔白，边有齿痕，脉弦细。

西医诊断：① 慢性胃炎；② 胆囊息肉。

中医诊断：胃痛。

辨证：脾胃虚弱。

治法：健脾益气，和胃止痛。

处方：升阳益胃汤加减。

黄芪30g，党参15g，白术10g，茯苓15g，五味子5g，柴胡10g，川芎10g，木香10g，砂仁10g，防风10g，大枣3枚，甘草3g。14剂，每日1剂，水煎服。

2019年12月22日二诊：患者诉服药后诸症改善，胃脘闷胀缓解，偶有便溏，余可，舌淡嫩苔薄白，脉细。前方有效，续方7剂以善后，水煎服。

病案分析：黄政德教授认为脾胃虚弱，生化呆滞，受纳腐熟、传输功能障碍，脾胃为仓廪之官，主受纳及运化水谷，素体脾胃虚弱，运化失职，脾胃为气机升降之枢纽，气机不畅，升降失调，症见胃脘闷胀，口干口苦，乏力，大便稀溏，属脾胃气虚型胃痛，方用升阳益胃汤加减。方中重用黄芪，配伍党参、白术、甘草补气养胃，柴胡升举清阳，防风、茯苓祛风除湿，川芎、木香、砂仁活血行气止痛，五味子、大枣敛阴补气安神。诸药合用，补中有散，发中有收，使气足阳升，升降相宜，共奏益气升阳、清热除湿之功。通过实脾以护胃，脾胃运化功能的正常，则气血生化有源，诸症得以减轻。

案三 胃痛（胃阴不足证）

向某军，中年男性，长沙本地人，2019年10月26日初诊。主诉：反复胃脘部隐痛6个月。症见：胃部隐痛，头晕，伴口干，夜间明显，纳寐可，夜间尿多，每晚3~4次，大便调，舌红苔少，脉弦细。

西医诊断：慢性胃炎。

中医诊断：胃痛。

辨证：胃阴不足。

治法：养阴益胃，和中止痛。

处方：一贯煎加减。

川楝子10g，当归10g，枸杞子15g，麦冬15g，石斛15g，生地黄10g，桑螵蛸10g，益智仁10g，黄芪15g，山茱萸15g，7剂，每日1剂，水煎服。

2019年11月2日二诊：患者服上方后症状改善，胃痛已停，口苦缓解，夜尿次数较前减少。现症见：夜间口苦，寐一般，易醒，纳可，夜间尿多，大便调，舌淡红苔少，脉弦。效不更方，加酸枣仁10g，五味子5g，补骨脂15g。14剂，水煎服。

病案分析：黄政德教授认为本例属胃痛虚证，因阴血不足，胃阴失养所导致，属"不荣则痛"。如《素问·水热穴论》曰："肾者胃之关也。"肾为先天之本，脾胃为后天之本，肾之命门火有温养脾胃之土的作用，肾水亦能滋土，而肾的功能正常发挥也离不开脾胃滋养之功，如《脾胃论》中指出："内伤脾胃，百病由生。"胃痛久治不愈，多次发作，脾胃受损，由实变虚，脾胃虚则不能化生充足的精微津液，发展为脾肾两虚。患者表现为脾肾亏虚之象，精血互生，精亏血少，胃阴失于濡养，出现胃部隐痛，口干口苦；肾气亏虚，气化失职，出现夜间尿多。黄老师选用一贯煎加减治疗，方药整体性味平和，苦寒之药与大量甘寒滋阴养血药相配伍，则无苦燥伤阴之弊，佐以益智仁、补骨脂平补肾气。诸药合用，升降适宜，脾胃得养，肾气得固，诸症可解。二诊患者尿频，寐差，加以酸枣仁、五味子、补骨脂养心安神，补益肾气。

第二节 痞满

痞满是指以自觉心下痞塞，胸膈胀满，触之无形，按之柔软，压之无痛为主要症状的病证。痞满一病首见于《黄帝内经》，称之为满、痞、痞满、痞塞等。《素问·脏气法时论》曰："脾病者，身重善肌肉痿，足不收行，善瘛，脚下痛；虚则腹满肠鸣，飧泄食不化。"《素问·至真要大论》曰："诸湿肿满，皆属于脾。"指出与本病相关的脏腑主要是脾与胃。张仲景在《伤寒论》及《金匮要略》中发展了《黄帝内经》关于"痞"的认识。如谓"但满而不痛者，此为痞""心下痞，按之濡"，提出了痞的基本概念，并指出该病病机是正虚邪陷，升降失调，并拟定了寒热并用、辛开苦降的治疗大法，其所创诸泻心汤乃治痞满之祖方，一直为后世医家所效法。《诸病源候论·诸痞候》曰："诸否者……方有八否，五否或六否，以其名状非一，故云诸否。"隋代医家巢元方认为痞满的病因非止一端，且强调引起痞满的内在因素，探讨痞之病因病机，其病机为"荣卫不和，阴阳隔绝，而风邪外入，与卫气相搏，血气壅塞不通"。痞之症状为"腹内气结胀满，时时壮热"。宋代医家朱肱认为痞满之病机为中焦气机阻滞、升降失职，理气通导为治疗之首选。痞满常虚实夹杂，实中有虚，虚中有实，先用桔梗枳壳汤行气下膈，气机通畅，脾胃升降功能恢复正常，则痞满自消。脾胃论的创始人李东垣大倡脾胃内伤之说，对本病证的理法方药，阐发甚详。元代《丹溪手镜·痞》记载："因误下多将脾胃之阴亡矣。胸中之气，因虚而下陷于心之分野，治宜升胃气，以血药治之。有湿土乘心下，为虚满，若大便秘结、能食，厚朴枳实主之。若大便利，芍药、陈皮主之。有食积痰滞，痞膈胸中，宜消导之。"痞病之因多认为由饮食不节、寒温不适、痰浊内阻或脾胃虚弱所致，治当消导、温补、清解、理气、化湿等。朱丹溪除以上治疗外，还以血药治之。明代张景岳认为对痞满的辨治应分虚痞与实痞两大证型论治。治实痞，重在疏理兼扶脾。治疗虚痞当补益脾胃为先。李中梓认为痞满为本虚标实之证，脾胃虚弱为本，痰、火、郁为标，本虚不能妄用攻伐，初宜舒郁化痰降火，病久者宜益气健脾，兼以化痰降火解郁。在《证治汇补》还云："肥人心下痞，湿痰也，二陈二术……瘦人心下痞，乃郁热也，宜枳实、黄连以导之，葛根、升麻以发之。"李氏提出治疗痞病时应结合体质进行辨证论治。清代叶天士《临证指南医案》云："肺胃津液枯涩，因燥而痞者。"古人在论及虚证痞满时，以脾胃虚弱论述者多，阴虚致痞者少。叶氏阴虚致痞论告诫我们，在运用辛开苦降法时，必须详审肺胃阴之盈亏。若胃阴已有亏象而浊阴不降者，常佐以乌梅、生白芍、石斛等益养胃阴而助和降，待津液来复，胃气和降，不攻而痞自消。

病因病机特点

脾胃位居中焦,脾主升清,胃主降浊,共司水谷的纳运和吸收,清升浊降,纳运如常,则胃气调畅。若因感受外邪,内伤饮食,情志失调,或体虚久病等各种原因导致脾胃损伤,升降失司,胃气壅塞,即可发生痞满。

1. 感受外邪

外感寒邪,卫行不畅,气滞于内,或误下伤中,邪气乘虚内陷入里,结于胃脘,阻塞中焦气机,升降失司,胃气壅塞,遂成痞满。如《伤寒论》所云:"脉浮而紧,而复下之,紧反入里,则作痞,按之自濡,但气痞耳。"

2. 内伤饮食

暴饮暴食,或恣食生冷粗硬,或偏嗜肥甘厚味,或嗜浓茶烈酒及辛辣过烫饮食,损伤脾胃,以致食谷不化,阻滞胃脘,升降失司,胃气壅塞,而成痞满。如《类证治裁·痞满》云:"饮食寒凉,伤胃致痞者,温中化滞。"《兰室秘藏·中满腹胀》曰:"脾湿有余,腹满食不化。"

3. 情志失调

多思则气结,暴怒则气逆,悲忧则气郁,惊恐则气乱等,造成气机逆乱,升降失职,形成痞满。其中尤以肝郁气滞,横犯脾胃,致胃气阻滞而成之痞满为多见。即如《景岳全书·痞满》所谓:"怒气暴伤,肝气未平而痞。"

4. 体虚久病

先天禀赋不足,素体脾胃气虚,中焦升降无力,或饥饱不匀,饮食不节,或久病损及脾胃,纳运失职,升降失调,胃气壅塞,而生痞满。此正如《兰室秘藏·中满腹胀》所论述:"或多食寒凉,及脾胃久虚之人,胃中寒则胀满,或脏寒生满病。"即为脾胃虚而生痞满。

痞满的主要病机,概括起来包括外邪、积滞、痰湿、气滞、体虚,致使邪气困阻,脾不升清,胃不降浊,中焦气机壅滞,发为胃痞,即《素问·阴阳应象大论》云:"浊气在上,则生䐜胀。"胃痞的病位在胃,与肝脾有密切关系。病理性质不外虚实两端。实即实邪内阻,包括感受外邪,饮食停滞,痰湿阻滞,肝郁气滞等;虚即中虚不运,责之脾胃虚弱。实邪之所以内阻,多与中虚不运，升降无力有关；反之，中焦转运无力，最易招致实邪的侵扰，两者常常互为因果。如脾胃虚弱，健运失司，既可停湿生饮，又可食滞内停；而实邪内阻，又会进一步损伤脾胃，终至虚实并见。另外，各种病邪之间，各种病机之间，亦可互相影响，互相转化，形成虚实互见，寒热错杂的病理变化，为痞证的病机特点。

临证辨治特色

黄教授认为，脾胃为气血生化之源，是一身气机升降之枢纽。脾脏主升，引导肝木的升发、肺金的宣发和肾水的上升；胃腑主降，引导心火的下降、肺金肃降、肾的纳气。脾胃作为气机的枢纽，脾升胃降，相辅相成，使五脏六腑气机平和，百病不生。吴鞠通在《温病条辨》中曰："治中焦如衡，非平不安。"认为治疗中焦脾胃之病重在二者功能以及气机上的平衡。痞满的核心病机为中焦气机不利，脾胃升降失职，病位在胃，与脾、肺、肝、肾、心关系紧密，故治疗应以调理五脏气机为要，形成以升脾气、降胃气为主的治疗大法。痞满有寒热错杂之分，注重辛开苦降，辛者能行气血，理气醒脾以升清；苦者能降泄，泄胃火以助胃气通降；苦者又能燥，燥脾之水湿，苦辛并用，升降相济，寒温并用，开散升浮，通泄沉降，共同发挥调和气机的作用，形成以调理脾胃升降、理气除满消痞为基本的治疗原则。本病虚实相兼、寒热错杂者尤为多见，且随着病情的发展及治疗用药，虚实寒热之间会不断发生消长与转化，故治疗又以攻补兼施、寒热并用、扶正祛邪为常用之法，不可拘泥于一法一方。

用药特色

黄教授认为，脾胃为人体平和之枢机，脾健清升，胃和浊降，则升降有序，故畅达脾胃为调理脾胃气机升降之根本。而药物之间相辅相成，一阴一阳，一表一里，一气一血，升降相承，寒热相济，准确应用可实现效用的最大化。黄教授常用木香、砂仁、厚朴、枳实等中药理气，取其善入脾、胃经，药达病所，以复运如常。木香、砂仁芳香气烈而味厚，能通行三焦气分；厚朴与枳壳均可破结实、消胀满，厚朴下气除满，兼能燥湿；枳实为破气除痞要药，兼能化痰，故其作用力较强。凡脾胃枢机不利而见气滞不舒、脘腹胀满者，皆可运用。对于痰湿中阻证者，加用茯苓、苍术；脾胃虚弱者加用黄芪、党参；脾胃湿热者加用黄连、石菖蒲；胃阴不足者加用沙参、麦冬；食积可酌加焦山楂、焦神曲、鸡内金等，若久病入络则酌加丹参、三七等。肝胃不和之痞满，常以白芍养肝敛阴，和胃止痛，与柴胡相伍一散一收，助柴胡疏肝，相反相成共为主药；配枳实泻脾气之壅滞，调中焦之运动与柴胡同用一升一降，加强疏肝理气之功，以达郁邪。黄教授认为，不论何种致病因素导致脾胃气机升降失调，无论时间长短，均可出现寒热错杂之证，根据寒热虚实分治，各有侧重，对寒热药物的用量进行调整，制其刚而济其勇。《金匮要略浅注补正》载："仲景用药之法，全凭乎证，添一证则添一药，易一证则易一药。"常以大辛大热之干姜与辛平性温之半夏相合而辛开之，配以苦寒直降之黄芩、黄连苦降之，选方半夏泻心汤。

案一 痞满（肝脾不和证）

张某，女，35岁。2019年7月22日初诊。主诉：胃脘烧灼感1月余。患者诉1个多月前出现胃脘烧灼感，胀满，夜间为主，左侧腹痛，双侧乳腺有小叶增生，胀痛，伴大便结，月经推迟，色暗，有血块。舌红苔薄黄，脉弦。既往曾行胃镜检查提示慢性胃炎。

西医诊断：慢性胃炎。

中医诊断：痞满。

辨证：肝脾不和。

治法：疏肝理气，调和肝脾。

处方：柴胡疏肝汤加减。

柴胡10g，白芍10g，川芎10g，郁金10g，当归10g，丹参15g，牡丹皮10g，陈皮9g，枳壳15g，生地黄15g，大黄（后下）5g，茯苓15g，甘草3g。14剂，水煎服，1日1剂分2次服用。嘱清淡饮食。

2019年8月5日二诊：服药后症状改善，效不更方，继续原方14剂巩固治疗。

病案分析：本病多因中焦脾胃气机阻滞，且与肝郁密切相关，临床以肝脾不调、肝胃不和相关证候最为常见。肝气不疏最易乘脾犯胃，导致脾胃功能失调，脾失运化，胃失和降，继而出现胃脘部痞塞、胀满、胃痛、纳呆、恶心、呕吐、泛酸、便溏等症状。治则以疏肝行气、健脾和胃为主。自拟柴胡疏肝汤为基本方。方中柴胡能够疏肝解郁，白芍养肝敛阴，和胃止痛，与柴胡相伍，一散一收，助柴胡疏肝，相反相成共为主药。配枳壳泻中焦之壅滞，调中焦之运动，与柴胡同用一升一降，加强疏肝理气之功，以达郁邪。白芍、甘草配伍缓急止痛，疏理肝气以和脾胃。川芎行气开郁，活血止痛。大黄能荡涤肠胃，泻下攻积，清热泻火。生地黄和牡丹皮均可清热凉血，而生地黄更有养胃阴生津之效。当归与白芍皆补血且入肝经，可补肝血之不足。丹参苦泄可活血化瘀，调经止痛。茯苓利湿健脾。诸药合用，以疏肝理气为主，疏肝之中兼以养肝，理气之中兼以调血和胃，辛以散结，苦以降通，气滞郁结方可解除。

案二　痞满（脾胃气虚证）

陈某，男，34岁，2019年10月12日初诊。主诉：进食后反流1个月。患者诉胃部胀满，进食食物后反流，受凉后或喝牛奶后腹泻，胃镜示：慢性非萎缩性胃炎。无胃痛，纳寐可，二便调。舌淡红苔黄腻，有齿痕，脉弦小。

西医诊断：慢性非萎缩性胃炎。

中医诊断：痞满。

辨证：脾胃气虚。

治法：理气健脾，祛湿化痰。

处方：四君子汤合二陈汤加减。

法半夏10g，陈皮9g，炮姜10g，木香10g，茯苓15g，枳壳15g，白术10g，党参10g，延胡索10g，大枣5g，甘草3g，生姜3g。14剂，水煎服，1日1剂分2次服用。

2019年10月26日二诊：服药后反流改善明显。现症见：食管区烧灼感明显，梗阻感明显，食多感胃部胀满，纳寐可，二便调。舌淡红苔白腻，有齿痕，脉弦小。处方：法半夏10g，陈皮9g，炮姜5g，白芍10g，柴胡10g，蒲公英10g，生地黄15g，桔梗10g，党参15g，白术10g，丹参10g，甘草3g，延胡索10g，百合15g。14剂，水煎服，1日1剂分2次服用。

病案分析：痞满一病本在脾胃，因于脾土虚寒，升降失衡，脾不能升清，胃不能降浊，而见中运失司、痰湿邪气结聚之时，临床常用四君子汤合二陈汤以补益脾气，扶助正气，使机体正气充足，脾气得升，中气健运。方中法半夏辛温性燥，善于燥湿化痰，为君药。陈皮为臣，理气健脾。佐以茯苓健脾渗湿，渗湿以助化痰之力，健脾以杜生痰之源。煎加生姜，既能制法半夏之毒，又能协助法半夏化痰降逆、和胃止呕；外加木香、枳壳行气消食健脾；炮姜温补脾胃又可祛散寒邪；延胡索活血化瘀；大枣助党参补益中焦；生姜与炮姜共温脾胃。

案三 痞满（痰饮结聚证）

李某，女，44岁，2019年12月3日初诊。主诉：胃部不适20余年。2019年11月15日行内镜下胃息肉切除术。现症见：饭后胃部不适，胃胀，无胃痛，嘈杂感，寐差，疲乏无力，面色萎黄，二便调。舌胖苔薄白，脉细数。既往曾行胃镜检查提示慢性胃炎。

西医诊断：慢性胃炎；内镜下胃息肉切除术后。

中医诊断：痞满。

辨证：痰饮结聚。

治法：健脾祛痰，理气消滞。

处方：香砂六君子汤加减。

枳实15g，白术10g，茯苓10g，槟榔10g，木香10g，法半夏10g，陈皮9g，砂仁10g，党参15g，川芎10g，乌药10g，甘草3g。14剂，水煎服，1日1剂分2次服用。

2019年12月17日二诊：患者诉服上方后症状改善，前几日饮食失宜，症状反复。目前时有胃部刺痛，寐可，二便调。舌淡苔薄白，脉沉细。处方：柴胡10g，白芍10g，木香10g，丹参15g，枳壳15g，延胡索10g，当归10g，陈皮9g，郁金10g，九香虫5g，白芷10g，白术10g，甘草3g，党参15g。14剂，水煎服，1日1剂分2次服用。

病案分析：本病用香砂六君子汤益气健脾、祛湿化痰。方中党参、白术性甘温，补气健脾；茯苓性甘平，功能健脾祛湿，利湿而不伤气，并可治疗脾虚运化失健、水谷不化所致的湿邪内聚；三药合用，味甘而入脾土，行健脾之功。陈皮辛温，能行能降，具有理气、运脾、调中的功效，可疏肝理气、和中、化湿、行气宽中除胀；法半夏辛温，和胃降逆、消痞散结；木香辛散温通、调中宣滞；另砂仁化湿行气、醒脾和胃，四味药共奏辛温理气、散结除痞之功。枳实破气消积，槟榔助枳实消积之效，川芎活血行气，使补而不滞；乌药行气以助川芎，且温助脾阳。甘草调和诸药。诸药配伍既能健运脾胃又可调理气机，虚可补，滞可行，共奏健脾益气、和胃降逆之效，调理中焦气机使脾气得升、胃气得降，脾胃气机升降如常从而治愈中焦痞满之证。

第三节 呃逆

呃逆是由于外邪犯胃、饮食不当、情志不遂、正气亏虚等，导致胃失和降、胃气上逆、动膈冲喉，以喉间呃呃连声，声短而频，难以自制为主要表现的病证。轻者为一时性气逆而作呃，无持续或者反复发作，为生理现象；重者呃逆持续，反复发作，难以自制，为疾病状态；若是久病重病突然出现呃逆，是为败呃，提示病情严重，预后不良。常伴有胸膈痞闷、脘中不适、情绪不安等症状。多有情志刺激、受凉、饮食等诱发因素，起病多较急。呃逆相当于西医学的单纯性膈肌痉挛，其他如胃炎、胃肠神经官能症、胃扩张、胸腹腔肿瘤、肝硬化晚期、脑血管病、尿毒症以及胸腹手术后等引起的膈肌痉挛出现呃逆，均可参考本病辨证论治。

呃逆一般皆因脾胃常见疾病所致，少数患者频繁出现呃逆可能是消化系统肿瘤表现，更有一些患者在疾病晚期出现呃逆，是病情危重表现，提示元气衰败，胃气将绝，这种现象预示疾病深重，预后不良，目前该病的治疗多以药物治疗为主，极少数（如顽固性呃逆）采用手术治疗。中医药具有简便效廉的优势，对于呃逆的治疗以中草药及针灸为主，疗效显著因而受到大家关注。

春秋战国时期就有关于本病记载，呃逆俗称"打嗝"，《黄帝内经》称本病为"哕"，又称"哕逆"，认为是胃气上逆而发病，如《素问·宣明五气》曰："胃为气逆，为哕。"认为呃逆与寒气及胃、肺有关。《灵枢·口问》曰："谷入于胃，胃气上注于肺，今有故寒气与新谷气，俱还入于胃，新故相乱，真邪相攻，气并相逆，复出于胃，故为哕。"除此以外，医家们还认识到呃逆是病危的征兆，如《素问·宝命全形论》曰："病深者，其声哕。"到了元代，张介宾进一步明确了呃逆病名，并改正了一些混乱的称呼，如《景岳全书·呃逆》说："哕者，呃逆也，非咳逆也；咳逆者，咳嗽之甚者也，非呃逆也；干呕者，无物之吐即呕也，非哕也；噫者，饱食之息，即嗳气也，非咳逆也。后人但以此为鉴，则异说之疑，可尽释矣。"在治疗方面，《灵枢·杂病》载有三种简易疗法："哕，以草刺鼻，嚏，嚏而已；无息，而疾迎引之，立已；大惊之，亦可已。"东汉时期，张仲景《金匮要略·呕吐哕下利病脉证治第十七》中将呃逆分为实证、寒证、虚热证，并提出橘皮汤、橘皮竹茹汤等治方。宋元时代，对本病有了更明确认识，陈言在《三因极一病证方论·哕逆论证》中说："大率胃实即噫，胃虚则哕，此由胃中虚，膈上热，故哕。"指出发病与膈相关。朱丹溪则首先将本病称为"呃逆"，《丹溪心法·咳逆》记载："古谓之哕，近谓之呃，乃胃寒所生，寒气自逆而呃上此证最危。亦有热呃，已见伤寒证，其有他病发呃者。"明清时期在辨治方面进一步发展。张介宾在《景岳全书·呃逆》述："呃之大要，亦惟三者而已，一曰寒呃，二曰热呃，三曰虚脱之呃。寒呃可温可散，寒去则气自舒也；热呃可降可清，火静而气自平也；惟虚脱之呃则诚危殆之证。"此为后世寒热虚实辨证分类及治法奠定了基础。李用粹在《证治汇补·呃逆》系统地提出治疗法则："治当降气化痰和胃为主，随其所感而用药。气逆者，疏导之；食停者，消化之；痰滞者，涌吐之；热郁者，清下之；血瘀者，破导之；若汗吐下后，服凉药过多者，当温补；阴火上冲者，当平补；虚而夹热者，当凉补。"此至今仍有参考价值。

病因病机特点

呃逆的病因有饮食不当、情志不遂、脾胃虚弱等，或突然吸入冷空气而引发呃逆。饮食因素包括过食生冷，或过服寒凉药物，寒气蕴结中焦；或进食过快或过饱，使食滞于胃，中焦气机壅滞；或过食辛热煎炒之物，或醇酒厚味，或滥用温补之剂，燥热内生，胃火炽盛，腑气不行；以上诸因素均可致胃失和降，气逆于上，膈间之气不利，动膈冲喉而成呃逆。情志因素有忧愁思虑过度，以致精神抑郁，久则脾胃气机郁结不畅；或恼怒太过，则肝气过盛，疏泄太过，横逆乘脾犯胃，致脾胃气机动乱，郁结不畅，均可致气机升降失常，膈间之气不利，上逆动膈冲喉而成呃逆。六淫因素包括风寒之邪犯胃，或寒邪直中胃肠，可致寒遏胃阳，壅滞气机，胃气失和，寒气上逆，膈间之气不利，动膈冲喉而成呃逆。正气亏虚、素体虚弱也可导致呃逆，或年高体弱或大病、久病之后耗损中气；或热病，或吐下太过，耗损胃阴；或久病及肾，肾气亏虚，失于摄纳，虚气上冲，均可致胃失和降，膈间之气不利，动膈冲喉而成呃逆。痰饮、血瘀亦是导致呃逆的常见因素。水液代谢失常，则形成痰饮，若停留于胸膈胃脘，则易致中焦脾胃升降失常，进而膈间之气不利，痰饮随逆气扰膈，动膈冲喉而成呃逆。血瘀或因气虚血运无力；或因气郁而血行迟缓；或因久病入络；或因胸腹部手术后伤及络脉而成。瘀血扰膈，亦可导致呃逆。

呃逆的病位在膈，病变关键脏腑为胃，并与肺、肝、肾有关。胃居膈下，肺居膈上，膈居肺胃之间，肺胃均有经脉与膈相连；肺气、胃气同主降，若肺胃之气逆，皆可使膈间气机不畅，逆气上出于喉间，而生呃逆；肺开窍于鼻，刺鼻取嚏可以止呃，故肺与呃逆发生有关。

产生呃逆的主要病机为胃失和降，胃气上逆，动膈冲喉。饮食不当，进食太快太饱，过食生冷，过服寒凉药物，致胃失和降，胃气上逆，并可循手太阴之脉上动于膈，使膈间气机不利，气逆上冲于喉，发生呃逆。如《丹溪心法·咳逆》曰："咳逆为病，古谓之哕，近谓之呃，乃胃寒所生，寒气自逆而呃上。"若过食辛热煎炒，醇酒厚味，或过用温补之剂，致燥热内生，腑气不行，胃失和降，胃气上逆动膈，也可发为呃逆。如《景岳全书·呃逆》曰："皆其胃中有火，所以上冲为呃。"

情志不遂，恼怒伤肝，气机不利，横逆犯胃，胃失和降，胃气上逆动膈；或肝郁克脾，或忧思伤脾，脾失健运，滋生痰浊，或素有痰饮内停，复因恼怒气逆，胃气上逆挟痰动膈，皆可发为呃逆。正如《古今医统大全·咳逆》所说："凡有忍气郁结积怒之人，并不得行其志者，多有咳逆之证。"

正气亏虚或素体不足，年高体弱，或大病久病，正气未复，或吐下太过，虚损误攻等，均可损伤中气，使脾胃虚弱，胃失和降；或胃阴不足，不得润降，致胃气上逆动膈，而发生呃逆。若病深及肾，肾失摄纳，冲气上乘，挟胃气上逆动膈，也可导致呃逆。如《证治汇补·呃逆》提出："伤寒及滞下后，老人、虚人、妇人产后，多有呃症者，皆病深之候也。"

临证辨治特色

人体阴阳平衡，依赖于气机的升降协调，而脾胃则是人体气机升降的枢纽。脾属阴脏，胃属阳腑，脾主升清，胃主降浊，两者互相协调气机的升降，共同完成饮食水谷的腐化、吸收及转输，且脾胃升降还总体掌管着其他四脏的升降，故有"脾宜升则健，胃宜降则和"之说。因各种缘由所致之清阳不升，浊阴不降，临床则常以脾升不及、胃降不及、脾虚下陷、胃气上逆为多见。黄政德教授临证运用升降理论时，每每从脾胃着眼，并主张升降之中以升为主，尤擅以升阳益胃汤辨治各种内科杂病，而不仅局限于脾胃病之胃痛、痞满、嘈杂、呕吐、泄泻等典型病症，凡病属升降失常之病机，均可辨证论治，异病同治。呃逆多见于脾虚失于运化之职，以致痰饮食浊内停，胃气被遏，气逆动膈，正如《素问·阴阳应象大论》云："清气在下，则生飧泄；浊气在上，则生䐜胀。"脾虚失于运化，痰湿内蕴，清气不升，则胃的和降功能也随之受到影响，进而出现呃逆、胃胀等症。除此之外黄政德教授还注重患者的其他兼证、体质以及疾病的传变，既病防变，先安未受邪之地。黄教授治疗呃逆临证关键在于益气健脾，清热除湿，以使脾胃气机协调，脾能升清，胃能和降，则呃逆自除。在具体组方遣药时，每每谨守病机，辨证论治，处处注意气机的升降协调，顾护脾胃。对于此类病证，黄教授善用升阳益胃汤加减，以取其益气升阳、清热除湿之效。

用药特色

在具体组方遣药时，黄教授谨守病机，辨证论治，重视气机的升降协调，顾护脾胃。对于此类病证，黄教授善用升阳益胃汤加减，以取其益气升阳、清热除湿之效。该方出自李东垣《内外伤辨惑论·卷中·肺之脾胃虚方》，原文述："脾胃虚则怠惰嗜卧，四肢不收……乃阳气不伸故也，当升阳益气，名之曰升阳益胃汤。"原方由黄芪、人参、白术、白芍、炙甘草、羌活、独活、防风、柴胡、半夏、陈皮、茯苓、泽泻、黄连组成。方中人参、黄芪、白术、炙甘草益胃健脾，以补为升，脾胃健运则阳气自能生发；柴胡、羌活、独活、防风四味风药共用，既可升举清阳，又寓风能胜湿之意，且搜诸关节经络之湿；半夏燥湿，茯苓、泽泻渗湿，使浊阴降而清阳升；白芍酸敛以和荣气，并防柴胡、羌活、独活、防风等辛散之性太过而伤阴；黄连苦寒，可燥湿泄热。全方在甘温益气之六君子汤中佐以升阳祛风除湿药物，一补一升，使脾胃健运，升降有常，气机条畅，则升阳益胃之功乃成。

若气逆较甚，常加旋覆花、赭石、沉香；脾虚气滞者，加半夏、陈皮；呃声难续，气短乏力，中气大亏者，加黄芪、党参；肾阳亏虚，形寒肢冷，腰膝酸软，呃声难续者，加肉桂、紫石英、补骨脂、山萸肉，或用四逆汤加人参汤加减。

案一 呃逆（脾虚湿热证）

张某，女，青年女性，2021年4月1日初诊。主诉：呃逆半月余。现病史：患者半月前无明显诱因出现喉间呃呃连声，声短而频，难以自制，当时未在意，后来症状呈进行性加重，遂前往当地医院就诊，当地医院完善相关检查后主要诊断"呃逆"，予以中药（具体不详）治疗后症状未见明显缓解，现来我院门诊就诊。现症见：呃逆，进食后加重，伴有食后胃脘部胀满，口腔溃疡，无明显恶心呕吐、反酸、烧心等不适，食纳欠佳，夜寐一般，二便调。舌淡，苔薄黄微腻，脉细弱。外院胃镜检查结果示：①胃体息肉切除术；②萎缩性胃炎伴糜烂。

西医诊断：膈肌痉挛。

中医诊断：呃逆。

辨证：脾虚湿热。

治法：升阳益气，清热除湿。

处方：升阳益胃汤加减。

黄芪20g，党参15g，升麻5g，柴胡10g，当归10g，白术10g，白芍10g，延胡索10g，陈皮9g，木香10g，荆芥10g，防风10g，蝉蜕5g，郁金10g，白鲜皮10g，地肤子10g，生姜5g，大枣5g，甘草3g。共14剂，水煎服，每日1剂，分两次温服。

2021年4月15日二诊：患者诉服用上述药物后呃逆症状较前明显缓解，偶有食后呃逆，无明显食后胃胀，口腔溃疡已愈。予前方继服7剂，巩固疗效。

2021年4月22日微信随访：患者诉服用7剂药后精神状态良好，无呃逆，纳寐可，二便正常。

病案分析：呃逆病机是胃失和降，胃气上逆动膈。该案例中患者常见于餐后发作，且伴有餐后胃胀，考虑脾胃运化功能失常导致痰饮内停，阻遏胃气，胃气上逆动膈引发呃逆。如《素问·阴阳应象大论》有："清气在下，则生飧泄；浊气在上，则生䐜胀。"脾虚运化功能失常，痰湿内生，清气不升，浊气不降，使得胃的和降功能也受影响，出现呃逆、胃胀等症状。患者有口腔溃疡，是由于脾虚清阳不升，浊阴郁阻中焦化热，阴火上扰所致，实属郁火，所以方用升阳益胃汤。结合患者舌脉象，湿邪不是很严重，所以在原方的基础上去掉半夏、茯苓、泽泻等祛湿之品，同时去掉羌活、独活，以防化燥加重胃阴损耗；而加用升麻，取其善升脾胃清阳之气；加荆芥透散邪气，宣通壅结而达消疮之功；去原方中的黄连改为白鲜皮、地肤子，此两味药具有清热燥湿、祛风除湿功效，再加蝉蜕疏风散热；加木香行气健脾，加延胡索、郁金行气活血，既可以预防黄芪、党参之品补益太过而引起气滞，又可防止气滞日久瘀血内生，此即受仲景"见肝之病，知肝传脾，当先实脾"的启发，既病防变，先安未受邪之地；加当归、生姜、大枣以养血和血、调脾和胃，是因为女子以肝为先天，气血调和则百病皆除。综观全方，寓降于升，益气健脾，清热除湿，以使脾胃气机协调，脾能升清，胃能和降，则呃逆自除。

案二 呃逆（寒热格拒证）

王某，男，老年男性，2020年11月13日初诊。主诉：呃逆6天。现病史：患者自诉6天前因喝热水出现呃逆，呃声连连，不能自止，夜间严重影响睡眠，前往当地医院消化科就诊，治疗予以雷贝拉唑抑酸护胃、莫沙必利口服促进胃肠蠕动，治疗效果不明显，后予以行相关检查，胃镜检查结果示慢性浅表性胃炎伴糜烂、幽门螺杆菌（+）。继予以三联疗法（克拉霉素薄膜衣片+阿莫西林胶囊剂+雷贝拉唑肠溶片）治疗，但呃逆仍未见明显改善，配合针灸顺气通络治疗，但效果持续时间较短，作用不明显，遂来我院门诊就诊。现症见：呃逆连连，持续不断，无恶心呕吐，无反酸，无腹胀腹痛，纳寐可，大便正常，小便正常。近期体重未见明显改变。舌淡红、苔薄，脉细弦。

西医诊断：膈肌痉挛。

中医诊断：呃逆。

辨证：寒热格拒。

治法：调和寒热，和胃止呃。

处方：黄连汤加减。

黄连6g，桂枝10g，干姜10g，姜半夏10g，党参10g，甘草3g，大枣10g。共7剂，水煎服，每日1剂，分两次温服。

2020年11月20日二诊：患者自诉服用7剂后呃逆较前明显改善，偶有夜间呃逆，无恶寒发热，无泛酸，大便正常，小便正常。舌淡红、苔薄白，脉细弦。

继与前方3剂巩固疗效。

半年后随访，患者诉二诊完服药后呃逆再未发作。

病案分析：本案例患者因喝热白开水后以呃逆频作为主症，其余未有特殊不适，舌脉也无特殊情况。一般进饮热水很少有致呃逆者，即便快饮导致呃逆也只是暂作，症状比较轻，短时即可恢复，所以此案中医辨证相对困难，但想起从前阅读医案时曾见有余听鸿治疗痉厥一案，谓："热时饮冷，阳气内伏，阴寒阻格于上，阳欲升而不能，阴欲散而不得，阴阳之气，逆乱于中。"虽然是讲痉厥，但理论可通用，热时饮冷，此为热饮，想必素来胃中有寒，忽进热饮，寒热格拒，气机逆上，发生呃逆。病证虽异，其理相同。又想起《伤寒论·辨太阳病脉证并治》原文173条："伤寒，胸中有热，胃中有邪气，腹中痛，欲呕吐者，黄连汤主之。"叶天士《临证指南医案》也曾提到："仲景于半表半里之邪，必用柴、芩，今上下格拒，当以桂枝黄连汤为法。"故予黄连苦寒清热，干姜、桂枝、半夏温中和胃，四药配伍，辛开苦降，和胃降逆，再加党参、大枣、甘草调味和中，使脾胃气机升降调和，故呃逆可止。

案三 呃逆（寒邪犯胃证）

周某，男，老年男性，2022年7月2日初诊。主诉：呃逆1周。现病史：患者自诉1周前和好友聚餐，贪杯饮冷出现呃逆频作，自认为会自行好转，当时未在意，后来症状加重，以餐后呃逆明显，严重的时候可有呕吐。现症见：呃逆，餐后明显，泛酸，严重时可有恶心呕吐，呕吐物为清水，夜间可见呃逆，影响睡眠，纳一般，平素怕冷喜温，易疲乏汗出，无恶寒发热，无腹胀腹痛，二便调，舌胖、苔薄，脉细弦。

西医诊断：膈肌痉挛。

中医诊断：呃逆。

辨证：寒邪犯胃。

治法：温胃散寒，和胃降逆。

处方：旋覆代赭汤合吴茱萸汤加减。

旋覆花20g，赭石（先煎）15g，姜半夏10g，党参10g，炙甘草6g，吴茱萸3g，陈皮10g，紫苏叶10g，茯苓15g，生姜5g，大枣10g。共14剂，水煎服，每日1剂，分两次温服。

2022年7月25日二诊：患者诉呃逆较前加重，经仔细询问发现患者曾在服用14剂中药后在当地卫生院就诊，接诊医师予以山莨菪碱止呃逆，但患者诉现呃逆较第一次加重，且夜间呃逆明显，有泛酸，偶有恶心呕吐，影响睡眠，暑热季节，患者贪凉裸露上半身睡觉，无恶寒发热，无腹胀腹痛，二便调。舌胖，苔白腻，脉细弦。黄教授予以旋覆花30g，赭石20g，余药物同前，共7剂煎服。并嘱患者忌食生冷，避风寒。

半月后随访患者，家属代诉患者用药7剂后呃逆消失，无泛酸恶心呕吐。

病案分析：呃逆病证，病因很多。对于呃逆，有"从五脏六腑而论，从寒热虚实而治"的说法，临床治疗应当详察寒热虚实。本案例患者因为过度饮用冷酒，损伤胃阳，胃失和降，气逆于上，故呃逆与呕吐并见，舌胖脉弦系寒饮内伏。所以治疗应当以温化寒饮、和胃降逆，方用旋覆代赭汤为主方，《伤寒论》161条言："伤寒发汗，若吐若下，解后，心下痞硬，噫气不除者，旋覆代赭汤主之。"《神农本草经》对旋覆花的描述有"主结气""除水""下气"，具有降气、消痰、行气、行水止呕作用。赭石沉降重镇，与旋覆花同用，善治噫气。半夏、生姜温胃散寒，和胃止呕，与陈皮、紫苏叶合用增强散寒止呕之功，党参、大枣、炙甘草和中，吴茱萸与生姜、党参、大枣等同用有吴茱萸汤之意，加强温胃散寒和中之力。吴茱萸在《神农本草经》中记载有"温中下气，止痛，咳逆，寒热，除湿血痹，逐风邪，开腠理"的功效。全方辛、温、甘为主，集降逆、散寒、和胃于一体，标本兼治，从而发挥出较强的整体效应，有效解除临床症状。

第四节 便秘

便秘是由于饮食不节、年老体弱、情志失调及感受外邪等因素导致肠道热结、气滞、寒凝、气血阴阳亏虚而引起肠道功能失常，以大便秘结、排便周期延长、排便困难及排便不尽为主要临床表现的一种病证，可兼见腹胀、腹痛、口臭、纳差等。便秘轻者仅影响其生活质量、工作效率、心理健康，重者可诱发癌症、急性心脑血管疾病等，增加疾病相关死亡率。便秘的发生常与紧张、疲劳、情绪或精神状态等有关，也有研究指出高脂饮食、低体重指数、文化程度低者更易发生便秘。西医学中的功能性便秘，肠易激综合征，直肠及肛门疾病，内分泌及代谢疾病引起的便秘，以及肌力减退所致的排便困难等，均可参照本节论治。

《黄帝内经》称便秘为"大便难""后不利""不得前后""大便不利"。《伤寒病杂论》进一步对便秘进行了全面的整理总结，所提及的关于便秘的病名较多，例如"大便难""大便硬""阳结""阴结"等。而在《金匮要略》中将便秘称为"脾约"，这时对便秘的描述已经较为具体，并且还进一步分析了便秘的病因和病机。《诸病源候论·大便病诸候》云："大便难者，由五脏不调，阴阳偏有虚实，谓三焦不和，则冷热并结故也。"认为便秘与脏腑失调、三焦不和密不可分，此书又云"邪在肾亦大便难""渴利之家，大便亦难"，指出了便秘的发生与虚实寒热也有一定关系。隋唐时期的《备急千金要方》中所提到"秘涩"，也就是所说的便秘，这也是便秘首次作为一种具体的疾病而得到记载。直到明清时期，沈芊绿第一次将出现大便不易解出、大便干燥等症状的疾病命名为便秘。其认为由于人们饮食不健康不规律，日常摄入过多辛辣刺激、肥甘厚腻的食物，或者由于长期从事重体力劳动，造成邪火聚集于体内，机体津液被消耗，长此以往便导致大便干结，大便难以正常解出。可以看到，沈芊绿对便秘的形成过程作出了比较全面的阐述。随后，众多医家将便秘这一病名沿用至今。

便秘发病率及检出率逐年上升，严重影响患者的生活质量，西医治疗以对症处理为主，疗效不佳，且症状易反复，探寻新的研究方案成为主要研究内容。随着古今医家对本病认识的不断深入，中医理论指导下辨证治疗便秘效果确切，体现出独特优势。但本病致病因素复杂，易相互转化、合而为病，且缺乏统一的辨证分型、诊疗方案及疗效评价的客观标准，为进一步认识本病带来困难，因而需要更多的中医实践论证。

病因病机特点

便秘主要是由于外感寒热之邪、饮食内伤、情志失调或阴阳气血不足等导致大肠传导功能失常所致。素体阳盛或外感热邪、过食辛辣厚味等均可致胃肠积热，耗损津液，肠道干涩失润，大便难以排出，形成热秘；寒邪直中胃肠或过食寒凉之物可致阴寒内盛，凝滞肠胃，大肠传导失常，糟粕不行，形成冷秘；忧思伤脾，过怒伤肝，脾伤气结，肝郁气滞，气机不利，腑气不通，脏腑通降失常，可致大肠传导失司，糟粕内停不得排出而形成气秘；素体虚弱或病后、产后、年老体虚之人，阴阳气血常不足，阳气不足则温煦无力，阴血不足则润泽不足，肠道干涩，推动无力，皆可导致大便不畅，发为虚秘。

便秘的基本病机为大肠传导失常。便秘的病位主要在大肠，但与脾、胃、肺、肝、肾等多个脏腑有着密切的关系。《素问·奇病论》说："夫五味入口，藏于胃，脾为之行其精气。"年老体虚之人脾常不足，脾阳虚则不能运化水谷精气达于四肢百骸，即是脾不散津。《灵枢·口问》说："中气不足，溲便为之变，肠为之苦鸣。"说明脾气不足常可致大肠传导功能失常；胃与肠相连，《素问·痹论》说："饮食自倍，肠胃乃伤。"胃与大肠均以通降为用，若饮食不知自节，食滞肠胃，则可致胃热炽盛，下传大肠，燔灼津液，大肠热盛，燥屎内结，发为便秘。肺与大肠相表里。肺主宣发肃降，布散津液，有助于濡润大肠，帮助大肠发挥传导功能。肺失清肃，则津液不能下润大肠，肺之燥热下移大肠，则大肠传导功能失常，而成便秘。肝主疏泄气机，《素问·宝命全形论》曰："土得木则达。"肝的疏泄功能与胃肠气机的升降密切相关,若肝失疏泄则气滞不行,腑气不能畅通,胃的降浊及大肠传导皆受影响,进而造成便秘。肾主五液而司二便,《素问·逆调论》曰:"水者,循津液而流也,肾者水脏,主津液。"肾气实则津液足,若肾阴不足则不能蒸化津液,若肾阳不足则大肠失于温煦,肠道失于润泽,大便传送无力,则发为便秘。

便秘的临床分证虽较复杂,但总的可概括为虚、实两个方面。实证有热结、寒积、气滞导致的热秘、寒秘、气秘;虚秘则分气虚、血虚、阴虚和阳虚,总由大肠传导失司所致。虚实之间常相互兼夹或相互转化,如肠胃积热与气机郁滞可以并见,阴寒积滞与阳气虚衰可以相兼,气秘日久,久而化火,可转化成热秘。阳虚秘者,如温燥太过,津液耗伤,可转化为阴虚秘,或久病阳损区阴,则发为阴阳俱虚之证。

临证辨治特色

黄教授认为脾胃是元气之源,亦是人身阴阳水火既济之根本,中焦脾胃气机升降是人体全身气机升降之枢纽,因此在临床运用升降理论时尤为重视从脾胃着手,每每收获良效。便秘首辨虚实,再辨寒热气血阴阳。实秘包括热秘、气秘和冷秘,虚秘又可分为气虚秘、血虚秘、阳虚秘。尤其对于气虚秘,在临床上黄教授善用升阳益胃汤加减,以取其益气升阳、清热除湿之效。该方出自李东垣《内外伤辨惑论·卷中·肺之脾胃虚方》,原文述:"脾胃虚则怠惰嗜卧,四肢不收……乃阳气不伸故也,当升阳益气,名之曰升阳益胃汤。"原方由黄芪、人参、白术、白芍、炙甘草、羌活、独活、防风、柴胡、半夏、陈皮、茯苓、泽泻、黄连组成。方中人参、黄芪、白术、炙甘草益胃健脾,以补为升,脾胃健运则阳气自能生发;柴胡、羌活、独活、防风四味风药共用,既可升举清阳,又寓"风能胜湿"之意,且搜诸关节经络之湿;半夏燥湿,茯苓、泽泻渗湿,使浊阴降而清阳升;白芍酸敛以和荣气,并防柴胡、羌活、独活、防风等辛散之性太过而伤阴;黄连苦寒,可燥湿泄热。全方在甘温益气之六君子汤中佐以升阳祛风除湿药物,一补一升,使脾胃健运,升降有常,气机条畅,则升阳益胃之功乃成。黄教授认为脾胃若是升降逆乱,则清不升和浊不降两方面的症状均会有所体现,用药时若是唯有升清,恐浊难降;若单纯降逆,清气亦有不升之虞;唯有升降同调,方能脾胃和调，阴平阳秘。然升降之中，黄教授又强调以升为主，只因脾体阴用阳，以升为健，只有脾之阳气充足，才能正常生化，布散谷气，滋养元气，生机勃发。脾气一升，则胃气相对下降，阴阳得以升降协调。

用药特色

对于脾胃升降失常者，黄教授喜用升麻、葛根、柴胡等具有升提阳气作用之药，且认为脾胃因其每日进食受纳，相当于与外界接触，不似别脏，负担较重，故特别强调用药时需轻空灵活，随证加减。如热秘常在麻子仁丸的基础上根据兼证加减，若津液已伤，可加生地黄、玄参、麦冬；若肺热气逆，咳喘便秘者，可加瓜蒌子、紫苏子、黄芩；若兼郁忽伤肝，易怒目赤者，加服更衣丸；若燥热不甚，或药后大便不爽者，可用青麟丸；若兼痔疮、便血，可加槐花、地榆；若热势较盛，痞满燥实坚者，可用大承气汤。冷秘常用温脾汤加半硫丸，若便秘腹痛，可加枳实、厚朴、木香；若腹部冷痛，手足不温，加高良姜、小茴香。气虚秘者用黄芪汤，若乏力出汗者，可加白术、党参；若排便困难，腹部坠胀者，可合用补中益气汤；若气息低微，懒言少动者，可加用生脉散；若肢倦腰酸者，可用大补元煎；若脘腹痞满，舌苔白腻者，可加白扁豆、生薏苡仁；若脘胀纳少者，可加炒麦芽、砂仁。血虚秘者用润肠丸，若面白，眩晕甚，加玄参、何首乌、枸杞子；若手足心热，午后潮热者，可加知母、胡黄连等；若阴血已复，便仍干燥，可用五仁丸。阴虚秘者用增液汤，若口干面红，心烦盗汗者，可加芍药、玉竹；便秘干结如羊矢状，加火麻仁、柏子仁、瓜蒌子；若胃阴不足，口干口渴者，可用益胃汤；若肾阴不足，腰膝酸软者，可用六味地黄丸；若阴亏燥结，热盛伤津者，可用增液承气汤。阳虚秘者用济川煎，若寒凝气滞、腹痛较甚，加肉桂、木香；胃气不和，恶心呕吐，可加半夏、砂仁。

案一 便秘（脾阳不足、阴寒积滞证）

王某，女，62岁，常德人，于2022年1月18日初诊。主诉：便秘5年余。患者5年前开始出现大便难解出，常数日1行，质干，曾在中医药研究院就诊，予麻仁胶囊及开塞露治疗后，大便虽能排出，但停药后又易复发。5 年来，长期使用麻仁胶囊及开塞露通便治疗。现症见：大便三日未解，平素大便偏干，量少，排便费力，无口干口苦，感腹胀，无腹痛，面色萎黄，疲倦乏力，四肢欠温，形寒畏冷，小便清长。舌淡、苔薄白，脉沉迟。

西医诊断：便秘。

中医诊断：便秘。

辨证：寒秘。

治法：温补脾阳，攻下寒积。

处方：温脾汤加减。

制附片（先煎）10g，党参 15g，生大黄（后下）10g，干姜 5g，厚朴 10g，当归 10g，炙甘草 6g。10 剂，每日 1 剂，水煎服，早晚分 2 次温服。

2022 年 1 月 28 日二诊：患者便秘情况明显改善，排便困难较前减轻，腹胀缓解，舌质淡、苔薄白，脉沉迟稍弦，守原方加香附 10g，再服 7 剂。

2022 年 2 月 9 日三诊：患者诉服药后可顺畅排便，日行一次，成形质软，其余症状均基本消除，舌淡苔白，脉沉。黄教授认为此时患者寒积已去，考虑其患痼疾多年未愈，平素脾胃虚弱，原方去生大黄，加黄芪 10g，白术 15g，茯苓 10g。继服数周，健脾益气以善后，随访半年，排便正常。

病案分析：本例为脾阳不足、阴寒积滞之虚实夹杂之证，温脾汤是温补脾阳、攻下冷积之良方。中医认为便秘多与热结、气滞有关，故治疗上多治以润燥滑肠通便。但本案中患者自服润燥滑肠药物却效果不佳。深究病机，则可知其病根并非肠胃燥热或血虚津少，而是患者素体偏寒，使脾阳受损、阴寒凝结，运化无力，大肠传导功能失司，导致寒积便秘。又因脾气虚弱，故患者出现面色萎黄、疲倦乏力等症。故本案病机为脾阳不足，阴寒积滞，治疗上予温补脾阳、攻下寒积，方用温脾汤加味。方中制附片温壮脾阳，解散寒凝，生大黄泻下已成之冷积，共为君药。干姜温中助阳，助制附片温中散寒，为臣药。党参、当归益气养血，使下不伤正，共为佐药。炙甘草既助党参益气，又调和诸药，为使药。各药合用，寒邪去，积滞行，脾阳复。黄教授初诊时温脾汤加以厚朴，是因为厚朴具有下气除满的功效，佐生大黄攻下以治腹胀之症。二诊症状缓解，可知药证相符，但仍见气滞加以香附以理气宽中。三诊时寒积已去，只是痼疾伤脾，去大黄加黄芪、茯苓、白术以补气升阳、健脾益气。黄政德教授认为：本例便秘患者因年高体弱，脾阳不足，阴寒积滞，使大肠传导功能失司，而出现便秘，故予以温脾汤加味治疗，温补于攻下之中，主治虚中夹实，药证相符，收到立竿见影之效。

案二　便秘（热结证）

叶某某，女，45岁，张家界人。2019年2月18日初诊。主诉：反复便秘3年。患者诉3年前开始出现排便困难，3～5天一行，质干难解。曾在当地医院间断治疗，效果不佳。现症见：大便3～5天一行，质干难解，腹部胀满，口干口苦，口气臭秽。舌红，舌苔黄，脉滑数。

西医诊断：便秘。

中医诊断：便秘。

辨证：热秘。

治法：泻热导滞，润肠通便。

处方：大承气汤加减。

生大黄（后下）12g，芒硝（分冲）9g，厚朴6g，枳实6g。3剂水煎服。嘱清淡饮食，多喝温水。

2019年2月21日二诊：药后大便通，每日2～3行，便后全身舒畅，精神清爽，口干口苦缓解。上方加生白术15g，5剂，水煎服。

2019年2月26日三诊：大便每日一行，余无不适。舌质淡红，舌苔薄白，脉弦缓。上方生白术改为30g，14剂，水煎服。

半年后随访，大便正常，无不适。

病案分析：本案属便秘之热秘。黄教授认为，六腑以通为顺，腑气不通则影响全身气机的运行及五脏的变化。本案中患者大便干结难解，口干口苦，口气臭秽，一派热象，乃胃肠热结，热盛灼津，燥屎乃成，邪热与肠中燥屎互结成实，遂致诸症蜂起；因此治宜峻下热结，用大承气汤加减。方中生大黄性苦寒，清泄通利，善泻热通便，荡涤胃肠实热积滞。芒硝性苦寒，咸能软润，善泻热通便，软坚润燥，既稀软燥结之便，又促肠蠕动而泻热排便，与生大黄相伍，泻热之功益峻。厚朴苦温燥降，辛能行散，善行气除满、消积；枳实苦降下，辛行散，微寒趋平，善破气除痞、消积；二药相合，善下气消积、除痞满，助泻下通便之力。两组药对合用，既能峻下热结，又能推涤实邪。正因为其逐下之势强，故复诊时又加以生白术升提清阳之气，以不至于下之太过。这亦是黄教授的升降理论的体现。

案三　便秘（脾肾两虚证）

兰某某，女，57岁，长沙人。初诊时间：2021年8月25日。主诉：反复排便困难1年余。患者诉约1年前开始出现排便困难，3～6天解1次大便，干结难解，常自服麻仁胶囊、番泻叶等治疗，虽能一时奏效，但一旦停药仍大便困难。现症见：6天未解大便，腹部胀满阵痛，胸闷气急，不能饮食。舌质淡，苔薄白腻，脉弦滑，双尺无力。

西医诊断： 便秘。

中医诊断： 便秘。

辨证： 脾肾两虚。

治法： 健脾补肾，润肠通便。

处方： 枳术丸加味。

白术30g，枳壳10g，肉苁蓉30g，厚朴10g，生地黄15g，桃仁10g，郁李仁10g，火麻仁10g，生地黄25g，当归10g，白芍10g，紫菀12g，生大黄（后下）6g。7剂，每日1剂，水煎分3次服。

2021年9月2日二诊：2剂后，大便下，诸症减，原方去生大黄，再投7剂。

1个月后随访，大便通畅。

病案分析： 本例患者属于中医"虚秘"范畴，其病机关键为脾肾不足，湿浊壅滞，升降机枢失于旋转。故治疗当在健脾补肾的基础上，加以祛湿降浊，使脾肾得补，腑气得通。脾主运化，运化失职则水谷之糟粕积滞难下；肾主五液，肾虚津亏则肠道干涩难行，如阳气不得鼓舞，阴液不得润布，湿浊壅滞，传导无力，升降机转失灵，故大便秘结不通。本方在重用白术健脾助运的同时，以生大黄、枳壳、厚朴轻下热结，使腑气得通，糟粕得下；又因肺与大肠相表里，故用紫菀开肺润通，使之升降相宜，气机条畅；佐以火麻仁、郁李仁滋脾阴、润肠道，当归、白芍养阴补血，生地黄养阴生津润燥，桃仁活血通便，肉苁蓉温肾阳。总之，黄教授认为，老年习惯性便秘无论何种证型，治疗上均应注重用宣畅肺胃、升降气机之品。

第五节 泄泻

泄泻是由于感受外邪、饮食所伤、情志失调及脏腑虚弱等所引起的脾胃运化功能失调,肠道分清泌浊、传导功能失司,以排便次数增多、粪便稀溏甚至泻出如水样为主症的疾病。古代将大便溏薄而势缓者称为泄,大便清稀如水而势急者称为泻,现统称为泄泻。泄泻病相当于西医学急慢性肠炎、消化不良、肠易激综合征、功能性腹泻等,西医学其他疾病表现为排便次数增多、粪便稀溏甚至泻出如水样为主症时也可参照本节辨证论治。

泄泻是各个年龄阶段的常发疾病,是严重影响着人们生命质量和生活健康的脾胃系病证之一,随着现代社会生活方式及饮食结构的改变,发病有逐渐增加的趋势,因而本病越来越引起人们的重视。由于本病的基本病机为脾虚湿盛,重在脾脏,有着比较复杂的临床表现及病理变化,而中医药治疗从整体出发,具有综合作用的优势,因而受到广泛的关注。

本病在《黄帝内经》载有"鹜溏""飧泄""注下"等病名,指出泄泻发病与寒、湿、风、热等病因有关,病变脏腑涉及脾、胃、大肠、小肠。如《素问·举痛论》曰:"寒气客于小肠,小肠不得成聚,故后泄腹痛矣。"《素问·阴阳应象大论》曰:"湿胜则濡泻。""春伤于风,夏生飧泄。"《素问·至真要大论》曰:"暴注下迫,皆属于热。"《素问·宣明五气》曰:"大肠小肠为泄。"《素问·脏气法时论》曰:"脾病者……虚则腹满肠鸣,飧泄,食不化。"《素问·脉要精微论》曰:"胃脉实则胀,虚则泄。"《难经·五十七难》将泻分为五种,其中胃泄、脾泄、大肠泄属泄泻,而小肠泄、大瘕泄属痢疾。

东汉·张仲景将泄泻与痢疾统称为"下利"。如《金匮要略·呕吐哕下利病脉证治》曰:"下利清谷,里寒外热,汗出而厥者,通脉四逆汤主之。"另有葛根芩连汤、黄芩汤、理中丸、五苓散等治泻方药沿用至今,创用"通因通用"治法,体现了辨证论治思想。

隋·巢元方《诸病源候论》始将泄泻与痢疾分述之,至宋代以后统称为"泄泻"。

宋·陈无择《三因极一病证方论·泄泻叙论》曰:"喜则散,怒则激,忧则聚，惊则动，脏气隔绝，精神夺散，必致溏泄。"提出情志失调可引起泄泻。金·李东垣提出益气升阳、祛风除湿诸法，朱丹溪创痛泻要方等，从不同角度充实了治泄方法。

明·张景岳《景岳全书·泄泻》云："凡泄泻之病，多由水谷不分，故以利水为上策。"提出用分利之法治疗泄泻。李中梓《医宗必读·泄泻》提出治泻九法，即淡渗、升提、清凉、疏利、甘缓、酸收、燥脾、温肾、固涩，对后世治疗泄泻影响很大。清代医家对泄泻的认识更加完善，叶天士《临证指南医案·泄泻》提出久患泄泻可见"阳明胃土已虚，厥阴肝风振动"，故以甘养胃、以酸制肝，创泄木安土之法。王清任《医林改错》对于瘀血致泻的认识，尤其久泻从瘀论治的观点，在临床也具有重要意义。

病因病机特点

泄泻的致病原因有感受外邪、饮食所伤、情志失调及脏腑虚弱等，主要病机是脾病湿盛，脾胃运化功能失调，肠道分清泌浊、传导功能失司。

（一）病因

1. 感受外邪

外感寒、湿、暑、热之邪，伤及脾胃，均可引起泄泻。因湿邪易困脾土，故以湿邪最为多见，《难经》所谓："湿多成五泄。"清·沈金鳌《杂病源流犀烛·泄泻源流》曰："是泄虽有风、寒、热、虚之不同，要未有不源于湿者也。"

2. 饮食所伤

饮食不洁，使脾胃受伤，或饮食不节，暴饮暴食或恣食生冷辛辣肥甘，使脾失健运，脾不升清，小肠清浊不分，大肠传导失司，发生泄泻。明·张景岳《景岳全书·泄泻》曰："若饮食失节，起居不时，以致脾胃受伤，则水反为湿，谷反为滞，精华之气不能输化，乃至合污下降而泻痢作矣。"

3. 情志失调

抑郁恼怒，易致肝失条达，肝气郁结，横逆克脾，或忧思伤脾，均可致脾失健运，发生泄泻。明·张景岳《景岳全书·泄泻》曰："凡遇怒气便作泄泻者，必先以怒时夹食，致伤脾胃。"或长期忧思伤脾，脾失健运，清阳不升，水谷不化，从而发生本病。

4. 体虚久病

禀赋不足，脾胃素虚，或年老体弱，或大病久病，失治误治，脾肾阳气受损，水谷失于运化，积谷为滞，湿滞内生，遂成泄泻。明·张景岳《景岳全书·泄泻》曰："肾为胃关，开窍于二阴，所以二便之开闭，皆肾脏之所主，今肾中阳气不足，则命门火衰，而阴寒独盛，故于子丑五更之后，当阳气未复，阴气盛极之时，即令人洞泄不止也。"指出五更泻与肾阳虚有关。

（二）病机

泄泻基本病机为脾虚湿盛，肠道传化失司。如明·张景岳《景岳全书·泄泻》曰："泄泻之本，无不由于脾胃。"病位在脾胃、大小肠，脾失健运是关键，与肝、肾也有着密切关系。脾主运化，喜燥恶湿；胃主受纳，腐熟水谷；小肠司泌浊、大肠主传导；肝主疏泄，调节脾运；肾主命门之火，能温脾助运化水湿，暖胃助腐熟水谷。若脾运失职，水谷不化，小肠无以分清泌浊。大肠传化失常，水反为湿，谷反为滞，混杂而下，则发生泄泻。

病理因素主要是湿。湿为阴邪，易困脾阳，脾受湿困，则运化不健，所以《医宗必读·泄泻》有"无湿不成泻"之说。但湿邪为病，更可夹寒、夹热、夹滞，变化多端。泄泻的病理性质，初起以邪实为主，久病多虚或虚实夹杂。暴泻多属实证，久泻多属虚证。暴泻多湿盛，多因湿盛伤脾，或食滞生湿，壅滞中焦，脾不能运，脾胃不和，水谷清浊不分所致，病属实证。久泻多脾虚，甚则为脾肾两虚，常为劳倦内伤、大病久病之后，或他脏及脾，脾虚健运无权，水谷不化，湿浊内生，混杂而下，发生泄泻。此外，肝气乘脾所致泄泻，也多在脾虚的基础上发生，多属虚实夹杂证。

泄泻的病机转化，如因暴泻不止，损气伤津耗阴液，造成痉、厥、闭、脱等危症。久泻脾病及肾，肾阳亏虚，脾失温煦，不能腐熟水谷，可成命门火衰之五更泄泻。

临证辨治特色

1. 以脾为主,升阳益气

"泄泻"主要是外邪侵袭、饮食失节、情志失调而导致脾失健运,胃失和降,肠道传导失司。正如《素问·阴阳应象大论》云:"清气在下,则生飧泄。"中焦乃脾胃所居,脾胃对气机的升降有调节和控制作用,中气不足,清气不能升提,肠腑传导作用失常则出现泄泻。治疗泄泻,黄政德教授认为,脾宜升则健,胃宜降则和,尤以脾元为本立论。脾为太阴之脏,恶湿喜燥,燥则脾之清阳之气上升,故用升阳益气之法健运脾气,方如补中益气汤、升阳益胃汤等。

2. 除湿为先,以助中阳健运

脾被湿困,易致运化失司,清气下泄而致泄泻。黄政德教授注重湿邪病因,治疗上以除湿为先,常根据脾升胃降的不同特性,结合泄泻寒湿、湿热、暑湿的性质分而治之。运用升降脾胃之机,始终保持中阳健运,脾气不遭湿困,胃气不受湿犯,湿邪除则脾胃和。

3. 平肝治泻,重视肝脾关系

"久风为飧泄""久风入中,则为肠风飧泄"。《黄帝内经》中多处提出了风气通于肝,肝木旺则乘脾土,肝脏的失调传脾可致泄泻。黄政德教授在治疗泄泻时注重肝与脾胃的关系,通过其门诊泄泻的病案记录,发现有多例与肝脾关系有关,可看出其重视肝与脾胃的关系,紧抓肝脾同病的机制,进行辨证论治。肝脾失调所致泄泻常选用左金丸为治疗代表方剂,根据不同症候特点进行化裁,对临床治疗泄泻具有指导作用。

用药特色

(1)以补中益气汤为体,升提健运脾胃之气。李东垣《内外伤辨惑论》:"夫脾胃虚者,因饮食劳倦,心火亢甚,而重耗土位,其次肺气受邪,须用黄芪最多,人参、甘草次之。脾胃一虚,肺气先绝,故用黄芪以益皮毛而闭腠理,不令自汗。"黄政德教授治疗泄泻以补中益气汤为主,方中黄芪用量最多，升提脾胃之气。根据辨证原则加减运用辛甘微温之药紫苏叶等既可解表，又具生发阳气之效，助脾阳升腾健运。肝主疏泄，分泌胆汁，输入肠胃，以助脾胃消化；脾主升清；又必须赖少阳春升之气的升发，方中配伍轻灵小量的风药，如荆芥、防风等之品，其走窜善行而助阳气升发，且风能胜湿，湿邪去而脾胃恢复升清降浊之职。

（2）以左金丸等为翼，平调寒热重建脾土升降气机。方中黄连味苦性寒主泄降，能清胃热、解郁火，苦味又能泻痞和胃；吴茱萸味辛性热主宣通，能开脾气，温脾阳。两药相伍，平调寒热，辛开苦降，清阳之气升腾，中央脾土气机升降有序，切中泄泻病机。临床不必拘泥于黄连、吴茱萸6∶1的药量比例，应视病情的寒热轻重而变化加减。

案一 泄泻（脾虚湿盛证）

张某校，老年女性，长沙本地人，2019年9月30日初诊。主诉：汗多、失眠4天。患者诉4天前感冒后出现汗多，失眠，难入睡，咳嗽，咳黄痰，夜间明显，便稀，肛门坠胀感，纳可，小便调，舌淡红苔白，脉小弦。

西医诊断： 神经官能症。

中医诊断： 泄泻。

辨证： 脾虚湿盛。

治法： 健脾祛湿，益气和胃。

处方： 补中益气汤加减。

麻黄6g，黄芪20g，白术10g，蝉蜕5g，川贝母10g，荆芥10g，紫苏叶5g，防风10g，甘草3g。5剂，水煎服，1日1剂分2次口服。嘱清淡饮食。

2019年10月8日二诊：患者诉服药后症状改善，现症见便溏，周身瘙痒，腰痛，寐纳可，小便调，舌淡红苔薄白，脉弦，夜间足抽筋，嘱多补钙。效不更方，患者舌苔仍黄，前方加滋阴凉血生地黄一味再进14剂。

2013年11月11日三诊：患者服药后瘙痒改善，停药后复发，以夜间明显，难以入睡，抽搐较前改善，腹时有隐痛，耳鸣，二便正常，舌淡红苔薄，脉细。现调补疏通为主，前方继进14剂以善后。

病案分析： 本例属脾虚湿盛之泄泻，方中补土健脾药配伍升阳举陷之品，共奏升阳除湿之功。本例体现了升阳除湿的治疗原则，黄政德教授认为泄泻治疗的根本在脾胃，脾胃升降失司，清浊不分，混杂而下，而成泄泻。根据《黄帝内经》"劳者温之，损者益之"，以补中益气汤加减为处方，方中包含补益中焦脾胃之气和升发阳气之意。全方以黄芪为君药，既可健脾胃又可升清阳，选用甘温之品的党参、甘草补其中气，升其中阳，则不止泻而泻自止，白术健脾燥湿，与黄芪共呈补中益气之功，以求脾胃之气得充则清阳可升，而无脾湿下流之虞。黄老师治疗泄泻治疗用药深谙升降浮沉之理，重视组方遣药的升降配伍，临床还擅用防风、荆芥、蝉蜕等"风药"以助升发，大凡泄泻正虚为主，或兼挟实邪或不兼，均可以本方加减化裁，且能取得很好的疗效。

案二　泄泻（湿热阻滞证）

李某林，老年男性，2020 年 7 月 27 日初诊。主诉：大便稀溏 1 年。现症见：患者诉大便稀溏，含黏液，寐纳可，大便日行 3 次，伴腹胀，小便红。舌红苔黄，脉弦。查肠镜提示"结肠炎"。

西医诊断：结肠炎。

中医诊断：泄泻。

辨证：湿热阻滞。

治法：清热化湿。

处方：左金丸加减。

黄连 5g，吴茱萸 3g，白芍 10g，木香 10g，乌药 10g，枳壳 10g，地榆 10g，甘草 10g，马齿苋 10g，炒麦芽 10g。14 剂，水煎服。

2020 年 8 月 10 日二诊：患者诉服药后症状明显改善，现大便日行 1 次，但仍有稀溏，先干后稀，偶腹胀，纳寐可，小便调。前方去马齿苋、炒麦芽，加淮山药 10g，白术 10g，党参 15g，延胡索 10g，吴茱萸增至 6g，黄连减至 3g，甘草减至 3g。再进 14 剂。

病案分析：本例患者以泄泻为主症，平时有腹胀不适，这是由于患者脾胃本虚，中枢气机升降失调，影响中焦脾土运化，湿浊停滞，从而出现泄泻之症。患者大便稀溏、舌红苔黄，均是湿热阻滞之机。当以燥湿立法，兼以清热、利湿等，黄老师在前人应用左金丸的基础上，对左金丸的加减化裁，发挥其泻肝火、行湿功效，恢复脾胃升清降浊气机，治疗泄泻临床疗效可观。

泄泻的病因强调湿热，治疗注重用白芍、白术之属升脾阳、升清气，肝主疏泄，主升发，选用乌药、延胡索疏肝理气，有助肝的条达疏泄；又注重用木香之类降胃热浊气，再用党参、淮山药补中健脾，加用枳壳、炒麦芽梳理气机，从而达到平衡中焦升降的效果。全方肝脾胃同治，化湿止泄。

案三　泄泻（肝胃不和证）

邱某泉，中年男性，2020年7月21日初诊。主诉：反复易腹泻10余年。现症见：反复易腹泻。食凉物后及受寒后加重，畏寒，腹胀痛，纳少，大便日行3～4次，小便调。舌淡苔薄白，脉弦。

西医诊断：结肠炎。

中医诊断：泄泻。

辨证：肝胃不和。

治法：疏肝理脾，和胃止痛。

处方：左金丸加减。

黄连3g，吴茱萸6g，白芍10g，木香10g，法半夏10g，陈皮9g，党参15g，白术10g，延胡索10g，大枣3枚，甘草3g，乌药10g。7剂。

病案分析：本案为肝胃不和所得腹痛泄泻。缘由肝气郁结，经气不利，肝失条达，克犯脾土，水谷不化，升降失职，发为泄泻；同时肝气升腾太过，横逆犯胃，胃气失和，不通则痛，故胃脘部攻撑胀痛。治用左金丸疏肝理脾，和胃止泄。方中重用苦寒之黄连泻心火，火不刑金，则金旺而能致制木，清心火以降升腾太过之肝火，并能清降胃火，胃火降则其气自和，同时少佐辛热之吴茱萸制黄连之寒，又有疏肝解郁、条达肝气、下气降逆、和胃止痛之功。二药配伍，辛开苦降，使肝火得清，胃气得降，肝升胃降，气机升降平衡，则泄泻自愈。

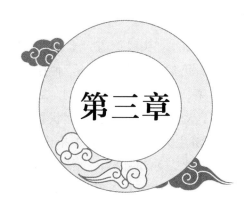

第三章

肝系病证

第一节 眩晕

眩，即作眴，指眼花。晕，指头晕。《医学心悟》："眩，谓眼黑；晕者，头旋也。古称头旋眼花是也。"因临床上头晕与眼花常同时并见，故而合称为"眩晕"。轻者闭目可止；重者如坐车船，旋转不定，难以站立，或伴有恶心、呕吐、汗出等症状；严重者可突然昏仆跌倒。从病名上诠释，眩为眼花，晕为头晕。眩晕是以头晕、眼花为主症的一类病证。西医学中的高血压、低血压、低血糖、贫血、梅尼埃病、神经衰弱等疾病，凡临床表现以眩晕为主要症状者，皆可参照本病进行辨证论治。

眩晕一病，历代医籍记载颇丰。《黄帝内经》认为，无论虚、实，皆可导致眩晕。在脏腑归属上，《素问·至真要大论》认为"诸风掉眩，皆属于肝"；在病性归属上，《灵枢·卫气》认为"上虚则眩"。这些理论为眩晕病的辨证论治奠定了理论基础。汉代张仲景对眩晕病因病理的认识及辨证上，在《黄帝内经》基础上进行了阐发，他认为痰饮是眩晕发病的重要原因。《金匮要略·痰饮咳嗽病脉证并治第十三》说："心下有支饮，其人苦冒眩，泽泻汤主之。""卒呕吐，心下痞，膈间有水，眩悸者，小半夏加茯苓汤主之。"这些关于痰饮致眩的理论和治疗方法，直到现今，仍有效地指导着临床，开后世"无痰不作眩"之滥觞。时至唐代，王焘于《外台秘要》一书中记述了治疗"头风眩方"九首,"头风旋方"七首。这些方剂治疗眩晕证候类型范围之广,从今天来看仍然是可观。此外,他还提出了本病患者在饮食上要忌食猪肉、冷水、生菜、桃、李、海藻等物,对本病在生活调养上也有一定参考意义。宋代以后,对眩晕病的病因、症状和治疗等又进行了许多补充。严用和于《重订严氏济生方·眩晕门》中指出:"所谓眩晕者,眼花屋转,起则眩倒是也。由此观之,六淫外感,七情内伤,皆能导致。当以外证与脉别之。风则脉浮,有汗,项强不仁;寒则脉紧、无汗、筋挛掣痛;暑则脉虚,烦闷;湿则脉细,沉重,吐逆。及其七情所感,遂使脏气不平,郁而生涎,结而为饮,随气上逆,令人眩晕,眉棱骨痛,眼不可开,寸脉多沉,有此为异耳。与夫疲劳过度,下虚上实,金疮吐衄便利,及妇人崩中去血,皆令人眩晕。随其所因治之,乃活法也。"到了清代,对本病的认识更加全面,直至形成一套完整的理论体系。李用梓在《证治汇补》中将本病分门别类,其论述亦较精当。从病因到外候,由病理至方药,他都做了阐述。其中的"鹿茸肾气丸"治疗肾气衰弱所致的眩晕,又补充了前人之所未备。何梦瑶、沈金鳌两家着重强调"风火相煽"导致眩晕的理论,罗国纲则从虚论治,他法只为治标。林珮琴指出由风火所致眩晕的治疗与一般外感风火"大异",此论把内生病理的"风、火"与外感六淫之风、火区别开来,施以不同的治法,实为本论之精当之处。清末医家如唐容川、雷大震、怀抱奇、程曦等,对本病均有较好的论述。总之,关于对本病理法方药的认识,以《黄帝内经》及仲景学说为源,历代渐有发展,使其日趋完善。古医籍中记载的这些丰富的理论和实践知识,很值得我们今天学习和研究。

病因病机特点

在病因方面,由于情志所伤,恼怒过度,导致肝气郁结,化火上逆,或伤肾阴,阴虚阳亢,忧思伤脾,气血乏源,日久清窍失养,均可发生眩晕,同时气郁化火生痰,上蒙清窍亦可致眩。正如《证治汇补》所说:"七情所感脏气不平,郁而生涎,结而为饮,随气上逆,令人眩晕。"其次,饮食所伤,饥饱失宜,过食寒凉,损伤中气,气血生化乏源,遂致清窍失养而致眩晕。如果脾胃运化功能失常,则聚水生痰,上蒙清窍亦可致眩。在辨饮食所伤时,需考虑体质因素,一般瘦而黄者多阴血虚,胖而白者多气虚痰湿。再者，失血外伤、吐衄、崩漏、便血或新产之后出血过多等，均可直接引起气血虚弱而致眩晕。正如龚廷贤在《寿世保元·眩晕》中所说："吐衄崩漏，肝家不能收摄荣气，使诸血失道妄行，此眩晕之生于血虚也。"另外，劳倦过度或不时御神，或淫欲过度，房事不节，损伤肾精，精气不足，髓海空虚而眩。除了上述原因外，汗、吐、下太过以及痰饮、病后调养失当等，亦可导致眩晕。

在病机方面，眩晕病位在头窍，其病变与肝、脾、肾三脏相关。因肝为风木之脏，内寄相火，体阴用阳，主升主动，肝主疏泄，赖肝血、肾精充养。素体阳盛之人，肝阳偏亢，亢极化火生风，风升火动，上扰清窍，则发为眩晕；若长期忧郁恼怒，肝气郁结，郁久化火，使肝阴暗耗而阴虚阳亢，风阳升动，上扰清窍，而致眩晕。脾主运化水谷，又为生痰之源。若嗜酒甘肥，饥饱无常，或思虑劳倦，伤及于脾，使脾失健运，水谷不能化为精微，聚湿生痰，痰浊中阻，清阳不升，浊阴不降，蒙闭清窍，发为眩晕。而眩晕的基本病理变化，不外乎虚实两端，但以虚证为多。虚者，髓海不足，或气血亏虚，清窍失养；实者为风、火、痰、瘀扰动清空。正如《灵枢·口问》所载："上气不足，脑为之不满，耳为之苦鸣，头为之苦倾，目为之眩。"《医灯续焰》说："夫火性上炎，冲于巅顶，动摇旋转，不言可知。"《类证治裁》也说："头为诸阳之会，烦劳伤阳，阳升风动，上扰巅顶，耳目乃清空之窍，风阳旋沸，斯眩晕作焉。良由肝胆乃风木之脏，相火内寄，其性主升主动。"在本病的病变过程中，各证候之间相互兼夹或转化。发展演变上，病情可因人体内外种种因素而相互影响，相互转化。如脾虚患者，一则可因生化之源不足，使气血亏虚而生眩晕；一则又可因聚湿生痰而生眩晕；二者又可互相影响，甚至可以形成病理上的恶性循环，痰湿愈盛，则愈伤脾胃，脾胃愈伤，气血愈虚，气血虚又使脾失所养，脾虚再生痰湿。除此之外，痰湿郁久化火，亦可引动肝火，而发生痰热与肝阳上亢的眩晕。总之，内在病机互相转化的同时，由于外界因素的影响，如大怒、饮食失节、治疗不当，其基本病机也可以转化。

临证辨治特色

黄政德教授认为："体虚之人，外为四气所感，内因七情所伤，郁结成痰、升降失司。"是本病的发病原因之一。他强调肺金不足所导致的降气无力，在本病发病中的关键作用，无论是热盛、气盛还是木盛，"皆因金衰不能以平之"所致。根据升降理论，在治疗上，他主张实证以二陈汤为主进行加减培土生金以使肺气得降，虚证以四物汤为主进行化裁养肝疏利，以保肝气不亢。黄政德教授在熟谙《临证指南医案》的基础上，还逐渐体会到徐春甫对本病的诊治强调"三审"的重要性，即："肥人眩运，气虚有痰；瘦人眩运，血虚有火；伤寒吐汗下后，必是阳虚。"强调体质对本病的影响。在不断地继承前人思想的基础上，黄教授强调此证"亦不可一途而取轨也"。在病因方面，外感风、寒、暑、湿，内伤七情，淫欲过度，出血产后等均可致病；在脉象上，他认为"风浮寒紧，湿细暑虚，涎弦而滑"，如果是气血虚弱，其脉亦当为虚；在辨证治疗上，他把眩晕分半夏白术天麻汤证（痰涎致眩）、补中益气汤证（劳役致眩）、清离滋坎汤证（虚火致眩）、十全大补汤证（气血两虚致眩）等证型。总之临证必须条分缕析、辨证精详。

用药特色

肝气具有易亢、易升、易动的特点，根据升降理论，针对肝阳上亢者，黄政德教授多用钩藤、荷叶、菊花清肝热、降肝气；对辨证为气血亏虚所引起的眩晕，多选用党参、生黄芪、炙黄芪甘温益气扶中。对于辨证为肾精不足引起的眩晕，则多选用胡桃肉、鲜荷蒂及鹿角胶、龟甲胶、鹿茸、麝香等血肉有情之品，大补肝肾精血。对于痰浊中阻引起的眩晕，黄政德教授临证多选绿豆衣、一味大黄散治疗痰火眩晕，此为治标之法。

案一　眩晕（肝风夹痰证）

张某，男，46岁。2012年5月7日初诊。主诉：头晕、头痛1月余。现病史：患者1个月前无明显诱因出现头晕、头痛，现颈项部胀痛不适、紧束沉重，并伴恶心欲吐，时有视物旋转，走路跌扑欲倒。既往有高血压病史6年，今年1月因脑梗死住院，检查磁共振成像（MRI）示：腔隙性脑梗死。刻下见：阵发性头晕伴视物旋转，头痛，呈后颈项部胀痛不适，情志刺激或烦劳恼怒时常有胸胁疼痛，伴呕恶欲吐，走路跌扑，纳食稍差，嗜睡昏蒙，噩梦纷扰，二便尚可，舌苔白腻，脉濡缓。检查血压（BP）：160/90mmHg。四肢肌力正常，对掌功能良好。

西医诊断：腔隙性脑梗死。

中医诊断：眩晕。

辨证：肝风夹痰。

治法：祛风化痰，疏肝健脾，平肝降逆。

处方：半夏白术天麻汤加减。

法半夏 10g，白术 10g，天麻 15g，川芎 15g，柴胡 6g，白芍 10g，香附 10g，蔓荆子 10g，丹参 15g，三七 10g，羌活 10g，甘草 3g。7剂，水煎服，每服 200mL，一日两次；嘱其清淡饮食，忌饮酒醋，辛温动火之补品，注意规律作息，适当运动。

2012年5月14日二诊：患者服药后症状基本缓解，为求进一步治疗前来就诊。现证见：偶发颈项部胀痛，甚则头晕，偶有呕恶欲吐，但有声无物，活动无明显受限，无视物旋转，纳食正常，噩梦纷扰，舌淡红，腻苔已化，脉濡缓。查 BP：130/80mmHg。原方加葛根 10g。7剂巩固疗效，水煎服，每服 200mL，一日两次；嘱其清淡饮食，忌饮酒醋，辛温动火之补品，注意规律作息，适当运动。服药后症状消失，半年后电话随访未复发。

病案分析：初诊时患者昏沉欲睡、舌苔白腻、脉濡缓为痰浊内盛的表现，脾主运化水谷，若脾失健运，水谷不能化为精微，聚湿生痰，痰浊中阻，清阳不升，浊阴不降，蒙闭清窍，发为眩晕，情志刺激或烦劳恼怒时可加重，说明脾虚多由肝犯。黄政德教授在治疗时除了遵循叶天士"治痰须健中，熄风可缓晕"之训，还需要调畅肝气，使肝气条达，从根本上治疗导致脾虚的原因。治以半夏白术天麻汤化裁，方中法半夏降逆止呕，白术燥湿利水，天麻息风止眩；再加柴胡疏肝解郁，香附理气疏肝而止痛，川芎活血行气，白芍、甘草养血柔肝，蔓荆子、羌活祛风止头痛，丹参、三七活血通络。全方紧扣肝气郁结导致肝风夹痰这一病机，从肝论治，采用祛风化痰、疏肝健脾的方法，并在此基础上调节气机的升降，以柴胡升举肝气，以法半夏通降胃气，使肝木条达，脾气得健，痰浊得化，清窍得养，标本兼顾，故疗效显著。二诊时患者症状已基本缓解，偶有颈项部胀痛，故予葛根解痉止痛。

案二 眩晕（肝阳上亢证）

陈某，女，51岁，湖南长沙人。2012年6月4日初诊。主诉：阵发性头晕、耳鸣1年余，加重1周。患者诉1年来频发头晕、耳鸣，劳累后或烦闷时症状较明显，伴视物旋转，急躁易怒，夜寐欠安，多梦躁扰，一周前眩晕、耳鸣较往常频繁，5月29日体检示：轻度脑血管紧张度增高，可能颈椎病。现症见：头晕且胀、耳鸣时发，尤以午后为甚，左目红赤，口苦且干，烦躁易怒，夜寐欠安，大便干结，小便黄，舌质红，苔薄，脉弦滑。查BP：150/84mmHg。

西医诊断： 颈椎病。

中医诊断： 眩晕。

辨证： 肝阳上亢。

治法： 平肝潜阳，清火息风，调节升降。

处方： 天麻钩藤饮加减。

天麻10g，钩藤10g，柴胡6g，香附10g，川芎15g，白芍15g，甘草6g，合欢皮10g，茯神10g，黄芩10g，栀子6g，牛膝15g，玄参10g。7剂，水煎服，每服200mL，一日两次；嘱其清淡饮食，调畅情志，忌饮酒醋，不妄用辛温动火之补品，注意规律作息，适当运动。

2012年6月18日二诊：患者述服上药后，近一周眩晕发作频率减低，虽有晕眩、耳鸣，但程度较之以往减轻，休息可缓解。耳似蝉鸣，常于性情急躁，休息不好时发作。呕恶欲吐、纳谷不馨，纳食后偶有腹胀脘痞，反酸嗳气，夜寐欠安，入睡困难，眠浅早醒，噩梦纷纭，晨起口干苦，大便干结艰涩，小便黄赤短少，舌红苔燥，脉弦数。肝火仍有上扰之势，阴液已见虚损，治拟清火镇肝，养阴降气为法。天麻10g，钩藤10g，柴胡6g，香附10g，川芎15g，白芍15g，甘草6g，合欢皮10g，茯神10g，黄芩10g，栀子6g，牛膝15g，玄参10g，枇杷叶12g，川楝子9g。7剂，水煎服，每服200mL，一日两次；嘱其清淡饮食，调畅情志，忌饮酒醋，不妄用辛温动火之补品，注意规律作息，适当运动。

2012年6月25日三诊：诉服上药后症状明显好转，现为求巩固治疗，遂来就诊。现症见：头晕，耳鸣发作频率较前减少，夜寐渐安。继以原方7剂巩固疗效。半年后电话随访效果良好，眩晕未再复发。

病案分析：患者长期忧郁恼怒，肝气郁结，郁久化火，使肝阴暗耗而阴虚阳亢，风阳升动，上扰清窍，而致眩晕。方中天麻祛风潜阳止眩，钩藤清热息风降火，柴胡疏肝解郁，香附理气疏肝，川芎活血行气，白芍、甘草养血柔肝，黄芩、栀子清肝泻火，牛膝补益肝肾，合欢皮、茯神解郁安神。二诊时患者症状明显虽有好转，但仍有炉烟虽息，灰中有火之虞，遂加入清肝之品治气郁之源，镇肝、滋肝、清肝，以求从本调肝之升降。取法叶天士以枇杷叶降气，以川楝子清肝火、疏郁结，取得良好临证效果。三诊患者症状明显好转，继以原方巩固疗效。

案三 眩晕（中虚劳伤证）

曾某文，男，57岁，湖南长沙人。2021年4月7日初诊。主诉：头晕半年余，近日加重。现病史：如立舟车，呕吐，血压低，耳鸣如蝉鸣。近两个月来，头晕头痛，不能久坐，工作稍久则头晕头痛加剧，胃部不适，时欲呕吐。并有摇晃昏仆欲倒，食纳减退，形消体弱，常嗳气，善太息，肠鸣亢进，失气频多，大便正常，皮肤不荣脱屑。夜寐不安，噩梦纷扰，小便频数，有时脱肛，脉弦细无力，舌淡苔薄。检查示：耳内平衡失调。诊断为梅尼埃病。

西医诊断：梅尼埃病。

中医诊断：眩晕。

辨证：中虚劳伤。

治法：补益中气，宁心安神，调节升降。

处方：补中益气汤加减。

生黄芪30g，党参12g，柴胡9g，升麻6g，白术12g，当归10g，陈皮9g，炙甘草9g，茯神15g，远志9g，法半夏9g，神曲10g。7剂，水煎服，每服200mL，一日两次；嘱其清淡饮食，忌饮酒醋，不妄用辛温动火之补品，注意规律作息，适当运动。

2021年4月14日二诊：眩晕症状减轻，本周发作频次减少，程度减轻。由于伏案工作，神思忧郁，近两日夜寐不安加重，甚则彻夜不寐。神疲乏力、倦怠肢惰、嗜卧懊恼。大便干结艰涩，脉滑，舌正中心苔薄黄腻，似有食积之象。治宜加入调和脾胃、强健中焦之品。生黄芪30g，党参12g，柴胡 9g，升麻 6g，白术 12g，当归 10g，陈皮 9g，炙甘草 9g，茯神 15g，远志 9g，法半夏 9g，神曲 10g，酸枣仁 15g，焦山楂 10g。7 剂，水煎服，每服 200mL，一日两次；嘱其清淡饮食，忌饮酒醋，不妄用辛温动火之补品，注意规律作息，适当运动。

2021 年 4 月 21 日三诊：患者自述诸证渐轻，纳食及睡眠渐复，神志得控，精力渐能适应工作强度，但稍觉不得持久。若长时间操劳尚觉烦躁、懊恼，头痛紧束，小便正常，脉虚，舌光红无苔，改用心脾并调，以丸药徐图缓治，朝服补中益气丸 10g；晚服归脾丸 10g。药后头晕、失眠等症状基本消失。半年后电话随访效果良好，眩晕未再复发。

病案分析： 本案系中医眩晕讨论范畴，现代医学诊断为梅尼埃病，究其病因，非风、非火、非痰之实证，然亦非肝肾精亏之虚损证。黄政德教授认为，从患者的临证表现看，临证诸种表现皆系劳伤中虚、心气不足，所以拟甘温补中为治疗大法，酌加茯神、远志安神宁心，法半夏通降阳明。二诊加酸枣仁宁心安神、补血养肝，焦山楂助脾养胃。三诊仿薛立斋朝夕互补法善后，倘若偏执无痰不作眩，而重于祛痰，或拘泥肝风，则恐非但不效，并且不无虚虚之弊。而中虚所致脾失升清、胃失通降则又必然引起脏腑气机失于升降，所以方案中选黄芪、升麻、柴胡益助升举，以法半夏通降胃腑，升降存则神机化，临证得到良好治疗效果。

第二节 中风

中风是以半身不遂、肌肤不仁、口舌歪斜、言语不利，甚则突然昏仆、不省人事为主症的一种疾病。轻者可仅有肌肤不仁、口舌歪斜、言语不利；重者可有半身不遂，突然昏仆、不省人事等症状。因其发病骤然，变化迅速，与"风性善行而数变"特点相似，故名中风，又称卒中。中风相当于西医学的急性缺血性卒中和急性出血性卒中，西医学其他疾病表现为半身不遂、肌肤不仁、口舌歪斜、言语不利，甚则突然昏仆、不省人事等为主证时也可参照本节辨证论治。

中风是威胁中老年人生命健康的重要脑系病证之一，随着现代社会生活方式及饮食结构的改变，发病有逐渐增加的趋势，因而本病越来越引起人们的重视。由于本病的本质为本虚标实，有着复杂的临床表现及病理变化，而中医药治疗从整体出发，具有综合作用的优势，因而受到广泛的关注。

有关中风的记载始见于《黄帝内经》，书中称卒中昏迷为"仆击""大厥""薄厥"，称半身不遂为"偏枯""偏风""身偏不用""风痱"等。其认为感受外邪、烦劳暴怒可诱发本病，与体质、饮食有关。《灵枢·刺节真邪》云："虚邪偏客于身半，其入深，内居营卫，营卫稍衰，则真气去，邪气独留，发为偏枯。"《素问·通评虚实论》云："仆击、偏枯……肥贵人则膏粱之疾也。"《素问·生气通天论》云："大怒则形气绝，而血菀于上，使人薄厥。"关于其病机的论述，《素问·调经论》云："血之与气，并走于上，则为大厥，厥则暴死。气复反则生，不反则死。"东汉·张仲景《金匮要略·中风历节病脉证并治第五》始有"中风"病名及专篇，认为"脉络空虚，贼邪不泻"为其主要病因病机，按病情分为中络、中经、中腑、中脏，对中风证治也有较为详细的论述。一般认为在唐宋以前，主要以"外风"学说为主，多从"内虚邪中"立论，治疗主要以疏风散邪、扶助正气为法。

唐宋以后，对中风的病因认识有了较大的突破，突出以"内风"立论。如金·刘完素《素问玄机原病式·六气为病》力主"心火暴甚"，李东垣《医学发明·中风有三》认为："中风者，非外来风邪，乃本气病也。凡人年逾四旬，气衰者多有此疾。壮岁之际，无有也。若肥盛，则间有之，亦形盛气衰。"元·朱丹溪《丹溪心法·论中风》云："湿土生痰，痰生热，热生风也。"王履《医经溯洄集·中风辨》提出"真中风""类中风"的病名。

明·张景岳《景岳全书·非风》提出"中风非风"说，认为中风乃"内伤积损"。李中梓《医宗必读·卷六》首次将中风重证分为闭证和脱证。清·叶天士始明确以"内风"立论，认为："精血衰耗，水不涵木……肝阳偏亢，内风时起。"提出滋阴息风、滋阴潜阳以及开闭、固脱等法。王清任以气虚血瘀立论，创立补阳还五汤治疗偏瘫，至今仍为临床常用的方剂。

近代医家张伯龙、张山雷、张锡纯认识到本病的发生主要是因肝阳化风、气血上逆、直冲犯脑所致。

病因病机特点

中风的病机关键在于内伤积损、情志过极、饮食不节、劳欲过度等，以致肝阳暴亢，或痰热内生，或气虚痰湿，引起内风旋动，气血逆乱，横窜经脉，直冲犯脑，导致血瘀脑脉或血溢脉外。

（一）病因

1. 内伤积损

年老体弱，正气自虚，或久病迁延，或恣情纵欲，劳逸失度，损伤五脏之气阴，气虚则无力运血，脑脉瘀滞；阴虚则不能制阳，内风动越，而致本病发生。张景岳《景岳全书·非风》指出："此证多见猝倒，猝倒多由昏愦。本皆内伤积损颓败而然，原非外感风寒所致。"

2. 情志过极

七情所伤，肝气郁结，气郁化火，或暴怒伤肝，肝阳暴亢，内风动越，或心火暴甚，风火相扇，血随气逆，引起气血逆乱，上冲犯脑，血溢脉外或血瘀脑脉，而发为中风，以暴怒引发本病者为多见。

3. 饮食不节

嗜食肥甘厚味，辛辣刺激，或饮酒过度，伤及脾胃，酿生痰热，痰瘀互阻，积热生风，导致脑脉瘀滞而发中风。张山雷《中风斠诠·论昏瞀猝仆之中风无一非内因之风》谓："以富贵家肥甘太过，酿痰蕴湿，积热生风，致为暴仆偏枯，猝然而变，如有所击者。"

4. 劳欲过度

烦劳过度，恣情纵欲，耗气伤阴，致使阳气暴亢，气血上逆，壅阻清窍，而致血瘀脑脉或血溢脉外，发为中风。或房劳伤肾，肾水不济，引动心火，阳亢风动而致中风。《素问·生气通天论》云："阳气者，烦劳则张。"

（二）病机

中风的基本病机为阴阳失调，气血逆乱。病位于脑，与心、肝、脾、肾关系密切。气血不足或肝肾阴虚是致病之本，风、火、痰、瘀是发病之标。如遇到烦劳、恼怒、房事不节或醉酒饱食等诱因，可使阴阳严重失调，气血发生逆乱而致卒中。

按中风的病位浅深、病情轻重的不同，分为中经络和中脏腑两类。中经络之证，病位较浅，每因风痰瘀阻滞经脉，或肝风夹痰，横窜经络，气血不能濡养机体，则见半身不遂、口舌歪斜、言语不利，或仅见口舌歪斜，或伴见半身不遂等症状。若风阳痰火蒙蔽清窍，气血逆乱，上冲于脑，或因络损血溢，瘀阻脑络，而致猝然昏厥仆倒，不省人事则属中脏腑之证，病位较深。中脏腑因邪正虚实的不同，又有闭、脱之分，又可出现由闭转脱的演变。若风阳痰火蒙蔽清窍，见昏仆、不省人事、面赤、息粗、肢体拘急等症，则属闭证。如风阳痰火炽盛，进一步耗灼阴精，阴虚及阳，阴竭阳亡，阴阳离决，则出现脱证，此时精气去而神气脱，表现为口开目合、手撒、汗出肢冷、气息微弱等虚脱之危重证候。

恢复期，中经络之证因风、火、痰、瘀之邪留滞经络，气血运行不畅，而仍留有半身不遂、口歪或不语等后遗症，一般恢复较慢。而中脏腑病情危重，如经积极抢救治疗，往往可使病情脱离危险，神志渐趋清醒，转危为安，然恢复期往往因气血失调，血脉不畅而后遗经络病证。

综上所述，中风之发生，病机虽较复杂，但归纳起来不外乎虚（阴虚、气虚）、火（肝火、心火）、风（肝风、外风）、痰（风痰、湿痰）、气（气逆）、瘀（血瘀）六端，其中以肝肾阴虚或气血亏虚为其根本。此六端在一定条件下，相互影响，相互作用，而突然发病。有外邪侵袭而引发者称为外风，又称真中风或真中；无外邪侵袭而发病者称为内风，又称类中风或类中。从临床看来，本病以内因引发者居多。

临证辨治特色

1.注重辨体论治，升阳扶本

中风的病理性质多属本虚标实，因体质不同，病邪会随个体体质在中风将发的先兆期及发作的各期出现"从化"，使得疾病呈现寒热虚实不同的转归。黄政德教授在前人认识基础上提出，现代社会生活方式和饮食习惯的变化，痰、湿、瘀、虚为中风患者常见证类。如痰湿质为中风先兆证易患者的主要体质类型，瘀血质、痰湿质、气虚质为缺血性中风恢复期患者的常见体质类型。黄老师认为痰、湿、瘀均为阴邪，同源共生，多因本虚尤其是阳气虚不能行津则水湿停聚，血脉不行，渐成瘀滞。《黄帝内经》云："升降息则气立孤危。"黄政德教授察明中风病气血逆乱之病机，主从体质和证候特点论治，重视"本虚"的发展变化，大升阳气之法贯穿始终，常用补中益气汤等培补正气，升腾阳气，恢复气机升降协调。

2. 注重阴阳之衡，益气活血

中风病位在脑髓血脉，基本病机为阴阳失调、气血逆乱、瘀结脑脉。黄老师非常重视脾胃、肝肺的平衡升降。"脾胃为后天之本"，即从脏腑升降机制而言脾胃轴心作用，脾为生痰之源，湿邪本于脾运不健，痰浊瘀血搏结，痹阻脑络发为中风。治疗痰湿阻滞之中风，要义在于脾胃阴阳互助、脾胃协同升降，其他脏腑经络气机升降出入亦皆得其所。补阳还五汤等为黄老师所常用。

肝肺之衡亦是黄老师所注重的另一对升降关系。肝肺一左一右，肝藏血主升发，肺主气主收敛，肝肺升降实际也就是气血的升降。中风肝阳上亢证，可赖肺气的肃降收敛而使肝血不乱行；反之，肝气升发条达，有助于肺气宣发而输布气血津液。

用药特色

1. 重升清阳，健脾消痰

机体脏腑经络的功能活动，无不依赖气机的升降出入，气机升降的枢纽在于脾胃。生理上，脾为阴土，喜燥恶湿，脾气以升为顺，痰湿之邪本于脾运不健而阻滞气机，黄政德教授强调，痰湿为患，首当健脾消痰。若痰湿较轻，舌苔薄白腻，用藿香、佩兰对药芳香醒脾化湿；若痰湿较重，见腻腐苔或腐燥苔，布满舌面，酌情加萆薢清利三焦湿热，使湿从小便而去。脾虚甚者重用茯苓、白术健脾益气，气滞阻滞者加陈皮、桔梗等理气以助祛湿。若年老体衰，肝肾不足，被湿困不得宣运，病情缠绵，佐以牛膝补肝肾、利水逐湿。

2. 滋阴养血，祛风通络

中风病的形成是一个长期的过程，疾虽未成，其气已虚、其精已亏，终至痰浊瘀血痹阻脑络，发为中风。黄政德教授在治疗中将滋阴养血、祛风通络治法贯穿始终，在痰湿渐去后，注重相其机宜，配合运用此类方药。生理上，胃为阳土，喜润恶燥，胃气以降为顺，"一寸胃阴一寸金"，胃阴"受纳、腐熟"是前提，促成脾"运化、生成"气血。《素问·六微旨大论》言："升已而降，降者谓天；降已而升，升者谓地。"可见，滋胃阴亦须通过补脾阳而实现。对于气虚络滞的轻症，黄老师常用黄芪、淮山药等甘平之品补益脾气为先导，辅以西洋参等滋阴扶正之品，以期一身气机升降平复。通过升提脾气，和降胃气，促使脾胃恢复其正常功能，则全身气机运行畅达，正复而病愈。对中风患者半身不遂，常用荆芥、白芷、羌活等祛风通络之品，配伍红花、桃仁、蒲黄活血化瘀止痛，痛甚者则加用地龙、僵蚕等虫药增强通络止痛之功。合并胸痹患者常加用丹参等活血化瘀。

案一　中风（气虚络瘀证）

患者，60岁，男性，2020年7月7日初诊。主诉：气促乏力3年。患者诉气促乏力，活动后明显，2009年曾出现脑梗死，嗜睡，头晕，纳寐可，二便调，舌淡苔黄，脉弦。

西医诊断：脑梗死后遗症期。

中医诊断：中风。

辨证：气虚络瘀。

治法：益气活血通络。

处方：补中益气汤加减。

黄芪30g，西洋参（另煎）15g，丹参15g，白术10g，升麻10g，炙甘草10g，当归10g，熟地黄15g，川芎10g，陈皮9g，大枣3枚，炒枳壳10g。14剂，水煎服，1日1剂分2次口服。嘱清淡饮食。

2020年7月27日二诊：患者诉服药后头晕已缓解，现症见：嗜睡，心率偏慢，行动迟缓，纳寐可，二便调，偶咳，痰多，舌淡苔薄白，脉弱。前方去熟地黄加活血化瘀药红花10g，蒲黄15g，养心安神药龙眼肉10g。再进

14剂。

病案分析：本例患者曾有中风病史，现见乏力气促，动之则甚，嗜睡头晕。黄政德教授认为患者阳气不足，气不行而津液停则生痰，久病则入络，属于气虚络瘀的病例。因此施治以升降、滋养为先，其次治痰，所用方药以补中益气汤为基础加减而成。

《读医随笔》所谓"夫中风未有不由于阴虚者，但有阴虚而阳气内陷，有阴虚而阳气外散，有专真气内空，有兼痰涎内实"。阳气衰竭，阴津耗散，阴空阳散，气血逆乱，发为中风。方中运用甘平或甘温的药物黄芪、白术、炙甘草、大枣等补益中焦，适用于中焦升降失司所致神倦、气促。"用补气者，气愈补而愈瘀"，配以当归补血和血、辛温通络，加用熟地黄补血滋阴，血足则能助气、化气。合用川芎、升麻、陈皮、枳壳之属上达脑络，下行四肢，旁及筋肉，升阳补气，转动周身升降大气，行气活血，通络化瘀。

案二　中风（气虚血瘀证）

患者，65岁，男性，2019年11月25日初诊。主诉：言语不利，双下肢乏力8月余。患者于8个月前出现言语不利，双下肢乏力，于中心医院住院治疗后未见明显好转，纳寐可，二便调，舌淡苔白，脉弱。辅助检查：MRI示双侧基底节区、侧脑室旁及半卵圆中心多发腔隙性脑梗死。

西医诊断：脑梗死后遗症期。

中医诊断：中风。

辨证：气虚血瘀。

治法：补气活血，祛瘀通络。

处方：补阳还五汤加减。

黄芪30g，丹参15g，蒲黄10g，川芎10g，赤芍10g，怀牛膝20g，地龙10g，党参15g，红花10g，水蛭5g，桔梗10g，当归10g，淮山药20g。21剂。

病案分析：中风后期病理机制多属气虚血瘀，所以常常选用补阳还五汤作为基础方治疗。患者言语不利，属中风常见症状；双下肢乏力为正气亏虚；多发腔隙性脑梗死为脉络瘀阻，血脉不通；舌淡苔白，脉弱，为气虚血瘀。黄政德教授认为，补阳还五汤注重补阳益气，其次活血通络。方以大量黄芪大补元气，突出升阳在全方立法中的核心作用。言语不利、双下肢乏力等为元气亏损之征，故以黄芪、党参、淮山药补益脾胃，使气血化生有源。同时，气血输布流行以肝肺为枢纽，肝从左而升，赤芍、川芎入肝经而补血清头；肺从右而降，用桔梗为使，引黄芪、党参甘温之气味上升，能补肺气而输布精气，达到"肺主治节"养骨节、充皮肤等广泛作用。同时配伍活血通络诸味药协同组方，升清降浊，有利于脑梗死之通栓作用。当归活血通络而不伤血，怀牛膝、地龙、水蛭等下行逐血的力量大，具通经活络之效。

案三　中风（气虚血瘀痰阻证）

肖某宏，65岁，男性，2020年8月31日初诊。主诉：右侧肢体乏力3年余。患者诉右侧肢体乏力，以下肢为甚，伴麻木，纳寐可，二便调，行动尚可，舌淡苔白厚腻，脉弦。

西医诊断：脑梗死后遗症期。

中医诊断：中风。

辨证：气虚血瘀。

治法：祛风通络，健脾消痰。

处方：二陈汤加减。

羌活10g，荆芥10g，法半夏10g，陈皮9g，丹参15g，黄芪30g，白芷10g，茯苓15g，萆薢10g。14剂。

病案分析：本例病患发病为长夏季节，湿热作祟，水饮之邪多酿作痰，而湿性重着，痰多郁结下肢，兼之中风日久，体虚而动风生麻木。津液壅滞造成痰湿阻滞，舌苔厚腻，非补阳还五汤、补中益气汤可以通治。对于血瘀日久而挟湿、挟痰，治疗以豁痰化浊为重，升降、行气之法共参，宜选用二陈汤加减缓治，以祛痰益气活血，疏散邪风。

二陈汤的主要功用为燥湿化痰、理气和中，脾不受痰湿邪气所扰则中气旺。脏腑升降的轴心在于脾胃，脾升而胃降，阴阳相得，四象得以轮转，痰湿生成之源截断，痰湿瘀阻脑络病程未病先治。升脾气、降胃气以达消痰化湿之功同时，兼以降肝气、升肺气以收祛风通络之效。所谓"肝阳上浮则肺气不降"，肝气犯上为中风的重要病机之一。丹参养血活血柔肝以降肝阳。

《珍珠囊补遗药性赋》云羌活："升也，阴中之阳也。"可升达肌表，散八风之邪以升肺气。

第三节 胁痛

胁痛是以一侧或两侧胁肋部疼痛为主要表现的病证，也是临床上常见的一种自觉症状。胁，是指胁肋部，在胸壁两侧，由腋部以下至第十二肋骨部分的统称。《医宗金鉴·正骨心法要旨》说："其两侧自腋而下，至肋骨之尽处，统名曰胁。"故胁痛是以部位合自觉症状而命名的一种病证。从病名上诠释，胁痛是以一侧或两侧胁肋部疼痛为主要表现的病证。从胁痛的临床特征上看，其多为一侧或两侧胁肋部疼痛，主要因肝胆病变所致。临床上许多病菌可导致胁痛，西医学中的急、慢性肝炎，急、慢性胆囊炎，胆道结石，胆道蛔虫，肋间神经痛，干性胸膜炎等病，以胁痛为主要症状者，均可参照胁痛进行辨证施治。

《黄帝内经》中首载本证，在病名上《黄帝内经》始创胁痛病名。如《素问·缪刺论》指出："邪客于足少阳之络，令人胁痛不得息。"从此，后世对本病一直沿用胁痛之名。《难经》在《黄帝内经》的基础上，对胁痛病因有了更深刻的认识与发展。《难经》认为本病的病因除寒、热、瘀外，还与人的情志因素密切相关。如《难经·四十九难》说："恚怒气逆，上而不下则伤肝。"恚，乃恨、怒之意。由于肝脉布两胁，肝的疏泄功能失常就会发生胁痛。内伤情志这一理论的产生，打破了外因致病的局限性，使胁痛病因的趋于完善。东汉时期，张仲景对胁痛的认识，较《黄帝内经》《难经》时期又进一步提高。特别是仲景提出了治疗胁痛的具体方案。如《金匮要略·腹满寒疝宿食病脉证治第十》第一条说："趺阳脉微弦，法当腹满，不满者必便难，两胠疼痛，此虚寒从下上也，当以温药服之。"晋代，对胁痛的认识又掀开了新篇章。首先是葛洪，创立了胁痛的综合疗法。他在《肘后备急方》中不仅记载了治疗胁痛的内服法，而且还提出结合熨与灸二法来治疗本病。由是便摆脱了晋以前靠单一内服法治疗胁痛的实践经验。唐代，孙思邈《备急千金要方》把胁痛的发病脏腑主要责于肝胆，在治疗上自然亦不离肝胆，专设《肝胆篇》，述胁痛的治疗。如《备急千金要方·肝胆篇·肝脏脉论第一》中曰："凡肝病之状，必两胁下痛引小腹，令人善怒，虚则目䀮䀮无所见，耳无所闻，善恐，如人将捕之，若欲治之，当取其经足厥阴与少阳。"宋代，严用和在《济生方》中，对胁痛的认识，从理论到实践都有较大的发展。他在《济生方·胁痛评治》中说："夫胁痛之病……多因疲极嗔怒，悲哀烦恼，谋虑惊忧，致伤肝脏。肝脏既伤，积气攻注，攻于左，则左胁痛；攻于右，则右胁痛；移逆两胁，则两胁俱痛。"文本中进一步强调了情志因素致病的重要性。元代，朱丹溪在《脉因证治》中对胁痛的病因病机、治则用药作了更明确的记载。他认为胁痛的病因病机主要是由于情志所伤或风邪入中，致使肝气郁结，气滞血瘀，郁而化火，而发为胁痛。他在《脉因证治》指出："肝木气实火盛，或因怒气大逆，肝气郁甚，谋虑不决，风中于肝，皆使木气大实生火，火盛则肝急，瘀血恶血，停留于肝，归于胁下而痛。"明代，张景岳补充丰富了胁痛理、法、方、药诸方面的内容。他不仅指出胁痛的主要发病脏腑在于肝胆，而且认为与心、肺、脾、胃、肾、膀胱亦有关。在《景岳全书·杂证谟·胁痛》曰："胁痛之病，本属肝胆二经，以二经之脉皆循胁肋故也，然而心肺脾胃肾与膀胱亦皆有胁痛之病，此非诸经皆有此证，但以邪在诸经，气逆不解，必以次相传，延及少阳、厥阴，乃致胁肋疼痛。"清代，李用粹对胁痛的病因重申"外伤风冷"，并补充了湿热郁火的内容。如《证治汇补·胁痛》说："至于湿热郁火，劳役房色而病者，间亦有之。"至此，胁痛的沿革已趋近系统和完善。纵观本病的源流，可见胁痛理论发生是伴随着历史的发展而逐步提高的。它主要经历了四个时期，萌于秦汉，发于晋唐，充于宋元，善于明清。

病因病机特点

胁为肝胆经脉循行之处，故胁痛，主要责之肝胆功能失常。如情志不遂，肝气郁结；气滞日久，瘀血停着；感受外湿或饮食不节致肝胆湿热；久病体虚，精血亏损而致肝阴不足等；均可导致"不通则痛"或"不荣则痛"的病理变化。

（一）病因

1. 肝气郁结

肝为将军之官，主疏泄，性喜条达而恶抑郁。若情志抑郁，或暴怒伤肝，致使气机郁结，肝失条达，疏泄不利，气阻络痹而致胁痛。正如《杂病源流犀烛·肝病源流》说："气郁，由大怒气逆，或谋虑不决，皆令肝火动甚，以致胠胁疼痛。"《金匮翼·肝郁胁痛》亦说："肝郁胁痛者，悲哀恼怒，郁伤肝气。"

2. 瘀血停着

气为血帅，血为气母，气行则血行，气滞则血瘀，故临床上气滞与血瘀二者常常互为影响。若肝失条达，气郁日久，或强力负重，损伤胁络，均可导致气血运行不畅，瘀血停留，阻塞胁络，而致胁痛。此即《临证指南医案·胁痛》"久病在络，气血皆窒"，《类证治裁·胁痛》"血瘀者，跌扑闪挫，恶血停留，按之痛甚"之谓。

3. 肝胆湿热

胆附于肝，其经脉相互络属，故为表里关系，二者在生理上相互依存，在病理上互相影响。若感受外湿，或饮食不节，脾失健运，水湿不化，痰湿中阻，气机不利，郁而化热，湿热蕴结，肝胆失其疏泄条达，气血不畅，从而引发胁痛。对此，《张氏医通·胁痛》指出："房劳肾虚之人，胸膈胁肋多隐隐微痛，乃肾虚不能纳气，气虚不能生血之故。"《金匮翼·胁痛统论》亦曰："肝虚者，肝阴虚也，阴虚则脉细急，肝之脉贯膈布胁肋，阴虚血燥则经脉失养而痛。"

（二）病机

从病机上分析，胁痛的病位在肝胆，其发病与脾、胃、肾三脏相关。肝胆互为表里，肝主疏泄，性喜条达而恶抑郁。《灵枢·经脉》曰："胆足少阳之脉……贯膈，络肝，属胆，循胁里。"若因情志抑郁或暴怒伤肝，可导致肝气郁结，失于条达，疏泄不利。气血运行不畅，胁络不和，气阻络痹，不通则痛。脾与胃经脉互相络属，亦为表里关系。胃主受纳，脾主运化，共同完成食物的消化、吸收以及水谷精气的输布，乃为"后天之本"，气血生化之源。若因久卧湿地，或冒雨涉水，则易感受外湿，使湿困脾阳；或者由于饮食不节，过食辛辣肥甘之品，均可损伤脾胃，使脾失健运，痰湿中阻，酿成湿热，蕴结肝胆，气机不畅，疏泄不利，困阻胁络，不通则痛。肾藏精，肝藏血。由于精与血相互滋生，同为一源，精足则血旺，血旺则精充，故有"精血同源""肝肾同源"之说。若因房劳过度，或久病体虚，使肾精亏损，阴血暗耗，导致精血虚少，肝阴不足，血虚不能养肝，脉络失养，不荣则痛。《景岳全书·杂证谟·胁痛》曰："凡房劳过度，肾虚羸弱人，多有胸胁间隐隐作痛，此肝肾精虚，不能化气，气虚不能生血而然。"

本病的病机要点为肝郁气滞，疏泄不利，络脉失和。所以，任何原因引起之胁痛，其病机特点均不离此。病机性质有虚实之分。大凡初病多实证，久病多虚证。实证以气滞、血瘀、湿热为主；虚证多属精血亏损，肝失所养的阴伤证。本病之病机转化，较为复杂，大都有由气及血、由实及虚以及虚实夹杂的变化。首先，在气血转化方面，气为血之帅，血之运动依赖气的推动，故曰"气行则血行""气滞则血瘀"。若肝气郁结，气机不畅，气滞入络，引起血行不利，则导致血瘀。血为气之母，气靠血所载，由于气滞血瘀，瘀血既成，又能阻滞气机，从而加重气滞。其次，虚实转化方面，胁痛初发多为实证，若实证日久不愈，必化热耗伤阴液，或瘀血不去，新血不生，使肝肾阴亏，精血虚少，转为虚证。虚证以精血不足为主。然而，阴虚又易促使化热和血瘀，所以虚证又往往虚中夹实。若虚证复因情志、饮食、外感等因素，造成气滞、血瘀或湿热加重，就会出现本虚标实之证。

临证辨治特色

黄政德认为治疗胁痛辨证当分气血、虚实，尤以区别气血为要。胁痛初起，常由肝郁气滞，疏泄不利所致，病在气者，证多属于实。气滞可以影响血行，使血流不畅，络痹脉阻，从而导致血瘀。久病体弱者多属虚证，因实证日久不愈，化热耗伤阴液所致，致使肝肾阴血亏损，久病穷肾，病必归肾，精血不足，遂致肝络失养。气滞者，多以胀痛为主，且游走不定、痛无定处、时轻时重，每因情绪变化而增减；血瘀者，多以刺痛为主，且痛处多固定不移、疼痛持续不已，入夜尤甚。病实者，病势多剧烈难忍，病程短，多属病初，痛处拒按，病患形体多壮实，脉象弦大；病虚者，病势多缠绵掣肘，病程长，多属病久，痛处喜按，病患形体多瘦弱，脉象虚软。

在辨证特色上，黄政德教授认为本病除却辨识气血、虚实，更需照顾脏腑气机升降。肝体阴用阳，主司疏泄，而其疏泄内涵又有五个方面，分别为气、血、精汁、情志、生殖。气血冲和、百病不生，一有怫郁，百病生焉；由于现代生活方式的变化，病患承受的压力与情志不遂被凸显放大，而这又成为气郁的重要原因。肝气郁结则容易横克脾胃，导致脾胃气机升降失司；肝气过旺则极易导致肝升太过，病发肝阳上亢、肝风上扰；但若是因为肝气郁滞而导致肝气升举无力，则肺气下行之力又容易被扰。分析以上种种，恢复脏腑气机升降，使得龙虎回环正常，脾胃升降有度，对于治疗胁痛也是不可或缺的重要考量标准。

用药特色

经过条分缕析的辨证，得出病机为肺金不降、肝木不升，所致肝郁气滞的胁痛时，黄政德教授多以香附、紫苏梗、生姜、葱白辛润理气，肝肺同调；而肝阴不足之胁痛，黄政德教授则多以当归、白芍、枸杞子、生地黄、青皮、枳壳滋养肝阴肝血进而使肝肺之气机恢复；瘀血停着之胁痛者，黄政德教授多取法叶氏以辛润通络为法，养血活血兼以调气，药用全瓜蒌、没药、红花、甘草；若是由肝胆湿热为因导致胁痛时，黄政德教授多用龙胆、金钱草为药对，清利湿热，消石利胆；若是湿热有氤氲化热之象，则在此基础上增损结构，如加入茵陈、板蓝根、败酱草清热利湿，两清湿热；若是痛势剧烈者，黄教授多加入青皮、延胡索为药对，理气止痛；对于气机升降失调则多以半夏、厚朴、枳实、白扁豆和降胃气，以瓜蒌皮、枇杷叶和降肺气，以制肝气升举太过。

案一　胁痛（湿热中阻证）

蒋某冰，51岁，2021年5月6日初诊。主诉：初始感觉肝区疼痛、闷胀，似有物着，神疲乏力、倦怠肢惰、嗜卧体困、不耐劳作，纳差厌油，情志恚郁懊恼、烦躁不安、夜寐欠安、眠浅早醒、噩梦纷纭，晨起口干苦。望之体态丰腴，双目无神，大便溏泄黏腻不爽，舌质暗、苔黄腻，脉濡缓。自述曾于当地医院就诊，检查肝功能，诊断为急性肝炎。遂以清热解毒、疏肝理气为治疗大法，投之以大剂苦寒、香燥之品，服药数周，其症不减，病情反而加重，故于2021年5月初来我院求诊。

西医诊断：急性肝炎。

中医诊断：胁痛。

辨证：湿热中阻。

治法：泄湿化浊，悦脾和胃，恢复升降。

处方：雷氏芳香化浊法加减。

藿香9g，佩兰9g，大腹皮9g，陈皮9g，清半夏9g，厚朴12g，茯苓15g，山药15g，豆蔻（后下）9g，生薏苡仁15g，茵陈12g，车前草12g，橘叶15g，郁金9g，栀子6g。7剂，水煎服，每服200mL，一日两次；嘱其清淡饮食，忌饮酒醋，不妄用辛温动火之补品，注意规律作息。

2021年5月13日二诊：患者服用上药后，肝区胀痛明显减轻，胃纳渐开、饮食增多，夜寐渐安、噩梦减少，晨起口苦减轻，仍觉口干但不喜饮，情志渐能得控，烦闷情绪得减，述其纳后偶有呕恶，但有声无物，仍有胸闷、脘痞、腹满现象，大便渐成形，舌质暗，苔白腻，脉濡缓。见诸症渐轻，说明前法得当，但湿热氤氲缠绵，本就难于速去，遂守前法，泄湿透热。加入滑石10g，竹叶6g增强泄湿透热之力，酌加枇杷叶9g，益助胃气下行。7剂，水煎服，每服200mL，一日两次；嘱其清淡饮食，忌饮酒醋，辛温动火之补品，注意规律作息。

2021年5月20日三诊：泄湿透热、两和为法后，肝区胀痛未再发，饮食渐增，夜寐渐安，余症皆轻，大便规律成型，舌苔薄白，脉缓。后方以调肝气下行，实脾气升清，并佐化湿和胃为法，拟以王旭高治肝方化裁。处方：郁金10g，白芍12g，当归12g，茯苓12g，苍术10g，黄芪15g，醋香附10g，枳壳10g，橘叶10g，法半夏6g，炒白扁豆12g。前后加减共服21剂，实验室检查示肝功能正常，诸证消失。

病案分析：病患先服大剂苦寒，郁遏肝气疏泄，戕伐脾胃，继又过用香燥理气，灼伤肝阴，导致肝气横克，进而出现肝郁脾虚、湿热中阻、升降失司之证。黄政德教授认为，此时湿热中阻是本病肇因，湿热导致脾胃升降失司是湿热结果，而由此导致脾气虚损，肝气乘之，良由脾胃功能失调所致。方中以藿香、苍术、豆蔻芳香化浊、燥湿悦脾治诸证之因；茵陈、车前草、茯苓、薏苡仁、山药甘淡渗湿，顾护阴液；郁金、栀子、橘叶疏肝解郁，清除郁热而无劫阴之弊；枇杷叶、炒白扁豆、法半夏益助阳明通降。全方用药避免过用苦寒、香燥，而湿热得清，肝气得疏，升降得复，诸证消失。

案二　胁痛（肝气郁遏证）

肖某，女，29岁，于2021年4月21日初诊。形小质弱，善太息，多悲切，郁郁寡欢，忧思流泪。主诉：右上腹及近心处胀痛两年余，近日加重，刻下掣引右肩，抬举受限，不耐劳作，劳力后加重。夜寐不安，难以入眠，多梦纷扰，晨起口干苦。纳谷不馨，纳后反酸、嗳气，时觉欲呕，腹痛频发、痛时欲便、便后痛减，大便溏薄，小便黄赤短少。月经先期，量多，来潮前双乳胀痛，来潮时腹痛泄泻，苔薄白，脉弦细。实验室检查：X线检查诊断为慢性胆囊炎。

西医诊断：慢性胆囊炎。

中医诊断：胁痛。

辨证：肝气郁结。

治法：理气解郁，利胆止痛，调节升降。

处方：三香汤加减。

郁金10g，瓜蒌皮10g，淡豆豉9g，栀子9g，枳壳10g，桔梗10g，降香6g，佛手6g，香附9g，木香6g，鸡内金12g，金钱草30g。7剂，水煎服，每服200mL，一日两次；嘱其清淡饮食，忌饮酒醋，不妄用辛温动火之补品，注意规律作息。

2021年4月28日二诊：患者服上药后，胁痛减轻，情志渐复，善悲易恸情况减少。纳食仍差，嗳气反酸，时欲呕恶，纳后频剧。肠鸣腹痛，大便溏薄，泻必腹痛，泻后痛缓，舌苔薄白，两关不调，左弦而右缓。土虚木乘，肝脾不和，脾运失司，升降失调。泄之因在脾气不升，痛之因在肝气横克。仍以三香汤调肝气升降，合痛泻要方调和肝脾。郁金10g，瓜蒌皮10g，淡豆豉9g，栀子9g，枳壳10g，桔梗10g，降香6g，白术12g，防风9g，陈皮10g，白芍12g。7剂，水煎服，每服200mL，一日两次；嘱其清淡饮食，忌饮酒醋，不妄用辛温动火之补品，注意规律作息。

2021年5月5日三诊：右侧肋部疼痛未再发，其余诸恙大减，纳食渐复，大便成形规律，药已见效，毋庸更张，守方再服7剂。

1年后电话回访，述其自第三次服药后诸症皆减，未曾复发。

病案分析： 黄政德教授认为，中医并无胆囊炎称谓，但是有相似文献叙述。《灵枢·胀论》曰："胆胀者，胁下痛胀，口中苦，善太息。"因为肝为刚脏，体阴用阳，一有结郁，气火俱升，上犯胃经，痛连胁肋。过食油腻厚味、辛辣刺激、酒醋醇醴以致湿热蕴结而诱发。肝胆属木，性喜条达，一为气结，升降失司，横克脾胃，导致疼痛。立方取法以叶天士三香汤轻苦微辛复升降、疏郁结，合入痛泻要方调和肝脾。其中防风又可益助脾气升举，恢复脾胃气机升降，金钱草渗湿泄热，香附、木香理气止痛，鸡内金消积化石又有运脾利胆之功。全方配合，相得益彰，切中病机，疗效满意。

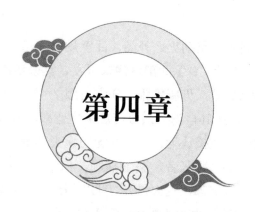

第四章 心系病证

第一节 失眠

不寐（失眠）是以经常不能获得正常睡眠为特征的一种病证。轻者入寐困难，或寐而易醒，或醒后不能再寐，抑或时寐时醒，重则彻夜不寐，常影响人们的正常工作、生活、学习和健康。

不寐在《黄帝内经》中称为"卧不安""目不瞑"，《素问·逆调论》记载有"胃不和则卧不安"。《灵枢·大惑论》详细地论述了"目不瞑"的病机，认为"卫气不得入于阴，常留于阳。留于阳则阳气满，阳气满则阳跷盛；不得入于阴则阴气虚，故目不瞑矣"。阳盛于外，而阴虚于内，阳不能入于阴故不寐。

不寐的病名首见于《难经·四十六难》。该篇认为，老人"卧而不寐"是因为"气血衰，肌肉不滑，荣卫之道涩"。后世医家，如隋代巢元方《诸病源候论·大病后不得眠候》曰："大病之后，脏气尚虚，荣卫未和，故生于冷热。阴气虚，卫气独行于阳，不入于阴，故不得眠。若心烦不得眠者，心热也。若但虚烦，而不得眠者，胆冷也。"指出脏腑功能失调，营卫不和，阳不能入于阴，是不寐的主要病机所在。明代张景岳《景岳全书·杂证谟》指出："不寐证虽病有不一，然惟知邪正二字则尽之矣。盖寐本乎阴，神其主也。神安则寐，神不安则不寐。其所以不安者，一由邪气之扰，一由营气之不足耳。有邪者多实证，无邪者皆虚证。"张氏明确指出以虚实作为本病的辨证纲要。同时在论治用药方面亦作了详细的论述，如"若精血虚耗，兼痰气内蓄，而怔忡夜卧不安者，秘传酸枣仁汤；痰盛者十味温胆汤"。

在治疗方面，汉代张仲景《伤寒论·辨少阴病脉证治》曰："少阴病，心中烦，不得卧，黄连阿胶汤主之。"指出少阴病热化伤阴后的阴虚火旺之不寐证。其在《金匮要略·血痹虚劳病脉证并治第六》中云："虚劳，虚烦不得眠，酸枣仁汤主之。"指出肝血不足，虚热烦躁的不寐证。该治法及方剂仍为今日临床所常用。

西医学的抑郁症、神经症、围绝经期综合征、慢性消化不良、贫血等，临床以不寐为主要临床表现时，均可参考本节内容辨证论治。

病因病机特点

人之寤寐，依赖于人体的阴平阳秘，脏腑调和，气血充足，心神安定，心血得静，阳能入于阴。如《素问·阴阳应象大论》曰："阴在内，阳之守也；阳在外，阴之使也。"卫阳通过阳跷脉、阴跷脉而昼行于阳，夜行于阴。由于饮食不节、情志失常、劳倦、思虑过度、病后、年迈体虚等使心神不安，心血不静，阴阳失调，营卫失和，阳不入阴而发为本病。

1. 饮食不节

饮食不节，脾胃受损，宿食停滞，壅遏于中，胃气失和，阳气浮越于外而卧寐不安，如清代张璐的《张氏医通·不得卧》云："脉数滑有力不得卧者，中有宿滞痰火，此为胃不和则卧不安也。"或由过食肥甘厚味，酿生痰热，扰动心神而不寐。或由饮食不节，脾失健运，气血生化不足，心血不足，心失所养而致。

2. 情志所伤

或由情志不遂，肝气郁结，肝郁化火，邪火扰动心神，心神不安而不寐。或由五志过极，心火内炽，心神扰动而不寐。或由思虑太过，损伤心脾，心血暗耗，神不守舍，脾虚生化乏源，营血亏虚，不能奉养心神，即清代林珮琴《类证治裁·不寐》曰："思虑伤脾，脾血亏损，经年不寐。"

3. 病后、年迈体虚

产后失血，年迈血少等，引起心血不足，心失所养，心神不安而不寐。正如明代张景岳《景岳全书·不寐》所说："无邪而不寐者，必营气之不足也，营主血，血虚则无以养心，心虚则神不守舍。"

4. 禀赋不足

素体阳盛，兼因房劳过度，肾阴耗伤，不能上奉于心，水火不济，心火独亢；或肝肾阴虚，肝阳偏亢，火盛神动，心肾失交而神志不宁。如《景岳全书·不寐》所说："真阴精血不足，阴阳不交，而神有不安其室耳。"亦有因心虚胆怯，暴受惊恐，神魂不安，以致夜不能寐或寐而不酣，如清代沈金鳌《杂病源流犀烛·不寐多寐源流》所说："有心胆俱怯，触事易惊，梦多不祥，虚烦不寐者。"

综上所述，不寐病因虽多，但以情志、饮食或气血亏虚等内伤病因居多，其病位在心，与肝、脾、胃、肾关系密切。因血之来源，由水谷精微所化，上奉于心，则心得所养；受藏于肝，则肝体柔和；统摄于脾，则生化不息。调节有度，化而为精，内藏于肾，肾精上承于心，心气下交于肾，阴精内守，卫阳护于外，阴阳协调，则神志安宁。若思虑、劳倦伤及诸脏，精血内耗，心神失养，神不内守，阳不入阴，每致顽固性不寐。

临证辨治特色

黄政德教授认为，现代社会生活节奏日益加快，人们承受的压力日益增加，思虑也随之积累，越来越多的人因思虑过度导致失眠症。思虑过度已然成为失眠症的重要发病因素，且贯穿疾病发展全过程。思虑过度影响五脏气机升降，是形成思虑过度所致失眠症的最主要病机，并间接导致气血津液运化失司，形成痰或瘀等病理产物，这也是导致失眠症的重要病理因素。因此，在研究失眠症时应充分重视思虑过度对气机的影响，从调理气机升降入手为思虑过度所致失眠症的治疗开创思路。

"百病皆生于气""思则气结"。思虑超过限度，会导致气机郁结，进而影响五脏，首当其冲的是气机之枢纽——脾胃，脾胃损伤会进一步影响气机运行；其次，是另一个气机升降的关键——肝肺，肝升肺降，心肾相互交合全赖气机调度，气机升降失常，则左右升降失司，心肾水火不济，正如《灵枢·寿夭刚柔》所云："忧恐忿怒伤气，气伤脏，乃病脏。"心肾亦是气机升降的根本，心肾相交不仅依赖心与肾的生理特性，还依赖脾胃中焦气机与肝肺升降气机的共同调节。气的升降运动推动上下、阴阳、水火相互既济，气机得以交通，使阴阳充足，阴平阳秘，睡眠乃安。当思虑过度，脾胃、肝肾气机升降失调，则会直接或间接导致心肾水火不能相接，阴阳失调，神不得安则失眠。

《素问·六微旨大论》言："是以升降出入，无器不有。"人体脏腑阴阳的平衡及脏腑生成气、血、津、液等均有赖于气机的升降，而气机升降是"阳入于阴则寐"的生理本质，故"气之升降，天地之更用也……故高下相召，升降相因，而变作矣"。

"气滞则水滞"。水液的输布依赖气的推动，过思则气结于水液运行的通道，水液输布运行不畅，聚结成痰，痰浊中阻，痰浊扰心导致不寐；痰浊中阻日久化热，或是气郁日久化火灼耗津液，津液聚集化痰，痰火交互，心神受扰导致不寐。过思则气机郁结，"气为血之帅"，阴血得不到气的推动，最终导致瘀血内阻，心神不得气血濡养，则魂无以附、神无以依，导致不寐。

用药特色

黄政德教授在治疗不寐时非常重视调整失调的脏腑功能，擅长调节气机升降，强调祛痰、除湿、清热活血的重要性。

调脏腑首重心肾相交，水火既济。水火不相顺接，则神志不得安宁，辗转难寐。针对思虑过度导致气机失调、心肾不交类失眠，治疗时以滋阴降火为原则，同时兼顾中焦及肝肺气机的调达，常用阿胶、熟地黄补肾滋阴，黄连、莲子心清心降火；若心神失养，导致心烦、心悸明显者，则加酸枣仁、首乌藤、茯神滋阴养血、养心安神；若肾水不足，表现为腰膝酸软较明显者，则加山茱肉、杜仲补益肝肾。

其次注重脾升胃降，枢机通达。脾胃司气机、阴阳升降，阴阳相济，中焦之枢则必顺调。故针对思虑所致的脾胃气机升降功能失调类失眠，首当调理脾胃，使气血运行正常，以复阴平阳秘，阳以入阴而寐。临证时多运用党参、白术以升清健脾益气，黄连、半夏清热燥湿、调畅气机，升降相宜，共同调理脾胃气机升降之功；气机失调、胃气上逆，表现为呕恶者，则加生姜、竹茹降逆止呕；气机运行不畅导致食积气滞，表现为脘腹胀满者，则加枳实、厚朴、莱菔子除满消积；气机阻滞碍脾，脾胃运化功能障碍，表现为食欲不振者，则加炒谷芽、炒麦芽健脾助运；气机失调，肝郁日久化火，表现为口苦、咽干或胁肋部胀满者，则加龙胆、黄芩清热泻火。

再者，重视肝升肺降，气机调畅。肝肺升降功能也参与维持人体气机的升降。因此针对思虑过度所致肝肺升降失和、气血逆乱所致的失眠，治疗时注重肝肺同治，用泻肝清肺之法。临床常用柴胡、黄芩疏肝解郁，清泻肝火，桑叶、枇杷叶清热肃肺；肝火上炎，上扰心神，表现为心烦易怒者，加淡豆豉、炒栀子清心肺之火，化解郁结；肺气郁闭、肝气郁结导致胸闷、气短、胁痛者，加旋覆花、川楝子肃降疏肝；肝阳上亢所致头晕者，加天麻、钩藤平肝潜阳；肺失肃降，表现为咳嗽气喘者，加苦杏仁、紫苏子降气平喘；若伴有肝血虚，如眼干、皮肤瘙痒者，加当归、白芍养血调肝，常佐酸枣仁养心安神。

针对气结演变的痰蒙心神、痰火扰神、心神失养等，则应随证治之，痰蒙心神应在调气的基础上配合燥湿化痰开窍之法；痰火扰神则应清热化痰、宁心安神；伤及心脾导致心神失养者，则应健脾养血安神；若兼有血瘀证则行气活血化瘀。

黄政德教授论治失眠，还强调在处方用药配伍中注意升降性质药对组合，做到升中有降，降中有升。临诊处方时常以交泰丸作为基础方，常配伍琥珀、生龙骨或牡蛎，琥珀味甘，归心经，安神定志；生龙骨、牡蛎咸寒下行入肾，二药合用，取其心肾相交之意。同时黄教授提出要仔细辨证，兼顾他脏间的相互关系，如兼有痰热扰心，则加入黄连、半夏，取黄连苦寒之性清心火，半夏辛温之性化痰燥湿，以辛开苦降，助中焦气机升降。如兼有气血瘀滞，脉络不通，营卫失和，则用柴胡、枳壳，柴胡主升，疏肝解郁，枳壳降逆，破气消滞，助肝肺升降相因，气血调畅，心神得安。如遇肾阳虚衰、畏寒肢冷，黄教授则主张温阳补肾的同时注意引火下行，常用肉苁蓉、菟丝子等配伍牛膝，以免温肾太过，引动心火，导致心神不宁。

案一 失眠（心肾不交证）

患者，女，56岁。2019年12月15日初诊。主诉：夜寐不安3年余，近20天失眠加重。每晚入睡困难，心烦躁扰，夜间多梦易醒，自前年绝经后夜间盗汗明显，常常湿衣，汗后怕冷怕风，整夜手脚冰凉。白日精神不振，神疲乏力，记忆力较前差，黑眼圈明显，且沉默寡言，时觉闷闷不乐。纳可，夜尿频数，大便调。舌质暗淡，苔白腻，脉沉细。

西医诊断：睡眠障碍。

中医诊断：不寐，失眠。

辨证：心肾不交。

治法：交通心肾，调和阴阳。

处方：交泰丸加味。

黄连6g，肉桂3g，女贞子15g，墨旱莲15g，石菖蒲10g，郁金10g，茯神20g，远志10g，琥珀5g，柏子仁15g，巴戟天10g，牛膝10g，淫羊藿10g，太子参10g，当归10g。14剂，水煎服，1日1剂分2次口服。

2019年12月29日二诊：患者诉畏寒肢冷症状稍有改善，至睡眠时间已有睡意，但仍有入睡困难，入睡时间长，夜间盗汗仍较严重，余症状改善不明显，仍有明显情志不舒，心情郁闷。舌淡红，苔薄白，脉弦细。以上方加煅龙骨20g，煅牡蛎20g，既可重镇安神，又可收敛止汗；加合欢花10g，柴胡10g，加强调肝解郁之效。14剂，水煎服。

2020年1月13日三诊：患者睡眠明显改善，每晚至睡眠时间已有明显困意，入睡时间明显缩短，夜醒1~2次，醒后可再睡，盗汗基本已愈，白日精神好转，低落情绪较前缓解。饮食二便尚可，舌质淡红，苔白，脉细。嘱患者以上方继续服药治疗1个月，后期随访症状稳定，睡眠质量明显好转。

2021年2月20日四诊：患者要求继续巩固治疗，遂去淫羊藿、巴戟天，避免温阳太过，加熟地黄15g，枸杞子15g，清补肝肾，顺应四时。随后以汤剂改丸剂，巩固调理为主，症状基本消失。

病案分析：此案证属心肾不交。患者年过五旬，天癸已绝，肾精本虚，肾水亏于下，心火亢于上，水火不调、阴阳不顺接则发为不寐，且首诊为冬季，气候寒冷，人体阳气内藏，是以肾阳不足症状愈发加重；阳不入阴见心烦不宁、入睡困难、多梦易醒，阴不制阳而见夜间盗汗，肾阳虚衰则畏寒肢冷、夜尿频数，且心肾不交则情志不和，见沉默低落、闷闷不乐。首诊方中以黄连、肉桂一升一降，交通心肾，为君药；臣以石菖蒲、郁金开窍醒神，茯神、远志、柏子仁、琥珀安神宁心；佐以二至丸之女贞子、墨旱莲补肾养肝，淫羊藿、巴戟天补肾助阳，配合牛膝引热下行、温通四肢，再以当归、太子参补气养血。此方以交通心肾为大法，兼以滋阴潜阳、气血双补，旨在调和一身之阴阳。二诊时患者仍诉睡眠、汗证改善不明显，且郁证表现明显，遂以煅龙骨、煅牡蛎加强重镇，以使神安于内，兼以收敛止汗，再加之柔肝养肝之品，肝肾同治。三诊时症状缓解明显，于是效不更方继续治疗。四诊时，由于季节转换，春生不同于冬藏，春天阳气升发，阳气多郁冒，临床多见不寐症状有所反复，黄教授素来注重治病应与四时相应，主张春季不可再一味补肾阳，以免升降失常，而应注重治肝，肝多受病于春季。故在后续春日调补中去温肾助阳之品，加入滋肾清肝之熟地黄、枸杞子，平和方中之温燥之性。

案二 失眠（脾胃升降失常，兼肝经郁热证）

患者，女，36岁，2017年9月3日初诊。主诉：失眠1年。患者近1年无明显诱因出现入睡困难，短则半小时入睡，甚则彻夜难眠，不易醒，多梦，白天精神尚可，食后易胃脘胀满，晚饭后时有嘈杂感，偶有胃脘痛，食后明显，偶口干，饮水一般，稍有口苦，无明显寒热，大便平素急迫，欠畅，色黄褐，质溏，日2～3次，小便正常，纳一般，性格急躁，易焦虑，舌质偏红，苔中稍黄腻，两侧苔略少，脉细弦。

西医诊断：睡眠障碍。

中医诊断：失眠。

辨证：脾胃升降失常，兼肝经郁热。

治法：和脾胃，清肝热。

处方：四逆泻心汤加减。

柴胡15g，黄芩9g，法半夏9g，白芍15g，炒枳壳15g，党参10g，黄连3g，苍术10g，厚朴15g，陈皮10g，茯苓10g，白术10g，干姜10g，炙甘草6g，大枣4个，蒺藜12g，炒麦芽30g，炒谷芽30g，鸡内金10g。14剂，水煎服。

2017年9月17日二诊：夜寐较前稍好转，胃胀痛大减，口干口苦减轻，仍时有饥嘈感，大便急迫，糊状，较前顺畅，夜间偶易醒，能复睡，上方改干姜6g，加夏枯草10g，首乌藤20g，14剂，水煎服。

2017年10月3日三诊：患者夜间可安睡，偶难入睡，偶有胃胀痛，二便调，舌质略红，苔薄略黄，脉细弦。服7剂后失眠未再发。

病案分析： 患者顽固性失眠，伴有胃脘胀满，胃脘痛，口干口苦，均为胃气不降；又有大便急迫，质溏，为脾气不升；梦多，脾气急躁，舌质偏红，两侧苔略少，伴有肝气不舒，气郁化火，肝阴不足之象；苔中黄腻，中有阻滞，或为食滞，或为湿阻。黄政德教授以四逆泻心汤加减，以柴胡疏肝气，黄芩清郁火，黄连、炒枳壳降胃气，苍术、厚朴、陈皮行气化湿，干姜、白术温中健脾，茯苓健脾化湿，党参、炙甘草、大枣健脾益气，炒麦芽、炒谷芽、鸡内金消食化积，蒺藜息肝风，白芍柔肝养血。后复诊患者胃不降症状减轻，胃肠郁热仍在，故减干姜用量，辅以夏枯草10g，首乌藤20g，以沟通阴阳，引阳入阴。

案三　失眠（营卫不和，兼有表湿证）

患者，男，26岁，2020年4月14日初诊。主诉：困倦失眠5年余。患者近5年反复入睡困难，眠浅易醒，困倦乏力，运动后入睡稍有好转。近1周无明显诱因下出现盗汗，以胸背为主，平素汗出正常，无畏寒，无胸闷心慌，晨起口干口苦，纳差，食欲尚可，大便偏软，日1行，小便平，平素易感冒。舌质偏红瘦，苔白稍腻，中有点刺，脉弦。

西医诊断： 睡眠障碍。
中医诊断： 失眠。
辨证： 营卫不和，兼有表湿。
治法： 和脾胃，清肝热。
处方： 柴胡桂枝汤加减。

柴胡15g，桂枝6g，黄芩6g，党参10g，白芍6g，法半夏10g，炙甘草6g，生姜3片，大枣4个，煅龙骨20g，煅牡蛎20g，酸枣仁10g，首乌藤30g，女贞子10g，菟丝子6g，黄芪12g，炒麦芽30g，炒谷芽30g，枳壳10g。14剂，水煎服。

2020年4月28日二诊：夜寐改善，服完前三日身痛，现缓，纳增，舌质淡红，苔白，脉弦细。守方去谷麦芽，加鸡血藤20g，14剂。

病案分析：黄政德教授认为，患者平素易外感，外邪易犯于经络，营卫运行不畅，不能从阳明入内以行于阴，故而患者入睡困难，眠浅易醒。因卫气不能内行于阴，故而白天困倦乏力。营卫出入失常，久则影响脾胃，胃气不降则纳食差，脾不运化则湿邪内蕴，故而舌苔白腻。湿邪久不化，则易化热，故而口干口苦，卫气夜行于阴，与湿热合则寐而汗出。治疗上以调和营卫枢机，健脾和胃为主，故方用柴胡桂枝汤加减，柴胡、桂枝辛温发散，升肝脾之气；黄芩、炒枳壳降胃气，一升一降，通调脾胃气机，行三焦郁气，斡旋中焦；又桂枝、白芍调和营卫；酸枣仁养心阴、益肝血，首乌藤擅补心肝之血而交合阴阳，黄政德教授常多应用于肝血不足之失眠，用量宜大，常用30g；菟丝子、女贞子养肝肾之阴；又见苔腻，故予炒谷芽、炒麦芽消食化滞，炒麦芽兼能行气疏肝，调畅气机；煅龙骨、煅牡蛎，收涩敛汗。药后患者夜寐安，食纳增，苔腻除，提示积滞除，在内之气机顺畅，故减炒谷芽、炒麦芽，继用上方调和阴阳收工。

第二节 心悸

心悸是指患者自觉心中跳动，心慌不安的一种病证。本病因其轻重程度和发病情况不同，有惊悸、心悸、怔忡等多种病名，但均为性质相同的疾病。惊悸多属阵发，发病与情绪有关，较轻；心悸则心无外因所惊亦自然发作，病稍重；怔忡则多为持续性，病情较重。《医学正传·怔忡惊悸健忘证》说："惊悸者，蓦然而跳跃，惊动而有欲厥之状，有时而作者是也。""怔忡者，心中惕惕然，动摇而不得安静，无时而作者是也。"

《黄帝内经》虽无心悸病名，但对其病因、病机、临床表现已有所论述。《素问·举痛论》曾指出："惊则心无所倚，神无所归，虑无所定，故气乱矣。"《素问·至真要大论》有"心澹澹大动"，《灵枢·本神》有"心怵惕"的记载。汉·张仲景创惊与悸病名，认为发病与惊忧、水饮、虚劳及汗后受邪等因素有关。如《金匮要略·惊悸吐衄下血胸满瘀血病脉证治第十六》分述了惊与悸的不同病机："寸口脉动而弱，动则为惊，弱则为悸。"《医宗金鉴·卷二十》注解为"惊自外至者也，惊则气乱，故脉动而不宁；悸自内惕者也，悸因中虚，故脉弱而无力"。宋《济生方》提出怔忡病名，并阐述其病因、病机："夫怔忡者，此心血不足也。""真血虚耗，心帝失辅，渐成怔忡。"另外，"冒风寒暑湿，闭塞诸经""五饮停蓄，湮塞中脘"，亦能令人怔忡。

后世医家分别对惊悸与怔忡加以论述，对其发病机制、治疗方法多有新见解。元·朱丹溪提出惊悸怔忡"责之虚与痰"，认为血虚与痰火是致病的主要原因。《丹溪心法·惊悸怔忡门》指出："怔忡者血虚，怔忡无时，血少者多，有思虑便动，属虚。时作时止者，痰因火动。"《景岳全书》认为，心悸的发生与肾关系密切："凡治怔忡、惊悸者，虽有心、脾、肝、肾之分，然阳统乎阴，心本乎肾，所以上不宁者，未有不由乎下。"主张用左归饮、右归饮为培补根本。《医林改错》则认为，瘀血内阻亦能导致心悸，可用血府逐瘀汤治疗。《张氏医通·神志门·悸》说："夫悸之证状不齐，总不外于心伤……若夫虚实之分，气血之辨，痰与饮，寒与热，外感六淫，内伤七情，在临证辨之。"对本病虚实两方面的病变及多种病因有较详细的阐述。

病因病机特点

心悸的病变主脏在心，但与脾、肾有密切关系：心悸的病位在心，是"心脏之气不得其正"。所谓心脏之气，有心主血脉和主神明两方面的功能，凡有异常，皆可生悸。心与其他脏器有整体关系。《灵枢·口问》曰："心者，五脏六腑之主也……心动则五脏六腑皆摇。"说明心与他脏可以相互影响，交互为患。故心悸常可涉及其他脏器，一般与脾肾的关系较为密切。如脾虚生化乏源，气血不足；或肾精亏耗，致心失所养，则可表现心脾、心肾同病。若心脾气机郁结，生痰动火，肾虚水不济火，心肾失交，则痰火上扰心神而致心悸。

心悸的病理变化有虚实之分，虚实之间可互相转化兼夹：心悸的病理，不论是心脏本身病变或他脏的影响，总不外虚实两个方面，而以虚为主。虚是指气血阴阳的亏虚，因心失所养而悸；实为痰（饮）、火、瘀，因邪气扰心所致。本病总属虚多实少，但邪实可致正虚，如火旺则阴伤。故实证日久，耗伤正气，可分别伴见气血阴阳的虚损，出现气阴、气血、阳气、阴阳并虚证候。正虚亦可兼夹邪实，如阴虚则火旺，灼津成痰；阳虚则津停为饮为痰；气血亏虚则血脉不利为瘀，出现痰火上扰、痰瘀互结证候。虚实间互为因果，故临床以虚实夹杂者为多。

后期可出现心阳欲脱的危重证候：本病屡发不已，实证转虚，虚证加重，或为气虚阳衰，或由阴伤及阳，乃至病损涉及五脏而出现心阳欲脱的危重证候。心阳衰竭，则血脉不利而成瘀；脾肾阳虚，水失转输、蒸化，而为水肿重证；心阳欲脱，肺肾两虚，不能主气、纳气、而见喘脱危象。

临证辨治特色

黄教授认为，脏腑气机失调、气化失司是心悸发生的关键。心为五脏六腑之大主，心主血脉，心藏神，故心悸的发生与心的气化功能直接相关，阴阳气血的亏虚、情志内伤、饮食劳倦或外邪扰动心神等因素均可影响心的气机和气化，从而产生心悸症状。如《素问·举痛论》中指出，惊吓会致气行紊乱，气血失调，心神失常，轻则神志不宁，见心悸；重则精神错乱，而导致语无伦次、哭笑失常等神志疾病，充分说明人受到强烈的精神刺激后可以导致心悸的症状；又如，思虑过度则劳伤心脾，心失所养，常出现心悸、失眠等症，可见心悸也是一种与精神、情志密切相关的疾病。心悸的发生与心的气化虽直接相关，但却不独在心，五脏六腑气化失司皆可令人心悸。他善从脏腑气机升降失常和气化失司方面来探讨本病的发生机制。例如：思虑太过，心血暗耗，血为气母，日久气血俱亏，则心本身气化无力，心无所养则心悸；脾胃为气血生化之源，饮食劳倦内伤，脾胃虚弱，不能化生气血，化源不足，则营血不充，心失所养而心悸；脾胃为全身气机升降和气化之枢纽，饮食不调，脾胃失和，中焦气机升降失调，痞塞不通，当影响到上焦心的气化时亦会出现心悸症状。肝主疏泄，对全身的气机具有条达、舒畅的作用，若情志不遂，肝失疏泄，气机运行受阻，以致气机阻滞，血行不畅，心脉瘀滞则心悸。胆为"中精之腑"，《灵枢·经别》指出胆的经脉"上肝，贯心"，《素问·灵兰秘典论》讲胆腑为中正之官，主思虑决断，说明胆与心主神志密切相关，临床上如果胆有疾，导致胆腑的气机运行失常，胆气上扰心神而出现心悸、怔忡、惊恐、失眠或嗜睡等症。肺主气，司呼吸，肺主宣发肃降，肺气的运动具有向上向外的升发布散作用和向下向内的收敛下降的双向作用，一方面肺脏吸入的清气参与了气的生成并通过气机运行将营卫之气输布全身，另一方面肺主治节，肺脏起着调节全身气机的作用，故肺的气化状态直接影响气的生成，是人体气化的重要场所。肺失宣降，则气化运动不利，治节无权，不能助心调节血脉的运行而发生心悸；或肺气不足，气化不及，行血无力则致心悸。可见五脏彼此相关，气化是相互关联的，也是相互影响的，某一脏或多脏气化功能的失调均有可能影响到心的气化，导致心悸的发生。

用药特色

黄政德教授认为人体生理功能的实现必须依靠脏腑正常的气化功能来实现。人体气血津液的生成、转化、输布、运行以及代谢废物的排出，需要在五脏（六腑）之间循环往复的气机升降运动中来实现。五脏六腑各有其独特的气机运行规律，同时各脏腑之间也通过气机运动密切关联。若脏腑气化失司或气机运行障碍，脏腑之间生克制化的平衡被打破，继而出现相乘相侮的病理关系，则在人体出现诸多疾病。因此临床治疗的重点，即通过药物"四气五味"的偏性来调节脏腑的气机升降出入运动，其寒者降，其温者升，有升有降，有散有收，抑其太过，补其不足，恢复人体五脏之间生克制化的生理状态，变相乘相侮为相生相克，从而恢复病变脏腑正常的气化功能，最终达到治疗疾病的目的。

黄教授认为，心悸的症状虽表现在心，但病因不独在心，常与其他脏腑的气机和气化相关。当心本身气机运行失调，气化失常时会表现出心悸，治疗理应调节心本身的气机和气化。但其他脏腑气化失常，气机升降失常影响到心的气化时，就应当同时调畅相关脏腑气机，畅通气化之路。例如：因中气不足，大气下陷致心失所养而心悸者，常选补中益气汤或建中汤化裁，补益中气，健脾升清，养心安神，临床组方喜用党参和升麻相配，党参补益肺脾之气，升麻升提中焦脾胃之气。因痰湿停聚，阻滞气机，心脉痹阻者，可选温胆汤、二陈汤、五苓散化裁，健脾化痰，利湿通阳，宣畅气机。脾胃是人体气机和气化之枢纽，中焦气机的失调会影响到上焦心的气化，若脾胃寒热错杂，升降失常致气机不畅而出现心悸时，方选半夏泻心汤化裁，炮姜、半夏与黄芩、黄连相配，辛开苦降、升清降浊，调畅上中二焦之气机。痰热蕴结于胃脘，表现为心下痞满或胀闷，甚者出现胸中满闷，心悸气短，心神不宁之症，舌苔黄厚而腻，脉弦滑，此为痰热之邪阻隔于中焦气分，从而导致气机运化失司，影响到上中二焦所致，此为痰热扰心，可选小陷胸汤合黄连温胆汤，涤荡胸中痰热之邪，畅通气化通路。素体阳虚或痰浊内停而复感寒湿之邪，痹阻心阳，致心阳不振者，方选瓜蒌薤白半夏汤振奋心阳，豁痰除湿，通阳宣痹。肝主疏泄，能调达一身之气机，肝气郁滞，气血运行不畅可致心悸，常用逍遥散或柴胡疏肝散舒畅气机；胸中血瘀，心脉瘀阻，心气不畅，可选血府逐瘀汤加山楂、郁金、旋覆花等药。黄教授认为旋覆花不仅有舒展心胸气机的作用，还有很好的活血化瘀效果，活血而不伤正，临床应用，可获良效。

案一 心悸（脾胃升降失常，兼有痰瘀证）

黄某，男，51岁，湖南郴州人，2013年10月6日初诊。主诉：心悸反复发作4年余。患者于4年前无明显诱因出现心悸，饥饿状态下尤甚，平时饮食不规律。心电图：频发室性早搏。动态心电图：总心率7万次，室性早搏400次。多次住院输液及口服西药、中成药效果欠佳，病情反复发作。既往胃病史10年。现症见：心悸胸闷、心烦易怒、胃脘疼痛，在饥饿时胃痛明显且心悸加重；口苦纳呆，夜寐差、大便干，舌暗红、舌下有瘀斑，苔黄腻，脉结代。

西医诊断：冠心病。

中医诊断：心悸。

辨证：脾胃升降失常，兼有痰瘀。

治法：调理脾胃升降，兼化痰祛瘀。

处方：补中益气汤合小陷胸汤加减。

生黄芪15g，党参12g，升麻6g，柴胡9g，陈皮12g，当归15g，白术12g，清半夏9g，黄连5g，瓜蒌30g，三七6g，炙甘草10g。7剂，每天1剂，煎2次，早晚温服。忌食生冷、油腻、辛辣食物。

2013年10月13日二诊：上述症状明显减轻，舌暗红，苔薄白，脉弦。守方1个月诸症消失，中成药、西药已经停用。随访6个月未复发。

病案分析：《黄帝内经·平人气象论》曰："胃之大络，名曰虚里，贯膈络肺,出于左乳下,其动应衣,脉宗气也。"心脉之宗气,由脾胃所化生的水谷精微所濡养,胃之大络出于左乳下,乃通于心之处,脾胃之气旺则宗气旺。黄政德教授认为,患者虽以心悸为主症,但其发作却是在饥饿状态下严重,由此可见此心悸乃心脉失于濡养所致。患者既往胃病病史十余年,加之平时饮食不规律,脾胃气机受损,运化功能减退,则胃脘部疼痛、纳呆;水谷精微生成自然受到影响,故而心脉之宗气所受濡养不足,出现心悸胸闷、脉结代等症;脾虚则易聚湿生痰,气为血之帅,气机运化失司必然会影响到血液的运行,继而出现血行瘀滞,表现为舌暗红,舌下有瘀斑;气机不畅,痰瘀互结,郁久化热,上扰心神则会出现心烦易怒,夜寐差,大便干,舌苔黄腻等。故从调整脾胃气机入手,以补中益气汤调理中焦脾胃升降之枢为主,兼以小陷胸汤开胸散结化痰,三七活血化瘀,脾胃气机升降之枢恢复,气血生化之源运作正常,心脉之宗气得以濡养,从而达到了良好的治疗效果。

案二 心悸(痰湿中阻证)

李某,男,62岁,长沙本地人。因心悸不适3月余,于2017年6月26日初诊。患者诉3个月前无明显诱因出现心悸不适,无胸痛、无气短,每日晨起症状明显,发作时伴双下肢抖动,头晕,无恶心呕吐,无视物旋转。心脏超声示:升主动脉增宽,收缩功能正常,舒张功能减低,主动脉瓣反流(少量)。心电图结果正常,心肌酶谱阴性。动态心电图示:窦性心律,房性早搏24次。患者既往有高血压10年余,血压控制尚可。现症见:心悸间断发作,晨起明显,自觉胸中憋闷,无恶心呕吐,无心前区疼痛,发作时伴双下肢抖动不适,食纳可,夜寐安,二便调,形体偏胖。舌质暗红,苔中根部黄腻稍厚,舌下脉络迂曲,脉弦滑有力。

西医诊断:冠心病。

中医诊断:心悸。

辨证:痰湿中阻。

治法:健脾化痰,安神定悸。

处方:温胆汤合小陷胸汤加减。

陈皮12g,姜半夏9g,瓜蒌皮15g,茯苓15g,枳壳15g,竹茹15g,天麻 15g，葛根 15g，党参 30g，远志 10g，石菖蒲 10g，僵蚕 6g，黄连 3g。7剂，水煎服，每日 1 剂，早晚分服。

2017 年 7 月 6 日二诊：患者心悸症状较前减大半，双下肢抖动症状消失，头晕减轻，食纳可，夜寐安，二便调。舌质暗红，苔黄腻，舌下脉络迂曲，脉弦滑。上方去葛根，茯苓改为 30g。14 剂，水煎服，每日 1 剂，早晚分服。后电话随访诉服药后诸症基本消失。

病案分析：患者形体偏胖，多食肥甘厚腻，乏力懒动，舌苔黄厚腻，脉滑。黄政德教授考虑为痰湿壅盛，因中焦主运化水液，中焦失职则水行无序，留而成饮，饮停于中，日久成痰，郁而化热。自觉心悸，头晕，症状于每日晨起加重，据十二经脉子午流注法，此时为阳明胃经所主，阳明者，为脾胃也，又"脾主运化""脾为生痰之源"，结合本例患者症状，考虑心悸因脾虚不能运化水液，水湿凝聚为痰，痰浊阻碍气机，郁而化热，热扰心神所致。治疗上应清心火及化痰湿之邪，双管齐下，故方选温胆汤合小陷胸汤加减治之，以清热化痰，宽胸理气，安神定悸。加党参补脾益气，石菖蒲、远志化痰养心，天麻止晕定眩，葛根升阳止眩，久病多瘀，僵蚕可活血通络。诸药合用，共奏健脾化痰、安神定悸之功。患者服药后诉症状较前明显缓解，效不更方，守方继服，而获良效。

案三 心悸（郁热内扰，兼有湿热证）

李某，男，21 岁，长沙本地人。2019 年 4 月 14 日初诊。主诉：心悸、胸闷 1 年，加重 2 周。1 年前因感冒出现心悸、胸闷，心率 112 次 /min，心电图示：窦性心动过速、ST-T 段改变，心肌酶增高（具体数值不详），诊为心肌炎，经治疗（具体诊疗过程及用药情况不详）及休息后有所缓解。2 周前因劳累致心悸、胸闷症状加重。刻诊：心悸、胸闷，头晕，烦躁，乏力，失眠，饮食、二便尚可，舌红、苔黄腻，脉沉躁数、寸旺（旺为有余之意，多提示实证）。肌酸激酶同工酶（CK-MB）82U/L，心率 106 次 /min，心电图示：窦性心动过速、ST-T 段改变。血压 135/80mmHg。

西医诊断：心肌炎。

中医诊断：心悸。

辨证：郁热内扰，兼有湿热。

治法：清透郁热，祛湿。

处方：新加升降散加减。

僵蚕 12g，蝉蜕 6g，栀子 10g，豆豉 12g，姜黄 9g，生大黄（后下）4g，连翘 12g，薄荷（后下）5g，茵陈 15g，滑石 12g。14 剂，每日 1 剂，水煎，分早晚两次口服。

2019 年 4 月 28 日二诊：睡眠改善，烦躁、乏力好转，心悸、胸闷、头晕减轻大半。脉弦滑，舌红、苔薄黄微腻。法宜清透郁热，着重祛湿。上方去大黄、连翘，加佩兰 12g，石菖蒲 8g。14 剂，每日 1 剂，水煎，分早晚两次口服。

2019 年 5 月 11 日三诊：心悸、胸闷、头晕诸症皆减，睡眠改善，寝卧稍安，烦躁好转，乏力改善较明显。脉弦滑，舌稍红、苔薄黄。二诊方加西洋参 6g，麦冬 15g。14 剂，每日 1 剂，水煎，分早晚两次口服。

2019 年 5 月 25 日四诊：偶有心悸、胸闷，失眠明显缓解，乏力改善。心率 86 次/min，血压 130/80mmHg。复查心电图示：窦性心律。CK-MB 20U/L。脉滑，舌淡红、苔薄黄。效不更方，守三诊方，14 剂，每日 1 剂，水煎分早晚两次口服。四诊后随访两个月余，患者自诉已无心悸、胸闷、头晕等症，其余诸症皆好转，查心电图正常，CK-MB 20U/L。

病案分析：患者初诊时，脉沉躁数且寸旺，沉主气郁不畅，热邪不得透达。黄政德教授认为，此为热郁，此火郁甚者，切不可误为阴脉妄予温补，犯实实之戒；热郁于内，脉当躁数；寸旺当示其病位居于上，发于心肺。心悸、胸闷、眠差等，乃郁热上扰胸膈，心神不宁所致；头晕等症状皆因郁热上炎头面使然；其乏力者，盖因患者年少，气血不甚充实，且病程达一年之久，郁热内耗气血所致。《素问·六元正纪大论》云："火郁发之。"故治疗宜清透，清者即清泄郁伏之火热，透者即"祛其壅塞，展布气机"。郁火之清不同于火热燔灼者，不能过于寒凉，以防冰伏气机，使郁热更加遏伏，必以透为先，佐以清之。方宜选用新加升降散。该患者 1 年前因感冒出现心悸、胸闷等症，为祛邪未净，郁伏化热，扰于胸膈，窒塞气机而致。新加升降散中栀子、豆豉宣透胸膈郁热，可治心烦不得眠、胸中窒等，再与其他药物配合以增强清透之力。而据舌象知，舌红、苔黄腻当为火郁挟湿，故加茵陈、滑石化痰祛湿之品。二诊脉已不沉，提示气机已畅，然脉转弦滑，舌红、苔薄黄微腻，则为火郁尚未清透，痰湿之象显现，故方去大黄、连翘泻火通下之品，加佩兰、石菖蒲清热化痰之药，以增强透郁化湿之功。三诊舌稍红、苔薄黄示其内湿、火郁尚存，故仍守上方，但因病久，恐郁热伤气阴，故酌加西洋参、麦冬滋其气阴，西洋参、麦冬二药轻清灵透，能滋阴而不助邪。四诊后随访心悸、胸闷消失，诸症皆好转。

第三节 胸痹心痛

胸痹心痛是由于正气亏虚，饮食、情志、寒邪等所引起的以痰浊、瘀血、气滞、寒凝痹阻心脉，以膻中或左胸部发作性憋闷、疼痛为主要临床表现的一种病证。轻者偶发短暂轻微的胸部沉闷或隐痛，或为发作性膻中或左胸含糊不清的不适感；重者疼痛剧烈，或呈压榨样绞痛。常伴有心悸，气短，呼吸不畅，甚至喘促，惊恐不安，面色苍白，冷汗自出等。多由劳累、饱餐、寒冷及情绪激动而诱发，亦可无明显诱因或安静时发病。胸痹心痛病相当于西医的缺血性心脏病心绞痛，胸痹心痛重症即真心痛，相当于西医学的缺血性心脏病心肌梗死。西医学其他疾病表现为以膻中及左胸部发作性憋闷疼痛为主症时也可参照本节辨证论治。

胸痹心痛是威胁中老年人生命健康的重要心系病证之一，随着现代社会生活方式及饮食结构的改变，发病有逐渐增加的趋势，因而本病越来越引起人们的重视。由于本病表现为本虚标实，有着复杂的临床表现及病理变化，而中医药治疗从整体出发，具有综合作用的优势，因而受到广泛的关注。

"心痛"病名最早见于马王堆古汉墓出土的《五十二病方》，"胸痹"病名最早见于《黄帝内经》，对本病的病因、一般症状及真心痛的表现均有记载。《素问·藏气法时论》："心病者，胸中痛，胁支满，胁下痛，膺背肩胛间痛，两臂内痛。"《灵枢·厥病》："真心痛，手足青至节，心痛甚，旦发夕死，夕发旦死。"《金匮要略·胸痹心痛短气病脉证治第九》认为心痛是胸痹的表现，"胸痹缓急"，即心痛时发时缓为其特点，其病机以阳微阴弦为主，以辛温通阳或温补阳气为治疗大法，代表方剂如瓜蒌薤白半夏汤、瓜蒌薤白白酒汤及人参汤等。后世医家丰富了本病的治法，如唐代《外台秘要》所载治疗心痛的方中，茱萸丸、当归汤、麝香散等方剂，不仅沿用桂枝、附子、吴茱萸等温散药物，也出现了后世较多用的荜茇、草豆蔻、高良姜，更使用了木香、丁香、麝香等芳香温通药物，开辟了胸痹心痛的用药思路。到了宋代，以芳香温通为法治疗心痛成为主流，如《太平圣惠方》中治疗卒心痛，多选高良姜、肉桂、附子、乌头等温热辛散药物与麝香、木香等芳香走窜药物组方；《太平惠民和剂局方》中，主治卒心痛、临床疗效显著的苏合香丸由香附、沉香、麝香、青木香、苏合香油等一派辛香温通之品组成，堪称使用芳香温通药物群方之冠。元代危亦林《世医得效方》用苏合香丸芳香温通治卒暴心痛。明代王肯堂《证治准绳·类方·心痛胃脘痛》明确指出心痛、胸痛、胃脘痛之别，对胸痹心痛的诊断是一大突破，在诸痛门中用失笑散及大剂量红花、桃仁、降香等活血理气止痛治死血心痛。清代陈念祖《时方歌括》用丹参饮活血行气治疗心腹诸痛。清代王清任《医林改错》用血府逐瘀汤活血化瘀通络治胸痹心痛等，对本病均有较好疗效。

病因病机特点

胸痹心痛属心系的病变，心气旺盛，则血脉运行畅通；心气亏虚，则血脉运行失常，可导致脏腑经脉失养，血行涩滞，痹阻胸阳。《圣济总录·心痛门》曰："中藏既虚，邪气客之，痞而不散，宜通而塞，故为痛也。"提示诸脏之虚皆可致胸痹心痛。因此，虚证是导致胸痹心痛发病的基础，该病乃是在脏腑虚弱的基础上，因外感六淫、内伤七情、饮食不节、劳逸失度所致。《素问·至真要大论》认为风、寒、湿、燥、热诸邪，皆能导致心痛，如"岁厥阴在泉，风淫所胜……民病洒洒振寒……心痛支满""岁太阴在泉，湿淫所胜……民病饮积心痛""岁阳明在泉，燥淫所胜……民病心胁痛""少阴司天，热淫所胜……民病胸中烦热……肩背臂臑及缺盆中痛，心痛……""太阳司天，寒淫所胜……民病厥心痛"。明清医家重视心痛的情志内伤病因，如明代王肯堂曾云："夫心统性情，始由怵惕思虑则伤神，神伤脏乃应而心虚矣，心虚则邪干之，故手心主包络受其邪而痛也。"认为思虑伤神，心藏神，神伤则脏虚，心虚邪客，故而作痛。饮食不节也是该病的重要病因之一，尤其是现代人的饮食习惯和饮食结构相较以前已有较大改变，恣食肥甘厚味或者生冷之物，日久损伤脾胃，运化失司，聚湿生痰，进而湿痰化热，或者痰阻血瘀；饱餐伤气，推动无力，气血运行不畅，均可引发胸痹心痛。劳逸失度对该病发病的影响也不可忽视，《素问·举痛论》曰：

"劳则气耗。"过劳则耗气伤阴，络脉失养。《素问·宣明五气篇》曰："久卧伤气。"过度安逸则气血运行不畅，络脉瘀滞，均可致胸痹心痛。

胸痹心痛的病机关键在于外感或内伤引起心脉痹阻，《金匮要略·胸痹心痛短气病脉证治第九》开篇即云："夫脉当取太过不及，阳微阴弦即胸痹而痛，所以然者，责其极虚也，今阳虚知在上焦，所以胸痹心痛者，以其阴弦故也。"关前为阳，阳微为不及，主胸阳不振；关后为阴，阴弦为太过，主阴邪反盛，阴邪指寒邪、水饮、痰浊及血瘀之邪。"阳微阴弦"者，"阳微"即正虚为本，"阴弦"即阴邪干犯是标，所以其病机关键是本虚标实，虚实夹杂。虚者多见气虚、阳虚、阴虚、血虚，尤以气虚、阳虚多见；实者不外气滞、寒凝、痰浊、血瘀，并可交互为患，其中又以血瘀、痰浊多见。但虚实两方面均以心脉痹阻不畅，不通则痛为病机关键。发作期以标实表现为主，血瘀、痰浊为突出，缓解期主要有心、脾、肾气血阴阳之亏虚，其中又以心气虚、心阳虚最为常见。以上病因病机可同时并存，交互为患，病情进一步发展，可见下述病变：瘀血闭阻心脉，心胸猝然大痛，而发为真心痛；心阳阻遏，心气不足，鼓动无力，而表现为心动悸，脉结代，甚至脉微欲绝；心肾阳衰，水邪泛滥，凌心射肺而为咳喘、水肿，多为病情深重的表现，要注意结合有关病种相互参照，辨证论治。

综上所述，"胸痹心痛"的病机可以概括为本虚标实，本虚与标实二者于发病缺一不可，本虚是发病基础，标实是发病条件。

临证辨治特色

在辨证论治方面，黄政德教授主张病证结合，且强调发作期以标实为主，"急则治其标"，常见痰阻心脉证、气滞血瘀证和心血瘀阻证；缓解期以本虚为主，常见气阴两虚证。治疗须标本兼治，且要做到补虚勿忘邪实，祛实勿忘本虚。除此之外，黄教授还指出胸痹心痛与脾胃、肝的气机升降有密切联系。脾作为生痰之源，其运化和输布功能失调是导致痰浊内生的病机关键。宋代严用和在其著作《济生方》中认为，如果恣食生冷之物损伤脾胃，久而生痰，痹阻胸阳，会导致心痛，"夫心痛之病……皆因外感六淫，内沮七情，或饮啖生冷果食之类。"清代尤在泾曾说："阳痹之处，必有痰浊阻其间。"现代人多喜食肥甘厚腻之品，或嗜酒、嗜食生冷，导致脾胃运化失常，痰从中生，阻遏气机。若痰浊随脾胃气机升降，上泛心胸，可阻滞脉络，引起心脉痹阻，发为胸痹。《医学衷中参西录》言："肝气能上达，故能助心气之宣通。"指出肝气通畅调达，能协助心气宣通，推动心中血液运行全身，濡养脏腑及形体官窍。《素问·脉要精微论》曰："夫脉者，血之府也……涩则心痛。"指出脉中血液匮乏易致脉道涩滞，血气不通而发为心痛。若肝气不畅，气的升降出入异常，不能助心气宣通，导致气滞血瘀，心脉失和，发为胸痹心痛。因此，在临床上黄教授以化痰、祛瘀为治则的同时常辅以健脾益气、疏肝理气之法，旨在使气机条达，升降得利，气机畅则痰浊化，瘀血行，故胸痹除。

用药特色

胸痹心痛病机总属于心脉痹阻，故黄老师在临床实践中常常用加味丹参饮治疗胸痹心痛属痰瘀互阻证，并获得良好临床疗效。加味丹参饮乃黄教授根据清·陈修园《时方歌括》中的丹参饮结合临床实践化裁而来。黄教授根据患者临床症状进行加减，化裁为加味丹参饮（丹参、檀香、生地黄、当归、川芎、赤芍、红花、黄芪等），其重用丹参，一味丹参，功同四物，能补能攻，其归手少阴心经、手厥阴心包经和足厥阴肝经，善走血分。檀香味辛，性温，无毒，主入脾、胃、肺经，长于理气和胃，主要用于治心腹疼痛，噎膈呕吐，胸膈不舒；其味辛能散能走，且温能通，故行气止痛，解胸中气结而除心痹。砂仁性温，味辛，具温脾暖肾之功且下气止痛、宽胸膈、疏气滞、除呕逆、增食欲、止冷泻，可治疗腹痛胀满、肠鸣泄泻痛等症。檀香与砂仁均为辛温芳香之品，两药相伍，一升一降，行气化痰。全瓜蒌清热涤痰，宽胸散结，用于胸痹心痛，配伍丹参化痰开结，解胸痹，止心痛。当归补血，活血，止痛，主血虚诸证，配丹参一温一凉，共奏活血祛瘀、养血通脉之功。若心动悸，脉结代，加炙甘草汤，常用药如生地黄、大枣、阿胶、麻子仁、桂枝、麦冬等。若失眠多梦，盗汗自汗，加酸枣仁汤，常用药如酸枣仁、茯神、柏子仁、远志、五味子等。若遇天寒变化，冷痛不止，加苓甘五味姜辛汤，常用药如茯苓、甘草、干姜、细辛、五味子、半夏、苦杏仁、桂枝、薤白等。若胸闷窒塞，气短欲绝，加参七散，常用药如人参、三七粉、香附、西红花等。若胸闷、胃脘不适，食后心痛，加小陷胸汤，重用瓜蒌等。若大便秘结，加麻子仁丸，常用药如麻子仁、大黄、枳实、苦杏仁等。

案一　胸痹心痛（心血瘀阻证）

患者，45岁，男性，2013年5月6日初诊。主诉：左胸闷痛20天。患者于20天前无明显诱因出现左胸闷痛难忍，甚则牵引连及左臂疼痛，稍事活动则症状加重，休息不能缓解。曾于4月18日于旺旺医院检查，运动平板试验示阳性，恢复期室性早搏2次；又赴中南大学湘雅二医院进一步检查，心脏彩超示：高血压所致心脏改变。患者既往未发现高血压病史，故来就诊寻求中医治疗。现症见：晨起左胸闷痛，牵引至左臂疼痛，近2日病情加重，寐不安，纳尚可，二便尚调。舌淡红苔薄黄，脉弦略涩。本院肝胆胰脾心脏彩超示：① 轻度脂肪肝声像；② 左心房稍大；③ 主动脉弹性减退；④ 左心室顺应性降低。ECG 示：正常心电图。

西医诊断：冠心病不稳定型心绞痛。

中医诊断：胸痹心痛。

辨证：心血瘀阻。

治法：活血化瘀，通脉止痛。

处方：加味丹参饮加减。

丹参10g，蒲黄10g，檀香10g，川芎10g，当归10g，红花5g，白芍10g，三七10g，厚朴10g，甘草3g。12剂，水煎服，1日1剂，分2次口服。嘱清淡饮食。

2013年5月20日二诊：患者服上药后症状较前明显好转，左胸稍闷痛已能忍受，但仍牵引左臂疼痛，活动后症状仍有些许加重，纳寐尚可，二便调。药已既效，效不更方，患者舌苔仍黄，前方加滋阴凉血生地黄一味再进14剂。

2013年9月9日三诊：患者症状明显改善，已停药，前来续方，现活动后胸闷气促少发，偶伴胸痛，持续时间较短，休息后可缓解，纳寐可，二便调。舌淡，脉细。现调补疏通为主，前方继进14剂以善后。

病案分析： 本例属心血瘀阻之实证，患者年过半百，中老年人发为胸痹心痛以脏腑虚损、阴阳气血失调为本，以六淫七情之气滞、血瘀、痰浊、寒凝等造成脉络痹阻不通为标，心气不足，鼓动无力，血行滞涩，瘀阻脉络，心脉不畅，"不通则痛"，发为胸痹心痛；其劳则耗气，故常在劳累、活动后反复出现并加重。舌苔薄黄，脉弦略涩均为心血瘀阻之征象。加味丹参饮是化瘀行气止痛之良方，本例中应用此方体现了重视调理气机的思想。黄政德教授认为气通则阳气畅、气达则瘀血去、气畅则痰饮散、气顺则痹结开，故在选用丹参、蒲黄、红花以行血外，根据病情而适当选用檀香、川芎、厚朴等行气理气之品，总以宽胸散结、调畅气机为要。诸药配伍，故有良效。

案二 胸痹心痛（痰瘀互结证）

患者，女，64岁，2012年3月19日初诊。主诉：反复阵发性胸痛4年余，加重10月余。患者既往有脑出血、冠心病、心力衰竭病史。2011年9月外院 ECG 示：① 窦性心律；② 完全性左束支传导阻滞；③ 继发性加原发 ST-T 改变。现症见：阵发性胸闷，活动后气促，持物不稳，双腿乏力，易感冒、纳寐可，二便调，舌暗苔薄白，脉细数。BP：130/50mmHg。

西医诊断： ① 冠心病不稳定型心绞痛；② 慢性心力衰竭；③ 脑出血后遗症期。

中医诊断： 胸痹心痛。

辨证： 痰瘀互结。

治法： 养阴活血，化痰祛瘀。

处方： 加味丹参饮合瓜蒌薤白半夏汤加减。

瓜蒌15g，法半夏10g，炙甘草15g，桂枝10g，茯苓15g，白术10g，当归10g，五味子5g，赤芍10g，檀香10g，丹参15g。7剂，水煎服，1日1剂，分2次口服。嘱清淡饮食。

2012年3月26日二诊：患者服药后症状大有好转，现症见：心前区疼痛，活动后加重，咳嗽，咳少量白色泡沫痰，夜间盗汗，口干，纳可，夜寐不安，二便调。前方效佳，加薤白10g理气宽胸。继予14剂，水煎服。后随访病情稳定。

病案分析： 本例属痰瘀互结之虚实夹杂之证候。年老体衰、饮食不节、情志内伤等都可导致本病的发生。根据张仲景在《金匮要略·胸痹心痛短气病脉证治第九》中的观点，本病的病机可以概括为"阳微阴弦"，该患者之胸痹心痛属上焦阳虚，阴邪上乘，胸阳闭塞，不通则痛。黄政德教授根据冠心病患者常出现的病因病机，结合中医脏象、气血理论及自己临床实践，倡导益气养阴活血为冠心病的基本治疗原则。本案患者主诉为反复阵发性胸痛4年余，加重10余月伴阵发性胸闷，查其脑出血后时有胸痛，考虑为瘀血阻络。而兼见活动后气促，持物不稳，双腿乏力，易感冒，纳寐可，二便调，舌苔薄白，考虑为阳气亏虚，失于固摄；而脉细数为阴血亏虚之兆。此外患者有咳嗽，痰多质稀，疑为痰瘀互结之证。故辨为胸痹心痛之心阴亏损，痰瘀互结证。治宜养阴活血，化痰祛瘀，方选加味丹参饮合瓜蒌薤白半夏汤加减化裁。温燥之药虽能温通心脉，但易劫伤心阴，患者心阴已亏，故去薤白、川芎、红花者，以其药性温烈行散太过，耗伤心阴故也。

案三 胸痹心痛（气滞血瘀证）

患者，男，70岁，2012年6月4日初诊。主诉：活动后胸闷胸痛10余年。患者活动后胸闷胸痛已10余年，2012年5月14日于当地医院诊断为：① 冠心病不稳定型心绞痛；② 高血压3级，极高危。经扩张冠状动脉、抗凝血、抗血小板聚集、降脂降压等处理，临床症状改善不明显。现症见：活动后胸闷胸痛，刺痛为主，伴胸胁胀满，纳可，二便正常。舌暗苔黄厚，脉弦。ECG示：① 窦性心律；② V_2-V_4导联ST-T改变。血生化：心肌酶谱未见异常。

西医诊断： ① 冠心病不稳定型心绞痛；② 高血压3级，极高危。

中医诊断： 胸痹心痛。

辨证： 气滞血瘀。

治法： 行气化瘀，通脉止痛，解郁除热。

处方： 加味丹参饮加减。

丹参 15g，川芎 15g，红花 10g，生地黄 15g，当归 10g，柴胡 10g，薏苡仁 20g，牛膝 20g，黄芩 6g，甘草 3g。7 剂，水煎服，1 日 1 剂，分 2 次口服。嘱清淡饮食。

2012 年 7 月 9 日二诊：患者服药后症状明显缓解，但药后复发，活动后出现胸部刺痛，气短乏力，头晕，口干，夜寐欠安，纳可，二便调。舌红苔少，脉弦细。辨证为气阴两虚证，治宜益气养阴、活血通络。方用炙甘草汤合加味丹参饮加减。炙甘草 25g，西洋参 15g，桂枝 10g，生地黄 15g，玄参 10g，丹参 15g，当归 10g，红花 5g，川芎 10g，五味子 5g，酸枣仁 10g，厚朴 10g。14 剂，水煎服，1 日 1 剂分 2 次口服。

服药后症状明显缓解，遂未再次前来就诊。

病案分析： 沈金鳌在《杂病源流犀烛·心痛源流》中云："夫心主诸阳，又主阴血，故因邪而阳气郁者痛，阳虚而邪胜者亦痛，因邪而阴血凝注者痛，阴虚而邪盛者亦痛。"阐释本病的病机为本虚标实之证。黄政德教授认为本虚多为气阴两虚，标实多责之痰凝、血瘀、气滞，其原因多与现代人生活节奏过快工作劳累，终日少动，饮食作息规律紊乱相关。工作劳累而少动之人体质多见气虚气滞，"气为血之帅"，气虚则推动无力而致血瘀；随着生活水平提高，现代人多食肥甘厚腻，致脾胃受损运化失常，痰浊内生，阻滞脉道；脾为湿困，生化不足，或年老体衰肾虚不荣，致心血不足而见阴虚诸症。本案患者以胸部闷痛、刺痛为主，且胸胁胀满，脉弦，为气滞血瘀之象。因患者病程日久，瘀滞化热，可见舌苔黄厚。血与气关系密切，不可须臾相离，气行则血行，气滞则血凝，故予加味丹参饮活血化瘀，加柴胡行气除胀，并助血行。因有郁热之象，加清热燥湿之黄连、胜湿清热之薏苡仁、引火下行之牛膝，从上中下三焦清热解郁。二诊时虽诸症皆有好转，但仍有胸部刺痛之瘀血未尽之象，另见气短乏力、头晕口干、夜寐欠安，结合舌脉可辨证为气阴两虚证，多为胸痹心痛久病之后的表现；因痰瘀久滞，郁而化热，耗伤气血精液。治宜益气养阴，活血通络，处方之以炙甘草汤合加味丹参饮加减。加味丹参饮是黄教授治疗胸痹心痛的常用方剂，十分切合胸痹心痛病"心脉痹阻"的病机。而炙甘草汤则是《伤寒论》治疗"心动悸、脉结代"的名方，其证是由伤寒汗、吐、下或失血后，或杂病阴血不足，阳气不振所致。阴血不足，血脉无以充盈，加之阳气不振，无力鼓动血脉，脉气不相接续，故脉结代；阴血不足，心体失养，或心阳虚弱，不能温养心脉，故心动悸。治宜滋心阴，养心血，益心气，温心阳，以复脉定悸。黄教授取两方相合而加减，方中重用炙甘草甘温益气，通经脉，利血气，缓急养心；以西洋参易人参，合生地黄气阴双补，生津止渴，并可防桂枝辛香走窜太过；五味子益气生津除烦，虚烦不寐加酸枣仁宁心安神，阴虚烦渴加玄参滋阴降火；加味丹参饮活血通络，祛瘀生新。全方既可甘温，益气养阴，又可辛香，活血通络，温而不燥，滋而不腻，故而取效。

第五章

肾系病证

第一节 水肿

水肿是指因感受外邪，饮食失调，或劳倦过度等，使肺失宣降通调，脾失健运，肾失开阖，膀胱气化失常，导致体内水液潴留，泛滥肌肤，以头面、眼睑、四肢、腹背，甚至全身浮肿为临床特征的一类病证。水肿初起多从眼睑开始，继则延及头面、四肢、腹背，甚者肿遍全身，或先从下肢足胫开始，然后及于全身。轻者仅眼睑或足胫浮肿，重者全身皆肿，肿处皮肤绷急光亮，按之凹陷即起，或皮肤松弛，按之凹陷不易恢复，甚则按之如泥。如肿势严重，可伴有胸腹水而见腹部膨胀，胸闷心悸，气喘不能平卧等症。西医学中的急慢性肾小球肾炎、肾病综合征、继发性肾小球疾病等均属于本病范畴，可参照本节辨证论治。

早在《黄帝内经》已有对"水肿"的症状、病因病机、病位和主要类证鉴别的重要阐述，认为其病因有劳汗当风、邪客玄府、饮食失调、气道不通等；病机与肺、脾、肾、三焦等有关，其中尤重"以肾为本"；治法方面提出要衡量轻重缓急，采取发汗、利尿、荡逐水积等方法，《素问·汤液醪醴论》中的"平治于权衡，去菀陈莝……开鬼门，洁净腑"为后世认识该病奠定了理论基础。张仲景在《金匮要略·水气病脉证并治第十四》中将水气病分为风水、皮水、正水、石水以及黄汗，并对"五脏水"的辨证作了专条论述。在治则上提出"诸有水者，腰以下肿当利小便，腰以上肿当发汗乃愈"。其越婢汤、越婢加术汤、防己黄芪汤、防己茯苓汤等方，至今仍广泛运用于临床。元代《丹溪心法·水肿》将水肿分为阴水和阳水两大类，指出"若遍身肿，烦渴，小便赤涩，大便闭，此属阳水……若遍身肿，不烦渴，大便溏，小便少，不涩赤，此属阴水"。这一分类方法至今对指导临床辨证仍有重要意义。明代《医学入门·杂病分类·水肿》提出疮痍可以引起水肿，并记载了"脓疮搽药，愈后发肿"的现象。清代《证治汇补·水肿》归纳总结了前贤关于水肿的治法，认为治水肿之大法，"宜调中健脾，脾气实，自能升降运行，则水湿自除，此治其本也"。同时又列举了水肿的分治六法：治分阴阳、治分汗渗、湿热宜清、寒湿宜温、阴虚宜补、邪实当攻。清代唐容川在《血证论·阴阳水火气血论》指出"水火气血，固是对子，然亦互相维系。故水病则累血……瘀血化水，亦为水肿，是血病而兼水也""又有瘀血流注，亦发肿胀者，乃血变成水之证"。发展了瘀血致肿学说，为完善水肿的病因学说和辨证论治作出了重要贡献。

病因病机特点

人体水液的运行，有赖于气的推动，脾气的升化转输，肺气的宣降通调，心气的推动，肾气的蒸化开阖。脏腑功能正常，则三焦发挥决渎作用，膀胱气化畅行，小便通利，继而维持正常的水液代谢。若因外感风寒湿热之邪，水湿浸渍，疮毒浸淫，饮食劳倦，久病体虚等导致上述脏腑功能失调，三焦决渎失司，膀胱气化不利，体内水液潴留，泛滥肌肤，即可发为水肿。上述各种病因，有单一致病者，亦有兼杂而致病者，从而使病情趋于复杂。本病的病位在肺、脾、肾三脏，与心有密切关系。基本病机是肺失宣降通调，脾失转输，肾失开合，三焦决渎失司，膀胱气化失常，导致体内水液潴留，泛滥肌肤。病理因素为风邪、水湿、疮毒、瘀血。

在发病机制上，肺主一身之气，有主治节、通调水道、下输膀胱的作用。风邪犯肺，肺气失于宣降，不能通调水道，风水相搏，发为水肿。脾主运化，有布散水精的功能。外感水湿，脾阳被困，或饮食劳倦等损及脾气，造成脾失转输，水湿内停，乃成水肿。肾主水，水液的输化有赖于肾阳的蒸化、开阖作用。久病劳欲，损及肾脏，则肾失蒸化，开阖不利，水液泛滥肌肤，则为水肿。肺、脾、肾三脏相互联系，相互影响，如肺脾之病水肿，久必及肾，导致肾虚而使水肿加重；肾阳虚衰，火不暖土，则脾阳也虚，土不制水，则使水肿更甚；肾虚水泛，上逆犯肺，则肺气不降，失其宣降通调之功能，而加重水肿。肺脾肾三脏与水肿的发病，是以肾为本，以肺为标，而以脾为制水之脏，诚如《景岳全书·肿胀》所云："凡水肿等证，乃肺脾肾三脏相干之病。盖水为至阴，故其本在肾；水化于气，故其标在肺；水惟畏土，故其制在脾。今肺虚则气不化精而化水，脾虚则土不制水而反克，肾虚则水无所主而妄行。"此外，瘀血阻滞，三焦水道通行不利，往往使水肿顽固难愈。

由于致病因素及体质的差异，水肿的病理性质有阴水、阳水之分，并可相互转化或兼夹。阳水属实，多由外感风邪、疮毒、水湿而成，病位在肺、脾。阴水属虚或虚实夹杂，多由饮食劳倦、禀赋不足、久病体虚所致，病位在脾、肾。阳水迁延不愈，反复发作，正气渐衰，脾肾阳虚，或因失治、误治，损伤脾肾，阳水可转为阴水。反之，阴水复感外邪，或饮食不节，使肿势加剧，呈现阳水的证候，而成本虚标实之证。

水肿转归，一般而言，阳水易消，阴水难治。阳水患者如属初发年少，体质尚好，脏气未损，治疗及时，则病可向愈。若先天禀赋不足，或久病，或病后拖延失治，导致正气大亏，肺、脾、肾三脏功能严重受损，后期影响到心、肝，则难向愈。若水邪壅盛或阴水日久，脾肾衰微，水气上犯，则可出现水邪凌心犯肺之重证。若病变后期，肾阳衰败，气化不行，浊毒内闭，是由水肿发展为关格。若肺失通调，脾失健运，肾失开阖，致膀胱气化无权，可见小便点滴或闭塞不通，则是水肿转为癃闭。若阳损及阴，造成肝肾阴虚，肝阳上亢，则可兼见眩晕之证。

临证辨治特色

在辨证论治方面，黄政德教授强调以阳水、阴水为纲。阳水多因感受风邪、水湿、疮毒、湿热诸邪，导致肺失宣降通调，脾失健运而成；常见风水相搏证、湿毒浸淫证、水湿浸渍证及湿热壅盛证。阴水多因饮食劳倦、久病体虚等引起脾肾亏虚、气化不利所致；常见脾阳虚衰证、肾阳衰微证和瘀水互结证。并且强调阳水和阴水在一定条件下，可互相转化，需用动态的观点进行辨识。如阳水久延不退，正气日虚，水邪日盛，便可转为阴水；反之，若阴水复感外邪，肺失宣降，脾失健运，肿势剧增，又可表现为以实证、热证为主，而先按阳水论治。此外，黄教授尤其强调气机升降在水肿的发生发展中的重要地位。《素问·灵兰秘典论》曰："肺者，相傅之官，治节出焉。"肺主治节的功能主要体现在气的升降出入能够有序进行。宣发和肃降对于体内水液的运行、输布和排泄起着疏通和调节作用。宣发使水液向上、向外布散，外达皮毛肌腠，并通过汗和呼吸排出体外。肃降使水液向下、向内输送，通过肾和膀胱的气化，化为尿液，排出体外。风为百病之长，常兼他邪侵袭人体，引起肺气向上升宣及向下通降的运动异常，水液输布失常而内停，出现眼睑头面先肿，继而遍及全身。对于肺失宣降导致水肿，可根据风邪所夹杂外邪的性质，及素体虚弱情况进行辨证遣方。脾胃属土居中央，是气机升降之枢纽。脾为阴土，其气宜升，运精微与津液上达；胃为阳土，其气宜降，降食糜与糟粕下行。《素问·至真要大论》曰："诸湿肿满，皆属于脾。"脾虚运化水液的功能减退，必然导致水液在体内的停滞，脾虚不运则水聚为肿。然而单纯健脾，反可致气滞而肿胀愈甚。故黄教授强调应该标本同治，以健脾或温脾之药合渗湿之剂治之。人体津液的正常运行有赖于肝的疏泄功能，肝气调畅，气行则水行，有利于津液的运行。若肝气郁滞，气不行水，则水液输布障碍，水液停聚，此外气滞血瘀还可形成瘀血病理产物，间接引起津液输布障碍，导致水肿。《金匮要略·水气病脉证并治第十四》云："血不利则为水。"瘀血闭阻不通，影响水液的运行，而致水停泛滥为肿。肝气调达还是脾胃气机升降调和的关键，脾对水液转输和布散功能的正常运行依赖肝的疏泄。若肝气失于疏泄则脾胃之气升降异常，水液代谢失常，出现水肿。黄教授认为肝对于水肿发病的影响主要体现在其主疏泄方面，临床上在调肝的同时应重视活血。肝的疏泄功能正常行使，气血调和，气机调达，升降相宜，则水肿可愈。

用药特色

肺主行水，若呼吸肺气壅滞，升降失常，失于宣降，则体内水液运行失常。黄老师临床常用宣肺利水法,即《黄帝内经》所载"开鬼门"之法。临证时根据表证之寒热,搭配散寒或清热药物。如风寒者,可取麻黄汤、麻黄附子细辛汤、麻黄附子甘草汤等;若属风热者,则取越婢汤、越婢加术汤、麻黄连翘赤小豆汤等。脾胃属土居中央,是气机升降之枢纽。因脾虚不运所致水肿,黄老师强调标本同治,以健脾或温脾合渗湿之剂治之,常用香砂六君子汤或防己黄芪汤加减。脾阳虚者,治宜温脾利水,可用实脾饮加减。脾虚夹湿者,治宜健脾渗湿,可用参苓白术散或升阳益胃汤加减。肺、脾、肾脏腑功能失调,水液代谢障碍,湿浊内留,郁而化热,湿热毒泛溢皮下为肿。针对湿热、热毒引起的水肿,黄老师临证常用五味消毒饮合五皮饮、疏凿饮子、八正散、萆薢分清饮、三仁汤、六一散加连翘、板蓝根、蒲公英等。若以下肢水肿,按之凹陷,皮肤不润为其特点;常见烦热口渴,腰膝酸软,手足心热,眩晕耳鸣,遗精,舌红少津或无苔,脉细数;此类患者若阴虚较重者则宜侧重养阴为主以利水,切不可重用利水之剂,以免重伤阴津。黄老师认为临床施治,贵在权衡,不可偏倚,要做到有利有补,补而不滞湿,利而不伤阴,既可清下焦湿热,又可治少阴之源。方如猪苓汤、知柏地黄汤、六味地黄汤加牛膝、车前子之类。症见面浮肢肿,畏寒肢冷,腰腿重痛,神疲乏力,舌体胖有齿印,脉细而无力等;此类患者多为虚中夹实之证,临床常用真武汤合五苓散、附子五苓散等。黄老师临床证实,温肾药若不加利水药则利尿作用不明显,单用利水药效果也较差,两者合用才有显著的利尿效果。若慢性水肿迁延不愈,腹部胀大,腹色灰暗,皮肤增厚,按之坚硬,需运用行气药与利水药配伍。《圣济总录》指出:"三焦有水气者,气滞不通,决渎之官内壅也……治宜导气而行之,气通则水自决矣。"常用方剂如茯苓导水汤等,疏利三焦气机,气行水行,方能收到明显成效。若见水肿顽固难消,日久不愈,或痛有定处,舌质紫暗或有瘀斑、瘀点,属久病入络,久病必瘀;水湿蕴于体内,日久不退,水病及血,致血流不畅而成瘀。黄老师临证处方常以利水药配伍活血化瘀药,常合用益母草、泽兰、桃仁、红花等,以活血利水,达到血行水亦行之意。

案一 水肿(湿毒浸淫证)

陈某,男,18岁,2018年6月4日就诊。主诉:眼睑浮肿1个月。现

病史：患者诉 1 个月前，受凉后发热、咽痛，眼睑浮肿，遂就诊当地医院，口服利尿剂及中药后症状改善不明显，现前来就诊。现症见：眼睑浮肿，按之成凹，晨起明显，纳寐可，小便短赤，大便调。舌尖红苔薄白，脉弦浮。尿常规：尿蛋白（+），白细胞（+）。血压 130/80mmHg。

西医诊断：急性肾小球肾炎。

中医诊断：水肿。

辨证：湿毒浸淫。

治法：宣肺解毒，利尿消肿。

处方：麻黄连翘赤小豆汤合五苓散加减。

蜜麻黄 10g，苦杏仁 10g，连翘 20g，赤小豆 15g，猪苓 15g，茯苓 10g，桂枝 6g，泽泻 10g，丹参 10g，甘草 10g。7 剂，煎服，日 1 剂，早晚 2 次温服。

2018 年 6 月 11 日二诊：患者诉诸症已缓解，原方继服 1 周，水肿消失。

病案分析：水不自行，赖气以动，水肿一证，是全身气化功能障碍的一种表现。本案患者因不慎感邪，邪毒内归脾肺，脾失健运，导致津液气化失常，肺失宣降，水道不能通调，气机升降失常，三焦气化不利，发为水肿。水道不通，久郁化热，故小便短赤。内有水热，故见舌尖红，苔薄白，表邪仍在，故脉弦浮。辨证为风束太阳，湿阻膀胱证。治以宣肺解毒，利尿消肿。正如《素问·汤液醪醴论》云："平治于权衡，去菀陈莝……开鬼门，洁净府。"指出对于水肿病，应用发汗及利小便的治疗方法。黄教授在此案方中用蜜麻黄、苦杏仁辛散表邪，开提肺气以利水湿，麻黄蜜用以敛其辛温之性，伍以苦杏仁取其"辛开苦降"之意，以助肺宣发肃降之功，并使宣肺之力更强，水道通调，气机升降相宜，则水肿可消。连翘、赤小豆清泄湿热。合以五苓散：茯苓、猪苓、泽泻导水下行，通利小便；桂枝辛温解表，通阳化气以行水。水肿壅滞，必当影响气机升降出入，而气为血之帅，故加丹参祛瘀凉血，血行水亦行。甘草调和诸药。诸药合用，外解表邪，内通水腑，畅调气机，清热利湿，表里双解。一般而言，阳水易消，阴水难治，阳水患者如属初发年少，体质尚好，脏气未损，治疗及时，则病可向愈。此案辨证准确，方证相符，以麻黄连翘赤小豆汤合五苓散加减，开鬼门，洁净府，治疗得当，水肿即愈。

案二　水肿（脾肾阳虚证）

张某，女，78岁，2019年4月8日初诊。主诉：反复周身浮肿10余年，再发加重1个月。现病史：患者诉10余年前，反复周身浮肿，气短，乏力，多次在外院住院治疗，诊断为肾病综合征，间断使用激素、利尿剂、中成药等。1个月前，患者诉受凉感冒后上症再发加重，经输液治疗症状改善不明显，遂前来就诊。现症见：周身浮肿，眼睑、双下肢明显。面色萎黄，胸闷脘痞，食少纳呆，腹胀脐冷，精神萎靡，疲乏倦怠，畏寒肢冷，大便量少难解，小便尚可。舌淡胖，苔白滑腻，脉沉细无力。

西医诊断：肾病综合征。

中医诊断：水肿。

辨证：脾肾阳虚。

治法：温阳利水。

处方：济生肾气丸加减。

附子10g，茯苓15g，泽泻15g，山茱萸15g，山药20g，车前子15g，牡丹皮10g，肉桂6g，牛膝15g，熟地黄15g，鸡内金10g，砂仁6g，焦三仙各10g。7剂，水煎服，每日1剂，早晚2次温服。

2019年4月15日二诊：患者服药后浮肿丝毫未见缓解，反而食纳更少，腹部膨胀明显，倦怠懒言。仔细询问，患者嗳气不畅，矢气不通，胸腹困闷，恶心欲吐，四肢沉重，小便清长。此是湿邪弥漫三焦之征。治以理气化湿，开胃进食为首要。方用三仁汤加减。

炒苦杏仁10g，白豆蔻10g，厚朴10g，法半夏10g，淡竹叶10g，莱菔子10g，通草10g，滑石10g，焦三仙各10g，薏苡仁15g，砂仁6g，木香6g，甘草5g，生姜3片，大枣3枚。5剂，少量频服。

2019年4月20日三诊：药后浮肿稍缓解，腹胀明显减轻，食纳较前可。继予前方5剂，并嘱患者少量多次饮食稀烂易消化之品。此后继予前方加减调治15剂后，水肿消失，眼睑、足背可见皱皮。

病案分析：济生肾气丸方中附子温肾助阳而消阴翳为君药；肉桂温肾补火，助膀胱气化，泽泻、车前子利水渗湿，合肉桂、附子温阳利水，标本兼治，共为臣药；茯苓、山药益气健脾，补土制水，熟地黄滋肾填精，可奏"阴中求阳"之功，又制肉桂、附子之温燥，牛膝益肝肾而滑利下行，牡丹皮寒凉清泄，俱为佐药。金方共奏温肾助阳、利水消肿之效。本案初诊失误，在于拘泥于已有诊断，标本未明，思考不周。黄教授认为患者素有脾肾阳虚之征，经输液治疗，寒饮直中，其阳愈虚，其湿愈盛，湿邪弥漫，中焦脾胃失其升清降浊之能，三焦壅滞，水道不通，泛溢肌肤，而成水肿。山茱萸、熟地黄之滋腻，不能受补，误用则有过无功，反添膜胀腹满。经曰："先病而后生中满者治其标。"当从中满考虑，开胃消积，调节脾胃气机升降，疏通三焦。故用三仁汤宣上畅中渗下，加焦三仙、砂仁、木香开胃消食，先治其标。湿邪弥漫日久，脾气不运，所用药物必以轻轻开化，用量宜轻，且忌用滋腻重剂，正所谓"大气一转，其气乃散"，所幸能够及时察明治逆，挽回病势。水肿日久，治疗亦不应拘泥温阳利水，通过理气化湿，调畅气机，疏通三焦，导水湿之邪从二便出，达到消肿的目的。

案三　水肿（水湿内停证）

黄某，男，65岁，2012年4月9日就诊。主诉：双下肢浮肿4个月。患者诉4个月前无明显诱因出现双下肢浮肿，行各种检查，心脏彩超示：① 左心房稍大，左心室肥厚；② 主动脉弹性稍减退；③ 左室顺应性降低。ECG示：① 窦性心律；② 左心房异常。后服利尿剂效果不佳。现症见：双下肢浮肿，时有紧绷感，踝关节尤甚；咳嗽，痰白质黏，口干，小便少，大便可。舌苔白微腻，脉沉小。BP：140/80mmHg。既往史：高血压病史，心脏病病史。

西医诊断：心力衰竭。

中医诊断：水肿。

辨证：水湿内停。

治法：利水渗湿，温阳化气。

处方：五苓散加减。

茯苓15g，白术10g，桂枝15g，猪苓10g，车前子20g，赤芍15g，当归10g，牛膝20g，泽泻15g，附子10g，薏苡仁20g。7剂，水煎服，1日1剂，早晚2次温服。

2012年4月16日二诊：患者诉服上药后症状较前明显有所改善，水肿基本消退，前来续方，纳寐可，小便多，大便正常。药已既效，效不更方，继续上方进 7 剂以巩固。

病案分析：本例病属水肿，辨证为膀胱气化失司，水湿内停证。五苓散为其基本方。膀胱气化失司，故小便不利。水蓄不化，郁遏阳气，气不化津，水湿内盛，泛溢肌肤，则为水肿。口渴是五苓散证另一个核心症状。五苓散证为水蓄于膀胱，体内有大量水液蓄积，从机体水液总量而言，体内并非缺水，焉何口渴？其因有二：一是虽有水停，但所停之水为邪水，机体不能利用；二是因水蓄于下，气化不利，人体正常津液难以均匀布散于口，于是造成邪水蓄于下，津液虚于上，水蓄于下则小便不利，津虚于上则口渴欲饮。此正是五苓散证之临床特征。对此，黄教授认为绝不可用生津之法，而当温阳化气，布散水气，待气化畅通，邪水一去，津液自能均匀布散，而口渴自除。方中重用泽泻，取其甘淡性寒，直达肾与膀胱，利水渗湿。以茯苓、猪苓之淡渗，加用车前子、薏苡仁、牛膝增强其利水渗湿之力。佐以白术、茯苓健脾以运化水湿，转输精津，使水精四布，而不直趋于下。《素问·灵兰秘典论》谓："膀胱者，州都之官，津液藏焉，气化则能出矣。"膀胱的气化有赖于阳气的蒸腾，故方中又以附子配桂枝温阳化气以助利水，且桂枝解表散邪以祛表邪，使表邪从汗而解。发汗与利水相配合，升散与降泄相协同，诸药相伍，甘淡渗利为主，佐以温阳化气、活血化瘀，使水湿之邪从小便而去。

第二节　淋证

淋证是以小便频急，滴沥不尽，尿道涩痛，小腹拘急，痛引腰腹为主要临床表现的一类病证，多因膀胱湿热、肾虚、气化失司、水道不利所致。淋证亦名淋漓、五淋，简称淋。根据其临床表现的不同，又分为热淋、血淋、气淋、石淋、膏淋及劳淋等；根据年龄可分为子淋、老人淋、小儿淋；根据发病急缓，可分为暴淋、卒淋、久淋；根据性别可分为女子淋、男子淋，女子淋又可根据不同时期细分，如孕期称"子淋"，产后称"产后淋"，平常妇女患淋证称为"妇人杂病淋"。西医学的泌尿系感染、泌尿系结石、泌尿系肿瘤、泌尿系结核等疾病当临床表现为淋证时，可参考本节内容辨证论治。

淋证相关的临床表现最先记载于《五十二病方》，书中将小便不利分为"石癃""膏癃""血癃""女子癃"四种。首次将"淋"作为中医病名正式提出的是《黄帝内经》,书中有"淋""淋溲""淋满"等相关记载,譬如《素问·六元正纪大论》提及"凡此阳明司天之政……其病中热胀,面目浮肿,善眠衄衊,嚏欠呕,小便黄赤,甚则淋"。汉·张仲景在《金匮要略·消渴小便不利淋病脉证并治第十三》曰:"淋之为病,小便如粟状,小腹弦急,痛引脐中。"对淋证的临床表现进行了更具体的阐述,并指出淋证病机为"热在下焦"。《中藏经》认为淋证与"五脏不通,六腑不和,三焦痞涩,营卫耗失"均相关,并根据其临床表现开出淋证临床分型的先河,提出"冷、热、劳、气、膏、砂、虚、实八淋"之分。南北朝·姚僧垣所著的《集验方》记载:"五淋者,石淋、气淋、膏淋、劳淋、热淋也。"提出了五淋之名,影响深远,后世多沿袭用。隋·巢元方《诸病源候论·淋病诸候》将淋病分为石淋、气淋、膏淋、劳淋、热淋、血淋、寒淋七类,合诸淋共为八论,并提及"诸淋者,由肾虚而膀胱热故也……肾虚则小便数,膀胱热则水下涩。数而且涩,则淋漓不宣,故谓之淋"。指出淋证的病位在肾与膀胱,其病机以肾虚为本、膀胱热为标。巢氏这种以肾虚为本,以膀胱热为标的病机理论,已为后世所宗。《丹溪心法·淋》强调淋证主要由热邪所致,即"淋有五,皆属乎热",进而提出治疗原则,即"执剂之法,并用流行滞气,疏利小便,清解邪热……心清则小便利,心平则血不妄行"。明·张景岳在《景岳全书·淋浊》中认为对淋证的治疗应"凡热者宜清,涩者宜利,下陷者宜升提,虚者宜补,阳气不固者宜温补命门"。清·程钟龄在《医学心悟·热淋》提及淋证由膀胱经湿热引起,"淋者,小便频数,不得流通,溺已而痛是也。大抵由膀胱经湿热所致,然淋有六种:一曰石淋……二曰膏淋……三曰气淋……四曰血淋……五曰劳淋……六曰冷淋"。清·尤在泾所著的《金匮翼·诸淋》记载道:"初则热淋,血淋,久则煎熬水液,稠浊如膏;如砂,如石也。"指出各种淋证可相互转化,同时强调"开郁行气,破血滋阴"以治疗淋证。时至民国,张锡纯法古不拘,在《医学衷中参西录·治淋浊方》中将淋病分为气、血、劳、砂、膏、寒、毒七类,将华柳毒淋也归入淋病的证类。至此,对淋证的认识日趋全面。

病因病机特点

淋证的发生主要由外感湿热、饮食不节、情志失调、禀赋不足或劳伤久病引起，其病位在肾与膀胱，与肝、脾两脏密切相关。其病机为湿热蕴结下焦，肾与膀胱气化不利。淋证有虚有实，初病多为湿热蕴结，肾与膀胱相表里，肾气的盛衰，直接影响膀胱的气化与开合。淋证日久不愈，热伤阴，湿伤阳，易致肾虚；肾虚日久，湿热秽浊邪毒容易侵入膀胱，引起淋证的反复发作。久病多虚，初病体弱及久病患者，亦可虚实并见。实证多在膀胱和肝，虚证多在肾和脾。

淋证发病多因湿热，湿热多受之于外，亦可由内而生。感于外者，或因下阴不洁，秽浊之邪上犯膀胱；或小肠邪热，或心经火热炽盛，热传膀胱。生于内者，多因过食辛热肥甘之品，或嗜酒过度，酿成湿热，蕴积脾胃，下注膀胱。因膀胱为津液储藏之所，气化有司，水始能出，湿热邪气蕴结膀胱，气化失司，水道不利，遂发为淋证；若湿热之邪侵及膀胱，热气相搏，肝气疏泄不能，甚则血失流畅，脉络瘀阻。《素问玄机原病式·六气为病·热类》说淋"乃热客膀胱，郁结不能渗泄故也"。《证治要诀·淋》论淋证治疗时提出："治法除的然虚冷之外，其余诸证，若用本题药不效，便宜施以调气之剂。盖津道之逆顺，皆一气之通塞为之。"肝郁气滞恼怒伤肝，肝失疏泄，气滞不畅，郁于下焦，致肝气郁结，膀胱气化不利，发为气淋；湿热之邪蕴结日久则耗伤正气，脾肾亏虚久淋不愈，或劳累过度，房事不节，或年老、久病、体弱，皆可致脾肾亏虚。脾虚而中气不足，气虚下陷，则发为劳淋；若肾虚而下元不固，肾失固摄，不能制约脂液，脂液下注，随尿而出，则发为膏淋；若肾虚而阴虚火旺，火热灼伤脉络，血随尿出，则发为血淋；病久伤正，遇劳即发者，亦发为劳淋。

临证辨治特色

淋证实证多为湿热蕴结肾与膀胱，气化不利，虚证多为脾肾亏虚。因此黄政德教授认为，临证应根据淋证类型，审辨虚实，分清标本急缓，结合不同特点，实证予以清利除邪，虚者以益气升提或温肾化气之法；膀胱湿热者，予以清热除湿；血热妄行者，予以凉血止血；气滞血瘀者，予以理气化瘀；砂石结聚者，予以涤除砂石；正虚者，应视其所损脏气而补益之，或滋肾，或补中，或益气养阴；虚实夹杂者，补虚泻实兼顾，或攻补相间而施。

"中气不足，溲便为之变"，故若脾虚则无以运化水湿，水湿内阻，同时阻碍气机运行，气机不畅，日久可致中气下陷，从而导致水道通调功能障碍，加之肾的蒸腾气化失职，膀胱气化功能障碍，引起尿急、尿频、尿痛等发生。黄政德教授认为本病在急性期，不论是初患之泌尿系感染，或是慢性泌尿系感染之急性发作，治疗都应以疏调升降气机，使膀胱气化恢复正常。唐容川《血证论》谓"气与水本属一家，治气即治水""气行水亦行"，故治宜补而升之，况且淋证常反复发作迁延不愈，而致气下陷者，此乃虚也，宜升其气，气升而水自下，故此病虽在下焦但不宜单纯采用清热利湿通淋之法，故黄政德教授在临证中常以补中益气汤为基础加减以祛邪，意取健脾益气，升举清阳，阳气升腾则水湿自化，治病求本，以恢复膀胱的气化功能。

用药特色

内生湿热或湿热之邪由外阴进入体内，蕴结下焦，发为热淋。热淋进展，损伤血络，血溢脉外发为血淋；湿热蕴结，砂石结聚，发为石淋，砂石伤及血络，亦可并发血淋；肝失疏泄，气结下焦，发为气淋。黄政德教授在治疗热淋时，利湿常选猪苓、泽泻、车前子、滑石等药；清热可选瞿麦、萹蓄、淡竹叶、大黄、栀子等药；若湿热伤阴者，加生地黄、牛膝、白茅根以养阴清热；若热毒盛可加黄连、黄柏、金银花、蒲公英、白花蛇舌草等药；素体阴虚者可合用猪苓汤。气淋实证用药，可选小茴香、乌药、青皮、木香等药；虚证可合用黄芪、党参等药。血淋实证用药，可选小蓟、藕节、仙鹤草、茜草、地榆、白茅根等药以凉血止血；血虚可合用当归、川芎、熟地黄等药，合并阴虚加用六味地黄丸加阿胶、龟甲等。石淋用药，可选海金沙、鸡内金、金钱草等药或合用石韦散；若尿道灼热难耐，疼痛难忍则多用选用芍药、甘草等以缓急止痛，亦可选用延胡索、乌药、川楝子、蒲黄、黄连、败酱草等。若过用清利成小便失禁，可选用桑螵蛸、益智、金樱子、山茱萸等药。并常配合苦参、黄柏、侧柏叶、白鲜皮、蛇床子、蒲公英等药水煎熏蒸坐浴以缩短病程，缓解症状，提高疗效，预防复发。

案一 淋证（脾肾气虚证）

患者李某，女，62岁，湖南常德人，2016年7月3日初诊。主诉：反复尿频、尿急 3 年余，加重 20 余天。患者 3 年前因尿频、尿急、尿痛，在当地医院诊断为急性肾盂肾炎，经治疗后病情缓解，期间病情反复发作，均用抗生素控制，但未能彻底治愈，每遇劳累或受凉后即可出现尿频、尿急加重，常伴有小腹拘急引痛，近 20 天来上述症状加重，每日小便行十数次，小便略有浑浊，夜尿五六次，平素神疲乏力，纳差寐一般，大便尚调，舌淡红，苔白，脉沉弱。本院尿常规示：WBC 15～18 个/HP，RBC 0～2 个/HP，中段尿细菌培养可见大肠埃希菌生长。

西医诊断： 慢性肾盂肾炎。

中医诊断： 淋证之劳淋。

辨证： 脾肾气虚。

治法： 健脾益肾，利尿通淋。

处方： 补中益气汤合导赤散加减。

黄芪 15g，党参 10g，白术 10g，山药 15g，当归 10g，柴胡 12g，升麻 10g，生地黄 15g，竹叶 6g，通草 10g，萆薢 10g，萹蓄 10g，白茅根 10g，甘草 6g。共 10 剂，水煎服，1 日 1 剂，早晚分温服用。嘱清淡饮食，保持外阴清洁。

2016 年 7 月 20 日二诊：服药后尿频、尿急、小便不畅、小腹拘急引痛症状皆缓解，但小便浑浊，夜尿 7～8 次，舌脉同前。原方加益智 10g，覆盆子 10g，桑螵蛸 15g。共 14 剂，水煎服，日 1 剂，早晚分温服用。

2016 年 8 月 16 日三诊：小便已清，夜尿 4～5 次。处方：二诊方减萆薢、萹蓄；加熟地黄 15g，巴戟天 15g，山茱萸 15g，肉苁蓉 15g。共 14 剂，水煎服，日 1 剂，早晚分温服用。

病案分析： 本病属泌尿系感染，症见尿频、尿急、小便不畅、小腹拘急引痛，精神疲惫、纳差，劳累受凉后加重，属中医"劳淋"范畴。淋病初起多实证易治，久病虚实夹杂者难治，患者反复使用抗生素多已产生耐药，西医对此无针对性强的治疗药物。本例患者属初病治未彻底，久病伤正，正虚无力祛邪外出，形成下焦湿热之邪留恋不解，新感极易引动痼疾而发。黄政德教授认为患者淋证日久而致气下陷者，此乃虚也，宜升其气，气升而水自下，故此病虽在下焦但不宜单纯采用清热利湿通淋之法，必须补中益气扶正以祛邪，意取健脾益气，升举清阳，阳气升腾则水湿自化，治病求本；方选补中益气汤以治疗劳倦伤脾，中气下陷而用，有升阳举陷之功，其组方之妙，在于用升麻、柴胡为引。升麻发散，不仅升清气又可引甘温之药上升，以补卫气之散，而实其表，故元气不足者，用此于阴中升阳；柴胡味薄气升，主阳气下陷，能引清气上行。因病在膀胱气化不利，清热利湿通淋之导赤散必须兼用，湿浊流注膀胱，故用善入下焦且燥湿化浊之萆薢、萹蓄以祛湿散寒通络，恢复膀胱气化而缓解小腹拘急引痛。因标本兼顾，药已中病，则症状明显减轻，二诊因湿浊仍盛，故加益智、覆盆子、桑螵蛸以加强祛湿温肾固涩之功。三诊病已解十之八九，邪去正虚，故减萆薢、萹蓄，避免久服通淋之品伤正；加熟地黄、巴戟天、山茱萸、肉苁蓉温肾益精，脾肾并补，正气充盛，气化如常，则病愈。

案二 淋证（肝郁肾虚证）

患者张某，男，72岁，湖南长沙人，2016年11月10日初诊。主诉：小便涩痛、频急半年。患者自诉近半年无明显诱因出现小便涩痛、频急，夜尿十数次，未经系统诊治，双踝部可见轻度凹陷性水肿，小腹胀痛，平素情绪急躁易怒，时有口干口苦，纳一般，眠差，大便调。舌质淡红，苔白，脉沉弦。

西医诊断：慢性肾盂肾炎。

中医诊断：淋证之气淋。

辨证：肝郁气滞，肾气不足。

治法：疏肝理气，益肾通淋。

处方：自拟方。

柴胡10g，枳壳10g，香附12g，郁金12g，延胡索15g，桑寄生15g，续断15g，萹蓄10g，瞿麦10g，淫羊藿15g，桑螵蛸15g，菟丝子20g，车前子（包煎）15g，甘草6g。共14剂，水煎服，1日1剂，早晚分温服用。

2016年11月27日二诊：上述症状均见缓解，双踝部凹陷性水肿渐退，夜尿5~6次。舌淡红，苔薄白，脉沉弦。继予上方去萹蓄、瞿麦，加猪苓10g，茯苓15g，山药10g，益智10g，山茱萸10g。共14剂，水煎服，1日1剂，早晚分温服用。

2016年12月16日三诊：小便时疼痛感不明显，夜尿可控制在5次以内，舌脉同前。继予上方7剂巩固疗效，煎服法同前。

病案分析：本病患者以小便涩痛、尿急、尿频为临床表现，故辨病属"淋证"范畴，结合症状及舌脉，可辨病为淋证之气淋。患者平素性情急躁，肝失疏泄，气郁于膀胱，气化不利发病，再加上患者为老年男性，肾气渐衰，气化失常致膀胱气化亦失常，结合舌脉，辨证为膀胱气机不利、肾气不足证。元·朱震亨在《格致余论·阳有余阴不足论》中载："主闭藏者肾也，司疏泄者肝也。"肝主疏泄，疏通三焦、理气，调节水液代谢，对于膀胱气化起着非常重要的作用。黄政德教授用自拟方以升降疏调全身气机，并以益肾通淋，调畅膀胱气机之法，加延胡索、香附理气止痛；桑寄生、续断补益肝肾；桑螵蛸益肾缩尿；萹蓄、瞿麦利湿热通淋；诸药合用，共奏疏调气机、益肾通淋之效。二诊患者小便疼痛症状缓解，但仍水肿，遂去萹蓄、瞿麦，以免苦寒伤阴，加以猪苓、泽泻利尿通淋，益智、山茱萸益肾气而缩尿。三诊患者小便疼痛缓解，夜尿次数减少，故继予上方 7 剂巩固疗效。

案三 淋证（气滞血瘀，热盛伤津证）

患者叶某，女，46岁，湖南益阳人。初诊：2019 年 2 月 1 日。主诉：小便涩痛 1 月余。1 个月前无明显诱因出现排尿涩痛，伴右侧腰痛，呈剧烈绞痛，不能自行缓解，至当地医院做泌尿系彩超检查，提示为肾结石（具体不详），在当地医院予消炎、止痛等对症处理之后，痛稍减，后继续服药，病情无进一步好转。现症见：排尿涩痛，偶有中止，尿中夹有细小砂石，腰痛隐隐，掣及下腹、会阴处，余无特殊不适，纳寐可，大便正常。舌红，苔薄少津，脉弦涩。查体：右侧上腹部按痛，拒按，无反跳痛，右侧腰背叩击痛；本院泌尿系彩超示：① 右侧输尿管上段可见一 0.3cm×0.2cm 的强回声光团伴声影；② 右肾轻度积水。

西医诊断：右侧输尿管结石。
中医诊断：淋证之石淋。
辨证：气滞血瘀，热盛伤津。
治法：行气止痛活血，清热养阴排石。
处方：石韦散加减。

石韦 15g，通草 10g，滑石 10g，当归 15g，王不留行 15g，瞿麦 10g，柴胡 12g，枳壳 15g，白芍 15g，郁金 15g，金钱草 30g，鸡内金 15g，海金沙（包煎）15g，甘草 6g。共 14 剂，水煎服，日 1 剂，早晚分温服用。

2019 年 2 月 15 日二诊：患者复诊时自诉小便涩痛、右侧腰痛均较前缓解，效不更方，继予 14 剂。

2019 年 3 月 1 日三诊：患者复诊时自诉服药后排出 1 绿豆粒大小结石，其余症状消失，复查泌尿系彩超提示结石消失。

病案分析：本病患者以小便涩痛为临床表现，故辨病属"淋证"范畴，结合症状及舌脉，可辨为淋证之石淋，证属气滞血瘀，热盛伤津证。本病多为湿热蕴结，煎熬尿液，日久成石，结石在肾中随尿而下，结石嵌阻，阻滞于输尿管，水道不通，影响气血运行，气滞血瘀，不通则痛。黄政德教授认为其病虽在下焦，然病变不仅与肾、膀胱相关，且与脾、肝之气机升降乃至三焦气化息息相关，故治宜行气止痛活血，清热养阴排石，拟方石韦汤加减。方中石韦、通草、滑石通淋利湿；鸡内金味甘，旨在健胃消食，通淋化石；金钱草甘寒，可利水泻湿，开癃止淋；海金沙清利湿热，通淋止痛，《本草纲目》记载其能治湿热肿满，小便热淋、膏淋、血淋、石淋；郁金为清气利痰、散瘀血之药也，其性轻扬，能散郁滞，顺逆气上达高巅，善行下焦。黄政德教授常用金钱草、海金沙、鸡内金、郁金这"四金"化石排石。当归补血活血，王不留行活血通经，利尿通淋；白芍缓急止痛，可解除输尿管痉挛，扩张输尿管以利排石；再加用柴胡、枳壳行气止痛。诸药合用，从清热除湿、利水通淋、软坚化石、行气活血入手，使顽石应势而消。

第六章

气血津液病证

第一节 汗证

汗证是指由于阴阳失调，腠理不固，而致汗液外泄失常的病证。汗为心之液，属于中医范畴五液之一，汗是阳气蒸腾所致津液从腠理出于体表的代谢产物，汗出是人体正常的生理现象，但当人体的气血、阴阳、津液以及脏腑等生理功能出现异常，或者受外邪影响引起机体皮肤、腠理开阖失司，出现异常出汗，就属于中医的汗证。其中不因天暑、衣厚、劳作及其他疾病，而白昼时时汗出者，称为自汗；寐中汗出，醒来自止者，称为盗汗，亦称为寝汗。临床上以自汗、盗汗二者最为常见，其他尚有头汗、手足汗、半身汗、战汗、狂汗、绝汗、阴汗、腋汗、黄汗等。现代医学中的甲状腺功能亢进、自主神经功能紊乱、神经官能症、风湿热、结核病等所致的自汗、盗汗亦可参考本节辨证论治。

《黄帝内经》对"汗"的论述颇多，并指出了汗的生理、病理、病因病机及治法等，如《灵枢·决气》云："腠理发泄，汗出溱溱，是谓津。"《素问·阴阳别论》云："阳加于阴谓之汗。"《灵枢·寒热病》云："取阴而汗出甚者，止之于阳；取阳而汗出甚者，止之于阴。"指出汗液本为人体津液的一种，经阳气蒸腾通过腠理排泄而出，并认为总的治疗原则是调节阴阳平衡。自汗、盗汗之名均首次见于《伤寒论》，如"风温为病，脉阴阳俱浮，自汗出，身重，多眠睡""太阳病，脉浮而动数……头痛发热，微盗汗出而反恶寒者，表未解也"。并从六经辨证的角度对汗证病因病机、辨证论治进行了相关的阐述，其中涉及汗的条文有上百条之多。自宋元之后，各医家对汗证的探讨日益深入，如宋·朱肱《类证活人书》指出伤寒自汗有"卫不和、伤风、风温、中湿、中暑、阳明病、亡阳、柔痓、霍乱"九种；宋·陈无择在《三因极一病证方论·自汗论治》中对自汗、盗汗进一步作了相关鉴别，即"无问昏醒，浸浸自出者，名曰自汗；或睡着汗出，即名盗汗，或云寝汗。若其饮食劳役，负重涉远，登顿疾走，因动汗出，非自汗也"。并指出其他疾病中表现的自汗，应着重针对病源治疗。金·成无己《伤寒明理论》则将自汗、盗汗的病机归纳为自汗之证，又有表里之别焉，虚实之异焉，"伤寒盗汗者，非若杂病之虚，是由邪气在半表半里使然也"。元·朱丹溪《丹溪心法》对自汗、盗汗的病理属性作了概括，认为自汗属气虚、血虚、阳虚、湿、痰，盗汗属血虚、阴虚。明·张介宾在《景岳全书·汗证》中对汗证作了更系统的整理，认为自汗当属阳虚，盗汗当属阴虚，但"自汗盗汗亦各有阴阳之证，不得谓自汗必属阳虚，盗汗必属阴虚也"。清·叶天士在《临证指南医案·汗》谓："阳虚自汗，治宜补气以卫外；阴虚盗汗，治当补阴以营内。"清·王清任《医林改错》提及："有用补气、固表、滋阴、降火，服之不效，而反加重者，不知血瘀亦令人自汗、盗汗，用血府逐瘀汤。"补充了针对血瘀所致自汗、盗汗的治疗方药。

病因病机特点

汗为心之液，由精气所化，不可泄漏太过。汗出异常究其原因，可分为两大类，一是肺气不足或营卫不和，以致卫外失司而津液外泄；二是由于阴虚火旺或邪热郁蒸，迫津外泄。其病机总属阴阳失调，腠理不固，营卫失和，汗液外泄失常。若感受暑热之邪，或内热久蕴，肺胃热盛，或胃肠积热，内热与风邪相合，熏蒸皮毛，可致腠理开泄而汗出，如《灵枢·营卫生会》曰："人有热……汗则出，或出于面，或出于背，或出于身半。"此即感受热邪迫津外泄的汗证；或素体虚弱，病后体虚，或久咳伤气，使肺气不足，表卫不固，腠理开泄失常致自汗，如《景岳全书·汗证》所指："人以卫气固其表，卫气不固，则表虚自汗，而津液为之发泄也。"《素问·骨空论》曰："风从外入，令人振寒、汗出。"或感受风邪侵袭致使营卫不和，卫外失司，营阴不能内守，不能固摄肌表而见汗出；或因邪热耗伤阴精，以致阴精亏虚，虚火内生，阴精被扰，阴部内守则外泄，并以盗汗为多；饮食不节，嗜酒肥甘，或外感湿热之邪，均可致脾胃运化失司，湿浊内生，郁而化热，湿热熏蒸则见汗出；湿热熏蒸肝胆，胆汁不循常道，浸淫肌肤则可见汗出色黄，即黄汗；或素体禀赋薄弱，或又大病久病之后，阳气衰弱，心阳虚脱，不敛阴液，致亡阳而绝汗出。

其病理性质也有虚实之分，一般自汗多为气虚，盗汗多为阴虚，如虞抟《医学正传》所言："若夫自汗与盗汗者，病似而实不同也。其自汗者，无时而濈濈然出，动则为甚，属阳虚，胃气之所司也；盗汗者，寝中而通身如浴，觉来发知，属阴虚，营血之所主也。"属实证者，多由肝火或湿热郁蒸所致。虚实之间可兼见或相互转化，如邪热郁蒸，久则伤阴耗气，转为虚证；虚证亦可兼有火旺或湿热。虚证之间自汗日久可伤阴，盗汗久延则伤阳，以致出现气阴两虚之候。

临证辨治特色

黄政德教授认为，汗为阴液，与气血密切相关，具有血汗同源、气血同源的生理特征。刘河间云："皮肤之汗孔者，谓泄汗之孔窍也。一名气门，谓泄气之门户也……乃出入升降道路门户也。"说明了汗出与人体气机升降沉浮密切相关。《素问·阴阳别论》云："阳加于阴谓之汗。"张志聪注云："汗乃阴液，由阳气之宣发，而后能充身泽毛……当知汗乃阳气加之余阴液。"肝藏血，为阳中之少阳，肝血温升，温润肌肤分肉，熏蒸机体津液，则汗出；肺主皮毛，朝百脉，通调水道，肺金清敛，机体气机内敛，则汗止，金木两气，升降出入，相互制约，则汗出正常。正如《素问·六微旨大论》所言："亢则害，承乃制，制则生化。"若金水之气不得敛藏，则见诸般亡血、亡汗，皆为不敛。脾胃乃气血生化之源，津血同源，若脾胃亏虚，气血生化乏源，气无所附则气虚发汗，阴血不足则血虚发汗；脾胃为气机升降之枢纽，若脾胃虚弱，升降失司，阴火内生，则见汗出。因此，治汗不离治气血，同时也应顾护气机升调舒畅，行气升降使元气流通诸身，血随气生散布周身，气有血载固摄腠理，玄府开阖有司。

用药特色

黄政德教授通过长期的临床实践，形成了独特的治疗汗证理论，并有较好的临床疗效，其遣方用药主要表现在重视调节气机升降、补养气血、补泄通用、平调寒温等方面。脾胃为人体气血生化之源，津血同源，若脾胃亏虚，气血生化乏源，气无所附则气虚发汗，阴血不足则血虚发汗，黄政德教授治疗此类汗证时常以甘温之剂归脾汤加减，常用药为黄芪、龙眼肉、酸枣仁、白术、当归、人参、茯苓、远志、木香等，旨在益气补血、健脾养心，脾旺则气血生化有源，气旺则血自生，血足则心有所养，则汗证自止。若见心肝火旺灼烁津液，或久病体虚，营阴暗耗，导致机体阴津亏虚，虚火内生，阴精被扰，不能内藏而外泄汗出者，常用青蒿鳖甲汤养阴清热、收敛止汗，常用药包括青蒿、鳖甲、知母、生地黄、牡丹皮、银柴胡、地骨皮等。若见阳气虚弱，卫外不固，汗液外泄者，常用四逆汤加减，常用药包括主要由附片、干姜、桂枝、白芍、黄芪等。此外，由于自汗、盗汗均以腠理不固、津液外泄为共同病变，故可酌加麻黄根、浮小麦、糯稻根、五味子、牡蛎等固涩敛汗之品，以增强止汗的功能。

案一 汗证（卫表不固证）

患者，男，50岁，2017年10月20日初诊，主诉：多汗7天。患者诉半月前因受寒后出现多汗。现症见：汗出明显，尤以胸颈部汗出为甚，活动及进食后尤甚，无手心烦热，时有头痛头胀，腰部冷痛，食纳一般，夜寐可，平素大便偏稀，小便可。舌质淡，边有齿痕，苔薄白，脉沉细弱。

西医诊断： 多汗症。

中医诊断： 自汗。

辨证： 卫表不固。

治法： 升阳固表。

处方： 补中益气汤加减。

黄芪30g，党参15g，白术10g，防风10g，陈皮10g，升麻6g，柴胡9g，当归10g，白芍10g，五味子10g，甘草6g，大枣3枚，共14剂，水煎服，每日1剂，分2次温服。嘱避风寒、清淡饮食。

2017年11月11日二诊：患者诉服上药后汗出症状较前稍缓解，头痛头胀症状较前明显减轻，但仍有汗出。现症见：汗出，以胸部汗出为主，腰部胀痛，食纳可，夜寐欠安，二便调。舌红苔薄白，脉弱。药已既效，效不更方，仍予前方加减，前方去防风、升麻、柴胡，加炒酸枣仁15g，牡丹皮10g，龟甲（先煎）10g，熟地黄15g。共14剂，水煎服，每日1剂，分2次温服。

2017年12月2日三诊：患者症状明显改善，已停药，前来续方，现盗汗症状明显缓解，纳寐可，二便调。舌淡，脉细。前方继予14剂以善后。

病案分析：患者初诊时自诉因受寒后出现自汗，自汗时间较短，看似外感风寒而引起卫阳不固而致汗出，然其以胸部汗出为主，又观其舌脉见舌红，边有齿痕，苔薄白，脉弱。由此可见并非完全因外感所致，而因脾胃不足，使谷气不得升浮，生长之令不行，则无阳以护营卫，故见汗出、腰部冷痛之症。所以黄政德教授用补中益气汤补中益气，方中以黄芪补中气，固表气，且升阳举陷；党参、白术补气健脾，助脾运化，以滋气血生化之源；陈皮理气和胃，使诸药补而不滞；升麻可升阳举陷，助益气之品升提下陷之中气；并加以白芍、防风、五味子、大枣等以加强补中升阳固表之功效，故卫阳得固，头痛愈。患者二诊时仍有汗出，以胸部、腹部汗出为主，腰部胀痛，夜寐欠安，舌红苔薄白，脉弱。表证除，故予前方去防风、柴胡，加熟地黄、龟甲、牡丹皮甘温补益；佐以炒酸枣仁安神。服药后症状明显好转。此案属平素脾胃虚弱，脾不升清，营卫失养，复感风寒，故而汗出，治以补中益气汤加减少量甘温补中药，补阳固表药能补中益气、升阳固表，故诸症减轻，后加少量补血药以止汗，诸症除。

案二　汗证（肝郁脾虚证）

患者，女，52岁，2019年8月23日初诊。主诉：汗多半年余，加重伴夜间心悸10余天。患者半年前无明显诱因出现汗多，尤以夜间为甚，影响睡眠，醒后即止，平时汗多，稍微动作即汗出不止，10余天前出现上述症状加重，伴夜间胸闷汗出，大汗淋漓而至夜寐不安，五心烦热，时有口干口苦，烦躁易怒，偶感腹胀、嗳气，无腰痛腰酸，近3个月来月经周期延长，经量较少，大便时干时稀，小便调，时有夜寐不安，舌质淡体胖大，边齿痕，苔薄白，脉沉细软。心电图示：① 窦性心律，心率（HR）为 67 次 /min；② 正常心电图。

西医诊断：围绝经期综合征。

中医诊断：盗汗。

辨证：肝郁脾虚，营阴不守。

治法：疏肝健脾，固守营阴。

处方：四君子汤加减。

党参 20g，黄芪 20g，白术 20g，干姜 10g，当归 12g，白芍 10g，法半夏 10g，柴胡 10g，枳壳 10g，郁金 15g，陈皮 10g，木香 10g，五味子 10g，炙甘草 5g。共 14 剂，水煎服，每日 1 剂，分 2 次温服。

2019 年 9 月 12 日二诊：汗出、口干诸症皆减，故效不更方，在上方基础上加上柏子仁 10g，煅龙骨 30g，煅牡蛎 30g。服用 10 剂后症状好转，随证加减 2 周后诸证消失。随诊至今未见自汗复发。

病案分析：患者为围绝经期中老年女性，平素性情急躁易怒，肝气郁结，气机不畅，故见口干、口苦，肝气不畅；肝、脾以升为健，肝火旺盛则制约脾气的升清功能，即木壅土郁、木不疏土，致肝脾不调，故见大便时干时稀，汗液黏腻；肝火旺盛，日久入络，煎灼津液，故见津液外泄、盗汗明显；盗汗、五心烦热在临床多辨证为阴虚火旺，营阴不守，虚阳外越之症，但本例患者除了上症尚伴有自汗，动则汗出，舌体胖大，齿痕，脉沉细软等一派脾土虚寒之象，故黄政德教授认为遣方用药不拘泥于滋阴降火之品，方以四君子汤为主方，黄芪、党参、白术补土生金，以温土除湿，燮理中焦，复其升降；伍柴胡、郁金疏肝达木，使肝木温升，而虚火内归，肺金自敛；陈皮健脾益胃，而使补而不滞；佐以辛温之木香健脾行气，佐助陈皮健脾行气之功效，正如《本草求真》所言："木香，下气宽中，为三焦气分要药。然三焦则以中为要……中宽则上下皆通，是以号三焦宜滞要剂。"上药合用以加强行气功效，调达气机；法半夏、白芍降胆胃而佐肺金，煅牡蛎、五味子敛藏浮阳，收敛止汗，故全方疗效甚佳。黄政德教授从脏腑五行、相生相克及气机升降出入论治，诸药合用，以达疏肝健脾、固守营阴之功。

案三 汗证（脾胃虚弱证）

患者，女，66 岁，2018 年 2 月 4 日初诊。主诉：反复盗汗 5 年，再发伴入睡困难 1 个月。患者诉近 5 年以来出现盗汗，以上半身为主，平素怕冷，乏力、偶感腰膝酸软，近 1 个月以来入睡困难，夜寐不安易醒，醒后难以再次入睡，平素大便秘结，3～5 天一次，小便可，食纳一般。舌淡红，苔薄白，脉弱无力。既往否认"甲状腺功能亢进""肺结核"等病史。

西医诊断：多汗症。

中医诊断：盗汗。

辨证：脾胃虚弱，阴火内生。

治法：健脾益胃，甘温除热。

处方：补中益气汤加减。

黄芪 30g，党参 15g，当归 15g，防风 10g，白芍 10g，酸枣仁 20g，木香 10g，陈皮 10g，茯神 10g，煅龙骨（先煎）30g，煅牡蛎（先煎）30g，肉苁蓉 15g，火麻仁 10g，甘草 6g，大枣 3 枚。共 14 剂，水煎服，每日 1 剂，分 2 次温服。嘱避风寒、忌酒肥甘。

2018 年 2 月 20 日二诊：患者诉服上药后症状明显缓解，现症见：仍有盗汗，以头汗尤甚，夜间醒时自觉口干口苦，腰膝酸软明显好转，大便 1 日 1 次，小便可，夜寐欠佳，食纳可。舌象同前，脉细弱。仍予前方加减。予前方去陈皮、木香、黄芪，加太子参 30g，麦冬 15g，五味子 10g，墨旱莲 10g，石斛 10g。共 14 剂，水煎服，每日 1 剂，分 2 次温服。

2018 年 3 月 8 日三诊：患者诉服上药后诸症皆减，稍有盗汗、口干，继予 10 剂巩固疗效。

病案分析：患者为老年妇女，初诊时以盗汗 5 年余为主诉。黄政德教授认为，女子以血为本，年老则血海亏虚，脾胃虚弱则气血生化不足，升降失调则上下不能交通，心阳不能下潜以温肾水，故见腰膝酸软；肾水不能上涵心阳则夜寐不安；盗汗日久，则津液亏虚，大便秘结。究其病因病机的关键在脾胃亏虚，升降失常，故用补中益气汤加减以健脾益胃，调和阴阳，润肠通便，甘温除热。方中重用甘温黄芪、党参为君以补益脾胃；酸枣仁宁心安神、敛汗，茯神宁心安神，煅龙骨、煅牡蛎平肝安神，收敛固涩，四药合用以达潜藏心火、宁心安神之功。肉苁蓉、火麻仁补肾助阳，润肠通便；当归补血和血，而润肠通便，三药合用共奏补肾助阳、补血和血、润肠通便之功效。防风升清燥湿以健脾；白芍养血柔肝，土中泻木，使肝气不滞，疏泄正常，则脾胃升降相因；陈皮健脾益胃，而使补而不滞，木香健脾行气，佐助陈皮健脾行气，少佐甘草、大枣健脾，调和诸药。服上药后症状明显缓解，腰膝酸软较前缓解，大便调，但仍有盗汗，夜寐欠安的症状，且见夜间醒时自觉口干口苦，故前方去陈皮防气行太过伤津耗液，久病正虚之人不宜峻补，而太子参为补气药中的清补之品，兼养阴生津之功，所以用药效缓和的太子参与甘寒养阴、清热生津之麦冬，敛肺生津、宁心安神之五味子三药共用，取生脉散之功，共奏养阴生津之功，再加上甘寒之墨旱莲、石斛益肾敛汗。此案因脾胃虚弱，气机升降失调，中焦郁而生火，阴阳失调，心肾不交，上热下寒，而致上半身盗汗为主的病症，治以补中益气汤加甘淡之品，再行益胃生津，升清阳之举，使升举有源，浊阴自降，脾胃升降相因，诸症自愈。

第二节　消渴

消渴是由先天禀赋不足、饮食不节、情志失调、劳倦内伤等导致阴虚内热，以多饮、多尿、乏力、消瘦或尿有甜味为主要症状的病证。西医学的糖尿病属于本病范畴，可参照本病辨证论治；其他具有多尿、烦渴的临床特点，与消渴病有某些相似之处的疾病或症状，如尿崩症等，亦可参考本病辨证论治。

《素问·奇病论》首先提出消渴之名。根据病机及症状的不同，《黄帝内经》还有消瘅、肺消、膈消、消中等名称的记载，认为五脏虚弱、过食肥甘、情志失调是引起消渴的原因，而内热是其主要病机。《素问·腹中论》中强调"热中消中，不可服膏粱、芳草、石药"等，指出本病应禁食燥热伤津之品。东汉·张仲景《金匮要略》立专篇讨论，认为胃热、肾虚是消渴的主要病机，并最早提出白虎加人参汤、肾气丸、文蛤散等治疗方药。隋·巢元方《诸病源候论·消渴候》明确指出了本病易发痈疽和水肿。唐·孙思邈《备急千金要方》强调生活调摄对消渴的治疗意义，首次提出节制饮食、劳欲者，"虽不服药而自可无他"。唐·王焘《外台秘要·消中消渴肾消》最先记载了消渴病小便甜，并以此作为判断本病是否治愈的标准，同时论述了"焦枯消瘦"是本病的临床特点。在并发症方面，金·刘完素在《宣明论方·消渴总论》中有进一步的论述，言消渴一证"可变为雀目或内障"。此外，元·张子和《儒门事亲·三消论》也云"夫消渴者，多变聋盲、疮癣、痤痱之类""或蒸热虚汗，肺痿劳嗽"。刘完素、张子和等发展了宋代提出的"三消"理论，提倡"三消"燥热学说，主张治当以清热泻火、养阴生津为要。元·朱震亨《丹溪心法》则指出，治消渴应以"养肺、降火、生血为主"。明清时期进一步深化了脾肾在消渴中的地位，强调命门火衰不能蒸腾水气而致口渴溲多，故治多注重健脾益气以复阴生津，补益命门以蒸液润燥。在临床分类方面，明·戴思恭《证治要诀》明确提出上、中、下之分类。明·王肯堂《证治准绳·消瘅》对三消的临床分类做了规范，即"渴而多饮为上消（经谓膈消），消谷善饥为中消（经谓消中），渴而便数有膏为下消（经谓肾消）"。明清至现代，中医学对消渴的治疗原则及方药，有了更多更为广泛深入的研究。

病因病机特点

消渴病机主要在于阴津亏损，燥热偏盛，阴虚为本，燥热为标。肺、胃、肾为主要病变脏腑，尤以肾为关键。三脏之间，既互相影响又有所偏重。如《医学纲目·消瘅门》云："盖肺藏气，肺无病则气能管摄津液，而津液之精微者，收养筋骨血脉，余者为溲。肺病则津液无气管摄，而精微者亦随溲下，故饮一溲二。"肺为水之上源，敷布津液，燥热伤肺，则津液不能敷布而直趋下行，随小便排出体外，故小便频数量多；肺不布津则口渴多饮。胃主腐熟水谷，脾主运化，为胃行其津液。燥热伤脾胃，胃火炽盛，脾阴不足，则口渴多饮，多食善饥；脾气虚不能转输水谷精微，水谷精微下流注入小便，则小便味甘；水谷精微不能濡养肌肉，则形体日渐消瘦。肾为先天之本，寓元阴元阳，主藏精。肾阴亏虚则虚火内生，上燔心肺则烦渴多饮，中灼脾胃则胃热消谷。肾失濡养，开阖固摄失权，则水谷精微直趋下泄，随小便而排出体外，故尿多味甜。病变脏腑常相互影响，如肺燥津伤，津液敷布失调，可导致脾胃失去濡养，肾精不得滋助；脾胃燥热偏盛，上可灼伤肺津，下可耗伤肾阴；肾阴不足则阴虚火旺，亦可上灼肺胃，终致肺燥胃热肾虚，故"三多"之症常可相互并见。

消渴病日久，易发生以下病变。一是阴损及阳，导致阴阳俱虚。阴虚为本，燥热为标是消渴基本病机特点，由于阴阳互根，若病程日久，阴损及阳，可致阴阳俱虚，其中以肾阳虚及脾阳虚较为多见。严重者可因阴液极度耗损，虚阳浮越，而见烦躁、头痛、呕恶、呼吸深快等症，甚则出现昏迷、肢厥、脉细欲绝等阴竭阳亡危象。二是病久入络，血脉瘀滞。消渴病是一种病及多个脏腑的疾病，气血运行失常，阴虚内热，耗伤津液，又可导致血行不畅、血脉瘀滞。

消渴病病变影响广泛，涉及多个脏腑，未及时医治以及病情严重的患者，常可并发其他多种病证。如肺喜润恶燥，肺失濡养，日久可并发肺痨；肾阴亏损，肝失濡养，肝肾精血不足，不能上承耳目，可并发圆翳内障、雀目、耳聋等；燥热内结，脉络瘀阻，毒蕴成脓，可发为疮疖痈疽；阴虚燥热，血脉瘀滞，可致胸痹，脑脉闭阻或血溢脉外，可发为中风等。

临证辨治特色

《医学心悟·三消》载"治上消者，宜润其肺，兼清其胃""治中消者，宜清其胃，兼滋其肾""治下消者，宜滋其肾，兼补其肺"。可谓深得治疗消渴之要旨。故黄政德教授临床治疗消渴病，重视肺、脾胃、肾等多脏腑同调，以平衡阴阳，调畅气机。《金匮要略·水气病脉证并治第十四》曰："阴阳相得，其气乃行，大气一转，其气乃散。"脾胃为气机升降之枢纽，能够平衡阴阳、维持五脏六腑气机升降，防止脏气的太过与不及，以达到"气归于权衡"。若脾胃升降功能失常，脾不升、胃不降，阳郁而化阴火；肝木不升，气郁于体内，日久而化火；心火不降，阳亢于上而为火；三焦之相火不升、胆之相火不降，使气机郁阻，所谓"气有余便是火"；肾水不足，阴不制阳，而致虚火上浮；脾胃功能失司，不能下滋肾水，使水不济火，火不归原。《内外伤辨惑论·饮食劳倦论》言："故脾胃之证，始得之则气高而喘，身热而烦，其脉洪大而头痛，或渴不止，皮肤不任风寒而生寒热。盖阴火上冲，则气高而喘，身烦热，为头痛，为渴，而脉洪大；脾胃之气下流，使谷气不得升浮，是生长之令不行，则无阳以护其荣卫，不任风寒，乃生寒热，皆脾胃之气不足所致也。"而脾升胃降失常，导致肺脾肾气机失调，发为消渴。黄政德教授临床常以李东垣补中益气汤加减治疗消渴病。补中益气汤重在补中益气，升阳举陷；主治脾胃气虚证、气虚下陷证、气虚发热证。罗美在《古今名医方论·卷一》对补中益气汤方药进行了详细的说明："凡脾胃一虚，肺气先绝，故用黄芪护皮毛而闭腠理，不令自汗；元气不足，懒言气喘，人参以补之；炙甘草之甘以泻心火而除烦，补脾胃而生气。此三味，除烦热之圣药也。佐白术以健脾；当归以和血；气乱于胸，清浊相干，用陈皮以理之，且以散诸甘药之滞；胃中清气下沉，用升麻、柴胡气之轻而味之薄者，引胃气以上腾，复其本位，便能升浮以行生长之令矣。补中之剂，得发表之品而中自安；益气之剂，赖清气之品而气益倍，此用药有相须之妙也。"

用药特色

在具体组方遣药时，黄政德教授每每谨守病机，辨证论治，处处注意气机的升降协调，顾护脾胃。黄政德教授认为脾胃若是升降逆乱，则清不升和浊不降两方面的症状均会有所体现。用药时若是唯有升清，恐浊难降；若单纯降逆，清气亦有不升之虞，唯有升降同调，方能脾胃和调，阴平阳秘。然升降之中，黄教授又强调以升为主，只因脾体阴用阳，以升为健，只有脾之阳气充足，才能正常生化，布散谷气，滋养元气，生机勃发。脾气一升，则胃气相对下降，阴阳得以升降协调。因此，对于脾胃升降失常者，黄政德教授喜用升麻、葛根、柴胡等具有升提阳气作用之药，并善用风药，其有走窜善行而助阳气升发之效，且风能胜湿，如荆芥、防风、桔梗、羌活、独活、薄荷之品，亦常用茯苓、泽泻等下降湿浊。若口渴明显，口舌干燥者，加天花粉、生地黄、麦冬、玉竹等生津降火。若气短汗多者，加人参、黄芪、党参等升提肺气。若食少腹胀者，加神曲、山楂、麦芽、枳实、莱菔子等消食导滞。若多食易饥，形体消瘦者，加生石膏、知母、竹叶、牛膝等清热降火。若头晕眼花，失眠多梦者，加酸枣仁、白芍、龙眼肉等养血安神。若腰膝酸软，五心烦热者，加熟地黄、山茱萸肉、知母、黄柏等滋阴降火。若畏寒肢冷，阳痿或月经不调者，加山药、附子、桂枝、干姜等补肾助阳、引火归原。

案一　消渴（肝郁脾虚证）

患者，45岁，女性，2019年8月6日初诊。主诉：口干口苦1年余。患者于1年前因持续情绪低落后出现口干口苦，半年前单位体检发现空腹血糖升高，未予重视，未行治疗，半年来体重明显减轻，为寻求中医治疗特来就诊。现症见：口干口苦，饮水较多，神疲乏力，无头晕头痛、胸闷气促，体质瘦弱，无恶寒发热、自汗盗汗，纳少，胃脘闷胀，食后则甚，偶有胁肋部隐痛，情绪不稳定，寐差多梦，大便溏结不调，小便尚可，舌红少苔，脉细弦。检查空腹血糖6.7mmol/L，餐后2h血糖7.6mmol/L。

西医诊断：空腹血糖受损。

中医诊断：消渴。

辨证：肝郁脾虚。

治法：疏肝健脾，生津止渴。

处方：一贯煎合补中益气汤加减。

当归10g，生地黄15g，北沙参10g，麦冬10g，川楝子10g，柴胡10g，黄芪15g，党参10g，白术10g，陈皮15g，葛根20g，甘草6g，神曲15g，山楂10g。7剂，水煎服，1日1剂分2次口服。嘱低糖饮食，保持心情愉悦，勿暴怒或抑郁。

2019年8月13日二诊：患者服上药后症状较前明显好转，口干口苦明显缓解，神疲乏力大减，纳食一般，胃脘稍胀，胁肋部隐痛已无，近期情绪控制较好，寐一般，多梦，大便溏结不调，小便调，舌红少苔，脉细。空腹血糖：6.4mmol/L。药已见效，效不更方，患者夜寐多梦，前方加白芍15g，酸枣仁10g，再进14剂。

2019年8月27日三诊：患者症状明显改善，口干口苦明显缓解，基本已无，无神疲乏力，纳食较前明显改善，无胃脘胀闷，大便便质稍软，小便调，舌质淡苔薄白，脉缓。空腹血糖：5.8mmol/L。守方巩固，前方继进14剂以善后。

病案分析：消渴是以多饮、多尿、乏力、消瘦或尿有甜味为主要症状的病证。本案患者以口干口苦为主症，饮水较多，且体质瘦弱，神疲乏力，故中医辨病为消渴。又见纳少，胁肋部疼痛，情绪不宁，舌红少苔，脉细弦等症，辨证为肝郁脾虚证。《外台秘要·卷十一》认为消渴患者为"悲哀憔悴，伤"。《临证指南医案·三消》言:"心境愁郁,内火自燃,乃消证大病。"患者情绪不宁,肝气郁结,肝失疏泄,则见口苦,肝气郁滞则胁肋部疼痛,肝郁化火伤阴,肝阴不足则失眠多梦、舌红少苔、脉细弦;肺为水之上源,主敷布津液,若木火刑金,燥热伤肺,则津液不能敷布而口渴多饮;肝气横逆犯脾,脾气升清、胃气降浊功能失调,则有纳少、胃脘胀闷、大便溏结不调。因此黄政德教授治疗重在疏肝健脾,调理脾胃气机,故以一贯煎滋阴疏肝,补中益气汤益气健脾,气机调畅则津液生成输布趋向正常。方中当归养血润燥,生地黄、北沙参、麦冬滋阴生津,葛根生津止渴,川楝子、柴胡疏肝行气,黄芪、党参、甘草健脾益气,白术、陈皮健脾祛湿,神曲、山楂开胃消食。诸药合用,共奏疏肝健脾、生津止渴之效。用药精当,故效如桴鼓,二诊时,患者诸症皆减,效不更方,守方再进,夜寐多梦,原方加白芍、酸枣仁滋阴养血安神。三诊时,患者空腹血糖已经正常,临床症状都大为缓解,故继续以二诊方巩固疗效。

案二 消渴(脾气亏虚证)

患者,45岁,男性,2021年1月18日初诊。主诉:反复口干2年余,加重7天。患者于2年前因长期嗜食肥甘厚味,加之过度劳累出现口干,体重明显下降,遂前往医院就诊,经检查空腹血糖、餐后2h血糖、口服葡萄糖耐量试验等,诊断为2型糖尿病,随后通过口服二甲双胍片降血糖,平时血糖控制较理想。7天前因工作劳累后出现口干明显,饮不解渴,故来就诊寻求中医治疗。现症见:口干,夜间明显,饮不解渴,形体消瘦,无头晕头痛,疲劳乏力,易汗出,无盗汗,无恶寒发热,纳食可,夜寐一般,大便溏,小便尚可,舌淡红苔白,脉弱。

西医诊断: 2型糖尿病。

中医诊断: 消渴。

辨证: 脾气亏虚。

治法: 益气健脾,生津止渴。

处方: 补中益气汤加减。

黄芪20g,白术10g,陈皮10g,茯苓15g,党参10g,当归10g,防风10g,升麻15g,葛根15g,甘草9g。7剂,水煎服,1日1剂分2次口服。

嘱低糖饮食，勿过度劳累。

2021年1月25日二诊：患者服上药后症状较前明显好转，口干减轻，但仍夜间明显，疲劳乏力缓解，稍有汗出，纳寐尚可，大便稀，小便调，舌质淡苔薄白，脉缓。药已既效，效不更方，因患者夜间口干明显，前方加玉竹15g，天花粉15g，再进7剂。

2021年2月1日三诊：患者症状明显改善，口干明显缓解，精神状态较前明显改善，无疲劳乏力，纳寐可，大便稍稀，小便调，舌质淡苔薄白，脉缓。守方巩固，前方继进14剂以善后。

病案分析：本案患者以口干为主症，且饮不解渴，形体消瘦，故中医辨病为消渴。《素问·奇病论》记载："帝曰：有病口甘者，病名为何？何以得之？岐伯曰：此五气之溢也，名曰脾瘅。夫五味入口藏于胃，脾为之行其精气，津液在脾，故令人口甘也。此肥美之所发也。此人必数食甘美，而多肥也。肥者令人内热，甘者令人中满，故其气上溢，转为消渴。"患者又见疲劳乏力、消瘦、舌质淡苔白、脉弱等症，辨证为脾气亏虚证。脾气虚，津不上承则口干，清气不升反下陷则大便溏，如《素问·阴阳应象大论》曰："清气在下，则生飧泄。"脾虚无以运化水液则饮不解渴。故黄政德教授治以益气健脾，生津止渴，通过恢复脾气升清功能，使津液输布正常。方中黄芪、党参合甘草健脾益气，葛根合升麻升举阳气，白术合陈皮、茯苓健脾祛湿，则脾气得补，脾气升发，清气上升，湿浊下降，气机升降恢复正常；黄芪、党参合当归生津养血，葛根生津止渴，津液得复，则口干可解；白术合防风益气止汗，防治津液过度流失。诸药配伍得当，故疗效甚佳。二诊时，口干减轻，但仍有夜间口干明显，余症皆减，故守方再进，在原方上加玉竹、天花粉滋阴生津而止渴。三诊时患者诸症都得到了缓解，是以守方巩固疗效。

案三 消渴（脾肾两虚证）

患者，65岁，男性，2022年5月17日初诊。主诉：夜尿多1年余。患者于1年前无明显诱因出现夜尿增多症状，严重影响睡眠和生活质量，故来寻求中医治疗。现症见：夜尿频多，每晚达7~8次，白昼小便亦多，疲劳乏力，无恶寒发热、自汗盗汗，口渴多饮，纳一般，夜寐差，白日嗜睡，大便稀溏，腰膝酸软，畏寒肢冷，舌淡红苔白，边有齿痕，脉沉弱。既往有2

型糖尿病史5年，口服二甲双胍片降血糖，血糖近期控制较好。

西医诊断：2型糖尿病。

中医诊断：消渴。

辨证：脾肾两虚。

治法：健脾补肾，益气固涩。

处方：补中益气汤合金匮肾气丸加减。

党参10g，黄芪20g，白术10g，茯苓15g，升麻15g，陈皮10g，熟地黄15g，山药15g，山萸肉10g，泽泻10g，制附片（先煎）10g，甘草6g。7剂，水煎服，1日1剂分2次口服。嘱低糖饮食，勿过度劳累。

2022年5月24日二诊：患者服上药后症状较前明显好转，夜尿次数明显减少，每晚4~6次，白昼小便次数稍减，疲劳乏力、白日嗜睡缓解，口渴多饮，四肢欠温，纳一般，夜寐较差，大便稀，舌淡红苔白，边有齿痕，脉沉。药已既效，效不更方，因患者仍口渴多饮、四肢欠温，前方加石斛15g，菟丝子15g，再进14剂。

2022年6月8日三诊：患者症状明显改善，夜尿次数进一步减少，每晚2~3次，白昼精神状态较前明显改善，无嗜睡，无疲劳乏力，四肢渐温，无畏寒，纳寐可，大便稍稀，舌淡红苔薄白，边有齿痕，脉缓。守方巩固，前方继进14剂以善后。

病案分析：本案患者出现夜尿频，白昼小便亦多，疲劳乏力，口渴多饮，故辨为消渴病。大便稀溏、腰膝酸软、畏寒肢冷、齿痕舌、脉沉弱是脾肾两虚之征象。《严氏济生方·消渴门》曰："消渴之疾，皆起于肾。"《景岳全书·命门余义》言："然命门为元气之根，为水火之宅。五脏之阴气，非此不能滋。五脏之阳气，非此不能发。"肾之阴精不足，可见口渴、腰膝酸软，肾阳虚则畏寒肢冷、尿频量多、嗜睡，脾阳不足则大便稀、纳食不佳。故黄政德教授以补中益气汤合金匮肾气丸加减，通过升举脾肾之阳，达脾肾双补之功，先天、后天之本互滋互助，脏腑阴阳协调，使气机畅通。方中党参、黄芪、甘草、白术健脾益肺，升麻升举阳气，制附片温肾助阳，熟地黄滋阴补肾，山药、山萸肉益气补肾缩尿，使气机上下以助阳；茯苓、陈皮健脾祛湿，泽泻祛湿泄浊，通过疏利气机引湿浊下行。是以诸药合用，达健脾补肾，益气固涩之效。二诊时，夜尿次数明显减少，疲劳乏力、白日嗜睡也得到缓解，仍有口渴多饮、四肢欠温，故在原方基础上加石斛滋阴生津止渴，加菟丝子温肾助阳。三诊时患者诸症都得到了缓解，是以守方以期巩固疗效。

第三节 虚劳

虚劳又称虚损，是以脏腑亏损，气血阴阳虚衰，久虚不复成劳为主要病机，以五脏虚证为主要临床表现的多种慢性虚弱证候的总称。临床多个系统的多种慢性消耗性和功能衰退性疾病，以慢性虚弱为特点，当发展至严重阶段以脏腑气血阴阳亏损为主要表现的病证，均属本病证的范围，是中医内科系统涉及最广的病证。

早在《黄帝内经》《难经》就有关于虚、劳、损的论述，《素问·通评虚实论》中"精气夺则虚"可视为虚证的定义以及病机总纲；《素问·玉机真藏论》有"五虚死"；《素问·宣明五气》有"五劳所伤"等诸多记载；《素问·三部九候论》的"虚则补之"，则为虚证的治疗总则；《素问·至真要大论》的"劳者温之""损者益之"等治则，一直为后世遵循。《难经·十四难》曰："损其肺者益其气；损其心者调其营卫；损其脾者调其饮食，适其寒温；损其肝者缓其中；损其肾者益其精。"以"五损"立论，根据五脏所主及特性提出虚损的治法。东汉·张仲景《金匮要略·血痹虚劳病脉证并治第六》首先提出了"虚劳"的病名，详述证因脉治，分阳虚、阴虚、阴阳两虚三类，治疗重在温补脾肾，并提出扶正祛邪、祛瘀生新等治法，首倡"补虚不忘治实"的治疗要点，制有小建中汤、黄芪建中汤、肾气丸等温补脾肾。隋·巢元方《诸病源候论·虚劳病诸候》专列"虚劳病诸候"，用五劳、六极、七伤概括虚劳的病因及各类症状。五劳指心劳、肝劳、肺劳、脾劳、肾劳；六极指气极、血极、筋极、骨极、肌极、精极；七伤是指大饱伤脾，大怒气逆伤肝，强力举重、久坐湿地伤肾，形寒寒饮伤肺，忧愁思虑伤心，风雨寒暑伤形，恐惧不节伤志。唐·孙思邈《备急千金方》将虚劳分述脏腑证治之中；唐·王焘《外台秘要》记述"五脏劳"。宋·严用和《济生方·五劳六极论治》提出"补脾不如补肾"之说，并明确指出虚劳不能与传染性痨瘵混淆。金元时期，李东垣重脾胃，长于甘温补中，从脾胃论治虚劳。朱丹溪重视摄养精血，从肝肾论治，善用滋阴降火，创大补阴丸、三补丸等方。

明·张介宾长于调治阴阳精气，提出了"阴中求阳，阳中求阴"的治则，创制左归丸、右归丸，对虚劳论治具独到之处；明·汪绮石所著《理虚元鉴》，系统地阐述了虚劳的病因病机、防治与护理，是关于该病诊治的重要专著。清·吴澄《不居集》收集、整理了历代虚劳的相关资料，成为研究该病重要的参考书；清·吴谦在《医宗金鉴》提出虚、损、劳、极是虚劳病的四个慢性发展阶段，虚劳与急性病证过程中的一时性阴阳气津损伤及血脱、神散等虚证不同，应予区分。

病因病机特点

虚劳的病因主要有先天、后天两大因素，体质、生活与疾病因素引起脏腑气血阴阳亏虚，日久不复，均可成为虚劳。其基本病机变化不外乎气、血、阴、阳亏虚。先天不足，体质薄弱，如父母体虚、胎气不足，或后天喂养失当，水谷精气不充，致使形气不充、脏腑不荣、生机不旺易罹患疾病，且病后久虚不复，使脏腑气血阴阳亏虚日甚，亦可成为虚劳。暴饮暴食、饥饱不调、嗜食偏食、营养不良、饮酒过度等原因，均会导致脾胃损伤，不能化生水谷精微，气血来源不充，脏腑经络失于濡养，日久形成虚劳。忧郁思虑、积思不解、所欲未遂等，劳伤心神，易使心失所养，脾失健运，心脾损伤，气血亏虚成虚劳；恣情纵欲，房劳过度，耗损真元，致肾精亏虚，肾气不足，亦可形成虚劳。大病邪气过盛，脏气损伤，耗伤气血阴阳，正气暂时难以恢复，加之病后失于调养，易发展成虚劳；久病迁延失治，日久不愈，损耗人体的气血阴阳，或产后失于调理，正虚难复，均可演变为虚劳；误治失治，以致精气损伤、损耗精气，由于诊断有误，或选用治法、药物不当，以致精气损伤，导致虚劳。

虚劳虽有因虚致病，因病成劳，或因病致虚，久虚不复成劳的不同，但其病理性质，主要为气、血、阴、阳的亏虚，病损主要在五脏，尤以脾肾两脏更为重要。由于虚损的病因不一，往往首先导致某一脏气、血、阴、阳的亏损，但由于五脏相关，气血同源，阴阳互根，所以在病变过程中常互相影响。一脏受病，累及他脏；气虚不能生血，血虚无以生气；气虚者，日久阳也渐衰；血虚者，日久阴也不足；阳损日久，累及于阴；阴虚日久，累及于阳，以致病势日渐发展，而病情趋于复杂。病变涉及五脏，尤以脾肾为主。

因脾肾为先后天之本，五脏相互资生和制约的整体关系在病理情况下可以互为影响转化。而五脏在生理病理方面各有自己的特殊性，因此，五脏阴阳气血的损伤也各有不同的侧重点。一般来说，气虚以肺、脾为主，但病重者每可影响心、肾；血虚以心、肝为主，并与脾之化源不足有关；阴虚以肾、肝、肺为主，涉及心、胃；阳虚以脾、肾为主，重者每易影响到心。

幼年患虚劳者，常以先天为主因；成年以后患虚劳者，常以后天为主因。病性以本虚为主，表现为气血阴阳亏损。病位涉及五脏，尤以脾肾为要。由于虚劳的病因不一，常先发生某脏腑气血阴阳的亏损，但五脏相关，气血同源，阴阳互根，脏腑之间、气血阴阳病损可相互影响，所以在病变过程中会出现一脏受病，累及他脏，互为转化的状况。而且气虚日久阳也渐衰，血虚日久阴也不足，阳损日久累及于阴，阴虚日久累及于阳，以致病势日渐发展，病情趋于复杂。因病损的脏腑各有不同，相互之间的影响转化也因此而异，正如《医宗金鉴·杂病心法要诀》云："阳虚外寒损肺经，阴虚内热从肾损，饮食劳倦自脾成。"多脏同病时，还有主次之分。但亦有始终仅见某一脏器病变，而不病及他脏者。

虚劳一般病程较长，多为久病痼疾，症状逐渐加重，短期不易康复。其转归及预后，与体质的强弱、脾肾的盛衰、能否消除致病原因以及是否得到及时、正确的治疗、护理等因素密切相关。脾肾未衰，元气未败，形气未脱，饮食尚可，无大热，或虽有热而治之能解，无喘息不续，能受补益等，为虚劳的顺证表现，其预后较好。反之，形神衰惫，肉脱骨痿，不思饮食，泄泻不止，喘急气促，发热难解，声嘶息微，或内有实邪而不任攻，或诸虚并集而不受补，舌质淡胖无华或光红如镜，脉象急促细弦或浮大无根，为虚劳的逆证表现，其预后不良。

临证辨治特色

虚劳病治疗以"虚者补之"为基本原则，可根据病性之不同，分别采取益气、养血、滋阴、温阳等治法；并要结合五脏病位的不同而选方用药，以加强治疗的针对性。黄政德教授重视补益脾肾，维护先后天之本不败，以促进各脏虚损的修复，在临床实践中常常化裁补中益气汤以治疗虚劳属脾气亏虚，阴火上乘者。黄政德教授秉持李东垣提出的内伤因素导致脾胃虚衰，元气不足而下焦包络之火盛，耗伤元气，又脾主四肢，脾胃虚衰则四肢不用，阴火得以乘其土位的"脾虚生阴火"理论。指出阴火与阴虚有别，其兼夹证往往不同，临证当四诊合参，辨证求因，审因论治，"观其脉证，知犯何逆，随证治之"。对于阴火内盛型四肢烦热患者的治疗，以"内伤不足之病，苟误认作外感有余之病而反泻之，则虚其虚也""惟当以甘温之剂补其中，升其阳，甘寒以泻其火则愈矣"为治疗原则，以补中益气汤加减化裁，甘温补中，使中州健运，阳气得升，则阴火自息。方中重用黄芪，味甘微温，入脾、肺经，补中益气，升阳固表，为君药。配伍人参、炙甘草、白术补气健脾为臣，与黄芪合用，以增强其补益中气之功效。血为气之母，气虚时久，营血亦亏，故用当归养血和营，协人参、黄芪以补气养血；陈皮理气和胃，使诸药补而不滞，共为佐药。并以少量升麻、柴胡升阳举陷，协助君药以升提下陷之中气，《本草纲目》谓："升麻引阳明清气上行，柴胡引少阳清气上行，此乃禀赋虚弱，元气虚馁，及劳役饥饱，生冷内伤，脾胃引经最要药也。"共为佐使。炙甘草调和诸药，亦为使药。诸药合用，使气虚得补，气陷得升，则诸症自愈。气虚发热者，亦借甘温益气而除之。临床上"阴火"多兼见五心烦热、潮热盗汗、尿黄便结、颧红、舌红少苔、脉细数等症状。亦有四肢烦热患者，表现为舌苔脉象及其他伴随症状均不典型的阴虚证，若仍用滋阴清热法治疗，其效往往南辕北辙。但凡见到寒凉清宣不效之烦热，而症状、舌苔、脉象均属气虚阴火盛者，均可用甘温除热的方法。脾胃不足，阴火内生所变生之各种疾病，根据其侵袭脏腑、肢体的部位不同，审证求因，在该方基础上灵活加味，治疗中气不足所致阴火内生而产生的各种疾病，均疗效显著。但不可见体虚有热者即用甘温除热，须准确辨证，治病求本，明确为阴火内生者，才可用甘温之剂除之。

用药特色

虚劳多是气血之虚，而脾胃为后天之本，气血生化之源，在虚劳病治疗中起重要作用。黄政德教授谨守病机，辨证论治，重视脾胃气机的升降协调。用药多从调理气机升降出发，因气能生血，亦能行血，故中焦气机升降协调，脾胃功能正常，则气血得以化生。对于脾胃升降失常者，黄教授喜用升麻、葛根、柴胡等具有升提阳气作用的药，并善用风药，其有走窜善行而助阳气升发之效，且风能胜湿，如荆芥、防风、桔梗、羌活、独活、薄荷之品。若易于感冒，体虚自汗者，加防风、黄芪、白术、党参等升提肺气。若痰气阻滞，胸闷不适者，加瓜蒌、郁金、薤白等下气祛痰。若食少纳呆、脘腹饱胀、食积不化者，加神曲、山楂、麦芽、莱菔子等行气健脾消食。若五更泄泻者，加补骨脂、吴茱萸、肉豆蔻等升发肾阳而止泻。若胃脘满闷、恶心呕吐者，加半夏、陈皮、厚朴等化痰降逆止呕。若尿频较甚者，加乌药、益智、山药、覆盆子等补肾缩尿。心悸不安者，加茯神、川芎、柏子仁等养心定悸。若失眠多梦，盗汗自汗，加酸枣仁、远志、五味子、龙骨、牡蛎等安神敛汗。若大便秘结，加火麻仁、大黄、枳实、苦杏仁等行气导滞。若关节疼痛，加川楝子、延胡索等行气止痛。

案一 虚劳（气虚发热证）

谢某，中年男性，2017年3月28日初诊。主诉：四肢烦热5年余，加重2年。患者5年前开始手脚发热，但不严重，近2年出现四肢烦热，热如火炙，躯干不热，但见于四肢。2017年起出现膝、肘关节疼痛，无法正常伸曲，不能用力，时重时轻。现四肢烦热，易疲劳，精神欠佳，语低气少，食纳尚可，夜寐欠安，大小便正常。舌淡、苔薄黄，脉细数。曾于某医院查风湿3项、免疫球蛋白均为阴性，X线片及其他相关检查未发现明显病灶。

西医诊断：神经官能症。

中医诊断：虚劳。

辨证：气虚发热。

治法：健脾益气，甘温除热。

处方：补中益气汤加减。

黄芪30g，白术10g，当归10g，升麻5g，柴胡10g，白芍10g，木香10g，延胡索10g，茯苓15g，薏苡仁20g，陈皮10g，甘草3g。7剂，水煎服，1日1剂，分2次口服。嘱清淡饮食。

2017年4月10日二诊：患者诉服上药后，症状减轻，四肢有轻微热感，精神好转，唯多语后感气息不足，稍感乏力，余无不适，舌淡苔薄白，脉弱。药已中病，当前方继进14剂。

2017年5月8日三诊：患者诉服上药后诸症好转，精神见佳，因服西药后出现胃脘部胀痛不适，现改用六君子汤和胃除胀善后。

病案分析： 临床上中医治疗虚劳具有独特的优势，因脾虚阴火上乘而致四肢烦热者，经西医各种实验室检查，机制不明，原因不清，诊断模糊，这就给治疗带来了一定的困难。对这类患者，运用中医整体观念，依据辨证论治的原则，宗《黄帝内经》中"有者求之，无者求之"之旨，可依法治之。李东垣在其《脾胃论》中述："脾胃既虚，不能升浮，为阴火伤其生发之气，荣血大亏……清气不升，浊气不降，清浊相干。"提出了脾胃不足，气血亏虚导致阴火内生的观点，为临床气虚型发热的诊治提供了思路。其认为"百病皆由脾胃衰而生也"，而尤以饮食、七情、劳倦为主。脾主运化水谷，为气血生化之源，脾气健运，清气得升，浊气得降，则精微物质得以源源不断供应脏腑器官、四肢百骸。若饮食不节、情志不畅或劳役过度，损伤脾胃，气机升降失常，清气不升，浊阴不降，蕴阻下焦，郁而化热引动肾间相火，循足少阴经和包络命门之脉上扰于心，而致心火独盛。由此得知，阴火源于中焦，起于下焦，系于上焦，通彻三焦，元气虚衰，阴火内盛，因而出现身热而烦，四肢烘热，口渴心烦，表热自汗诸症。故黄政德教授以补中益气汤加减，达健脾益气、甘温除热之效，则四肢烦热、疲劳乏力等诸症皆除。

案二 虚劳（肺脾气虚证）

唐某，39岁，男性，2019年10月19日初诊。主诉：乏力1年余，加重1个月。患者于1年前开始出现乏力，期间自用党参、黄芪等中药泡水服用，稍有好转，1个月前因工作过度劳累出现乏力加重，为求进一步系统治疗，特来就诊。现症见：乏力神疲，自汗出，动辄尤甚，劳累后出现气短，面色少华，注意力不能集中。无发热恶寒、头晕头痛，口稍干不苦，纳食尚可，夜寐一般，四肢困重。大便稀溏，小便调，舌质淡苔白腻，脉细缓。

西医诊断： 疲劳综合征。

中医诊断： 虚劳。

辨证： 肺脾气虚。

治法： 健脾补肺，益气止汗。

处方： 补中益气汤加减。

黄芪30g，党参15g，白术10g，升麻10g，当归10g，陈皮15g，茯苓

15g,防风 9g,浮小麦 30g,甘草 6g。7 剂,水煎服,1 日 1 剂,分 2 次口服。嘱少食辛辣刺激之品,注意劳逸结合。

2019 年 10 月 26 日二诊:患者服上药后症状较前好转,神疲乏力缓解,自汗稍减轻,注意力不能集中有改善,无明显口干,纳寐可,四肢困重减轻,大便稀溏,小便调,舌质淡苔白腻,脉细缓。药已既效,效不更方,患者大便稀溏,舌苔仍白腻,前方加薏苡仁,再进 14 剂。

2019 年 11 月 9 日三诊:患者服药后症状明显改善,神疲乏力明显缓解,无自汗出,纳寐可,无四肢困重,大便稍稀,小便调,舌质淡苔白,脉缓。前方去浮小麦,继进 14 剂以善后。

病案分析: 本案患者以乏力为主症,辨为中医虚劳病,虚劳不外乎气血阴阳之虚,患者见乏力神疲、自汗属气虚,在脏主要责之于肺脾。脾气虚则气血生化乏源,脾不升清,母病及子,肺气亦虚,肺脾气虚则见乏力、自汗,动辄尤甚,劳累后气短。四肢困重、大便稀溏、舌苔白腻是脾虚生湿之象。黄政德教授立足气机升降,通过调理脾胃气机,使清气上归于肺,达培土生金之效,同时使湿浊下流,气机升降得当,颇有良效。方中黄芪、党参、甘草健脾补肺,升麻升举阳气,使气机上行,清气在上则肺脾气虚得补,白术、茯苓、陈皮健脾利水祛湿,当归补血敛阴,防风益卫固表,浮小麦益气止汗。二诊时,患者神疲乏力、自汗、注意力不能集中、四肢困重都减轻,效不更方,守方再进,唯大便稀溏、舌苔白腻,加薏苡仁利水祛湿。三诊时患者诸症都得到了缓解,已无自汗,故去浮小麦,守方以巩固疗效。

案三 虚劳(气血两虚证)

周某,38 岁,女性,2019 年 10 月 29 日初诊。主诉:疲劳半年余加重 10 天。患者于半年前因长期不良的生活方式及饮食习惯出现疲劳乏力,近 10 天来疲劳感明显加重,故来就诊寻求中医治疗。现症见:疲劳乏力,劳累后气短,偶有头晕,无头痛,面色稍白,纳少,寐差多梦。末次月经:2019 年 10 月 11 日至 15 日,月经量少,经色淡,不伴有腰酸腹痛。大便不成形,小便调,舌质淡苔白,脉细。

西医诊断: 疲劳综合征。

中医诊断: 虚劳。

辨证：气血两虚。

治法：益气健脾，补血养肝。

处方：补中益气汤合四物汤加减。

黄芪30g，当归15g，党参15g，白术10g，陈皮15g，升麻10g，柴胡10g，白芍15g，熟地黄15g，川芎10g。7剂，水煎服，1日1剂分2次口服。嘱清淡饮食。

2019年11月5日二诊：患者服上药后症状较前明显好转，疲劳乏力、短气明显减轻，无头晕头痛，纳一般，寐差多梦，大便稍稀，小便调，舌质淡苔白，脉细。药已既效，效不更方，患者仍寐差多梦加酸枣仁、茯神，再进14剂。

2019年11月19日三诊：患者无疲劳乏力、短气，精神状态尚可，无头晕头痛，面色转佳，纳可，寐一般，做梦明显减少，于11月10日至14日行经，经量较前增多，二便调，舌淡红苔薄白，脉缓。前方继进14剂以善后。

病案分析：《校注医醇賸义·虚劳最重脾肾论》曰："虚劳内伤，不出气血两途。"本案患者因长期不良的生活方式及饮食习惯，如暴饮暴食、饥饱不调、嗜食偏食、营养不良、饮酒过度等原因，导致脾胃损伤，不能化生水谷精微，气血来源不充，脏腑经络失于濡养，日久形成虚劳。疲劳乏力、劳累后气短、纳少是脾气虚之表现；偶有头晕、寐差多梦、月经量少且经色淡是清气不升、肝血不足所致。黄政德教授侧重从脾胃论治，使脾气升清、胃气降浊，恢复脾胃气化，气归于权衡，则气血生化有源，故以补中益气汤合四物汤加减，气血皆可得补。方中黄芪、党参健脾益气，升麻、柴胡升举阳气，使清气上升，白术、茯神健脾祛湿，使浊气下降，当归、川芎、白芍、熟地黄补血养肝，亦使肝恢复协调气机之能，助脾胃运化。故诸药合用，共奏益气健脾、补血养肝之效。二诊时，患者诸症得缓解，但仍寐差多梦，故加酸枣仁、茯神养心安神，守方再进。三诊时患者已无疲劳乏力、短气，精神状态转佳，故守方巩固疗效。

第四节 郁证

郁证是以心情抑郁、情志不舒、气机阻滞、胁肋胀痛，或易怒易哭，或咽中如有异物梗阻等症为主要临床表现的一类病证。郁有积、滞、结等含义，有广义和狭义之分。广义的郁，包括外邪、情志等因素所致之郁。狭义的郁，单指情志不舒之郁。西医学中的抑郁症、焦虑症、癔症等均属于本病范畴，可参考本病辨证论治。

郁证由精神因素所引起，以气机郁滞为基本病变，是内科病证中最为常见的一种。据统计，属于郁证的病例，约占综合性医院内科门诊人数的10%左右。据有的医院抽样统计，内科住院病例中，有肝郁证表现者占21%左右。郁证的中医药疗效良好，尤其是结合精神治疗，能够收到显著的疗效。所以属于郁证范围的病证，求治于中医者甚多。

春秋战国时期，即有"郁"的概念。《素问·六元正纪大论》曰："木郁达之，火郁发之，土郁夺之，金郁泄之，水郁折之。"此时期虽无郁证之病名，但有不少关于情志致郁的论述。如《素问·举痛论》云："思则心有所存，神有所归，正气留而不行，故气结矣。"《素问·本病论》曰："人或恚怒，气逆上而不下，即伤肝也。"东汉·张仲景在《金匮要略·妇人杂病脉证并治》中将其称之为"脏躁"与"梅核气"，并且专设甘麦大枣汤和半夏厚朴汤治疗两种病证。金元时期，各医家已明确将郁证作为一个独立的病证加以论述。如朱震亨在《丹溪心法·六郁》中提出了气、血、火、食、湿、痰的"六郁"论，并创立了六郁汤、越鞠丸等相应治疗方剂。延至明代，虞抟《医学正传·郁证》首先采用"郁证"这一病名。张介宾在《景岳全书·郁证》中提出"因郁而病"和"因病而郁"以及"郁总由乎心"的观点，着重论述了怒郁、思郁、忧郁三种郁证的证治。清·叶天士《临证指南医案·郁》中记载了大量情志致郁的医案，治则涉及疏肝理气、苦辛通降、平肝息风、清心泻火、健脾和胃、活血通络、化痰涤饮、益气养阴等法，用药清新灵活，效果显著，并且充分认识到精神治疗的重要作用，认为"郁证全在病者能移情易性"。王清任提出了"血瘀致郁论"，其《医林改错·血府逐瘀汤所治症目》云："瞀闷，即小事不能开展，即是血瘀……急躁，平素和平，有病急躁，是血瘀。"运用血府逐瘀汤治疗可获良效。综上所述，郁之概念源于《黄帝内经》的五气之郁；金元时期朱震亨加以发挥，提出了六郁论；明清之后对郁证病因的认识不断深化。

病因病机特点

郁证的病因病机可分为以下几点。① 愤懑郁怒，肝气郁结。厌恶憎恨、愤懑恼怒等精神因素，均可使肝失条达，气机不畅，以致肝气郁结而成气郁，这是郁证主要的病机。因气为血帅，气行则血行，气滞则血瘀，气郁日久，影响及血，使血液运行不畅而形成血郁。若气郁日久化火，则发生肝火上炎的病变，而形成火郁。津液运行不畅，停聚于脏腑、经络，凝聚成痰，则形成痰郁。郁火耗伤阴血，则可导致肝阴不足。② 忧愁思虑，脾失健运。由于忧愁思虑，精神紧张，或长期伏案思索，使脾气郁结，或肝气郁结之后横逆侮脾，均可导致脾失健运，使脾消磨水谷及运化水湿的功能受到影响。若脾不能消磨水谷，以致食积不消，则形成食郁。若不能运化水湿，水湿内停，则形成湿郁。水湿内聚，凝为痰浊，则形成痰郁。火热伤脾，饮食减少，气血生化乏源，则可导致心脾两虚。③ 情志过极，心失所养。由于所愿不遂，精神紧张，家庭不睦，遭遇不幸，忧愁悲哀等精神因素，损伤心脾，使心失所养而发生一系列病变。若损伤心气，以致心气不足，则心悸、短气、自汗；耗伤心阴以致心阴亏虚，心火亢盛，则心烦、低热、面色潮红、脉细数；心失所养，心神失守，以致精神惑乱，则悲伤哭泣，哭笑无常。心的病变还可进一步影响到其他脏腑。

情志内伤是郁证的致病原因。但情志因素是否造成郁证，除与精神刺激的强度及持续时间的长短有关之外，也与机体本身的状况有极为密切的关系。正如《杂病源流犀烛·诸郁源流》说："诸郁，脏气病也，其原本于思虑过深，更兼脏气弱，故六郁之病生焉。"机体的"脏气弱"是郁证发病的内在因素。综上所述，郁证的病因是情志内伤。其病机主要为肝本主升，失于疏泄，脾失健运，心失所养及脏腑阴阳气血失调。故郁证初起，病变以气滞为主，常兼血瘀、化火、痰结、食滞等，多属实证。病久则易由实转虚，随其影响的脏腑及损耗气血阴阳的不同，而形成心、脾、肝、肾亏虚的不同病变。临床上，绝大多数郁证的患者发病缓慢，发病前均有一个情志不舒或思虑过度的过程。气机郁滞所引起的气郁症状，如精神抑郁、情绪不宁、胸胁胀满疼痛等，为郁证的各种证型所共有，是郁证的证候特征。郁证所表现的胸胁胀满疼痛，范围比较弥散，不易指明确切部位，一般多以胸胁部为主；以满闷发胀为多见，即或有疼痛一般也较轻，胀满的感觉持续存在。郁证表现的各种症状，其程度每随情绪的变化而增减。在气郁的基础上继发其他郁滞，则出现相应的症状，如血郁兼见胸胁胀痛，或呈刺痛，部位固定，舌质有瘀点、瘀斑，或舌紫暗；火郁兼见性情急躁易怒，胸闷胁痛，嘈杂吞酸，口干而苦，便秘，舌质红，苔黄，脉弦数；食郁兼见胃脘胀满，嗳气酸腐，不思饮食；湿郁兼见身重，脘腹胀满，嗳气，口腻，便溏腹泻；痰郁兼见脘腹胀满，咽中如物梗塞，苔腻。脏躁发作时出现的精神恍惚，悲哀哭泣，哭笑无常，以及梅核气所表现的咽中如有炙脔，吞之不下，吐之不出等症，是郁证的特征性症状。郁证日久，则常出现心、脾、肝、肾亏损的虚证症状。

临证辨治特色

黄政德在临床实践中常常化裁逍遥散以治疗郁证。本方证为肝郁血虚，脾失健运所致。治宜疏肝解郁，养血健脾。逍遥散中柴胡疏肝解郁，使肝气得以条达而为君药。当归甘辛苦温，养血和血，且气香可理气，为血中之气药；白芍酸苦微寒，养血敛阴，柔肝缓急；当归、白芍与柴胡同用，补肝体而和肝用，使血和则肝和，血充则肝柔，共为臣药。白术、茯苓、甘草健脾益气，既能实土以御木侮，且使营血生化有源，共为佐药。薄荷少许，疏散郁遏之气，透达肝经郁热；生姜温运和中，且能辛散达郁，亦为佐药。柴胡为肝经引经药，又兼使药之用。当临床上遇到肝气郁结较重的患者，黄政德则常常化裁柴胡疏肝散对患者进行治疗，肝主疏泄，性喜条达，其经脉布胁肋循少腹。若情志不遂，肝失条达，则致肝气郁结，经气不利，故见胁肋疼痛，胸闷，脘腹胀满；肝失疏泄，则情志抑郁易怒，善太息；脉弦为肝郁不舒之征。遵《黄帝内经》"木郁达之"之旨，治宜疏肝理气之法。方中柴胡功善疏肝解郁，用以为君。香附理气疏肝而止痛，川芎活血行气以止痛，二药相合，助柴胡以解肝经之郁滞，并增行气活血止痛之效，共为臣药。陈皮、枳壳理气行滞，白芍、甘草养血柔肝，缓急止痛，均为佐药。甘草调和诸药，为使药。诸药相合，共奏疏肝行气、活血止痛之功。而当遇到郁证属痰气郁结证，见患者出现咽中如有物梗塞。吞之不下，咯之不出的症状时，黄政德往往以半夏厚朴汤加减来治疗。半夏厚朴汤，常用于梅核气，即咽中如有炙脔者，炙脔，炒肉也，形同炒肉，黏附于咽，吐之不出，吞之不下，有似梅核。故有梅核气之称，西医谓歇斯底里或癔症。本病为情志抑郁，忧思气结，脾不化湿，则痰涎生之，痰气相结，凝阻于咽，系妇女常见之症。表现有胸膈满闷，饮食无味，善疑虑，易惊恐，甚者心情沉重，情绪低落。咽峡色淡红润，舌苔白腻，脉象弦滑。一般吞咽无阻，开心或忙碌之际其症竟忘，心情不快或闲静时其症尤显。半夏厚朴汤中半夏降逆气，燥湿祛痰，降逆止呕，消痞散结，是为君药；厚朴解结气，燥湿行气，化痰降逆，助半夏以宣通郁气，宽胸畅中。茯苓渗湿健脾，以增强半夏化痰之力，共为臣药。紫苏理气宽中，善理脾胃之气，协厚朴开郁散结，其质轻入肺，宣肺上行以达病所，为佐药。生姜温胃止呕，温肺止咳，通神明助正祛邪，为之使药。诸药合用，痰气并治，行中有降，利气化痰，宽中解郁，使痰化则气行郁开，气顺则痰消结散。

用药特色

若患者失眠多梦，盗汗自汗，此病位主要在心，与肝、脾、肾关系密切。因心主神明，神安则寐，神不安则不寐。血由水谷精微所化，上奉于心，则心得所养；受藏于肝，则肝体柔和；统摄于脾，则生化不息；调节有度，化而为精，内藏于肾，肾精上承于心，心气下交于肾，阴精内守，卫阳护于外，阴阳协调，则神志安宁。加酸枣仁汤，方中重用酸枣仁养血补肝，宁心安神，为君药。茯苓宁心安神，知母滋阴润燥，清热除烦，俱为臣药。川芎之辛散，调肝血，疏肝气，为佐药。川芎与酸枣仁相伍，寓散于收，补中有行，共奏养血调肝之功。甘草和中缓急，调和诸药，为佐使药。合而成方，共奏养血安神、清热除烦之功。

若多疑易惊，悲忧善哭，喜怒无常，乃心阴不足，肝气失和，心神失宁所致。加甘麦大枣汤，重用小麦补心养肝，除烦安神，配甘草、大枣益气和中，润燥缓急，偏于甘润平补，养心调肝。

若气血虚弱，面色㿠白，少气懒言，精神疲乏，多因思虑过度，劳伤心脾，气血日耗所致。加归脾汤，方中黄芪甘温，补脾益气；龙眼肉甘平，既补脾气，又养心血，共为君药。人参、白术皆为补脾益气之要药，与黄芪相伍，补脾益气之功益著；当归补血养心，酸枣仁宁心安神，二药与龙眼肉相伍，补心血、安神志之力更强，均为臣药。佐以茯神养心安神，远志宁神益智；更佐理气醒脾之木香，与诸补气养血药相伍，可使其补而不滞。炙甘草补益心脾之气，并调和诸药，用为佐使。引用生姜、大枣，调和脾胃，以资化源。诸药配伍，心脾得补，气血得养，诸症自除。

案一　郁证（气郁化火证）

患者，42岁，女性，2013年10月20日初诊。主诉：自觉郁闷不舒5月余，加重1周。患者自诉自2013年5月感情破裂后，便开始心情郁闷，时感肝区胀闷不适，易烦躁，双目酸涩，有热感，近1周又遇到工作不顺，上述不适加重，遂来就诊。现症见：心情郁闷，肝区胀闷不适，易烦躁，双目酸涩，有灼热感，纳差，寐不安，小便黄。舌红苔黄，脉弦数。

西医诊断：焦虑状态。

中医诊断：郁证。

辨证：气郁化火。

治法：疏肝解郁，清热泻火。

处方：丹栀逍遥散加减。

柴胡15g，牡丹皮10g，栀子10g，茯苓20g，白术15g，香附15g，白芍20g，当归10g，薄荷5g，甘草6g。7剂，水煎服，1日1剂分2次口服。嘱清淡饮食。

2013年10月28日二诊：患者自诉服药后，心情郁闷双目热痛好转，现已不热不痛，心情有所好转，但仍有抑郁感，夜寐不安，纳转佳，二便可，舌红苔薄白微腻，脉弦。方以柴胡疏肝散加减。

柴胡15g，酒白芍20g，川芎15g，枳壳10g，陈皮10g，香附15g，酸枣仁20g，知母10g，茯苓20g，茯神15g。7剂，水煎服，1日1剂分2次口服。

2013年11月6日三诊：患者自诉心情、睡眠转佳，但仍感抑郁不舒，肝区胀闷消失，舌红苔薄白，脉弦。方以柴胡疏肝散加减。

柴胡15g，酒白芍20g，川芎15g，枳壳10g，陈皮10g，香附15g，酸枣仁20g，知母10g，茯苓20g，茯神15g。7剂，水煎服，1日1剂分2次口服。

病案分析：患者来就诊时以心情抑郁为主诉，近期有情感方面变化及打击，遂辨病为郁证。患者初诊时心情郁闷，肝区胀闷不适，易烦躁，双目酸涩，有灼热感，纳差，寐不安，小便黄，舌红苔黄，脉弦数。此为肝气郁结，气郁化火之象，故辨病为气郁化火证。黄政德教授用丹栀逍遥散加减，方中以柴胡疏肝解郁，使肝郁得以条达，为君药。当归甘辛苦温，养血和血，且其味辛散，乃血中气药；白芍酸苦微寒，养血敛阴，柔肝缓急；当归、白芍与柴胡同用，补肝体而助肝用，使血和则肝和，血充则肝柔，共为臣药。木郁则土衰，肝病易传脾，故以白术、甘草健脾益气，非但实土以御木乘，且使营血生化有源，共为佐药。用法中加薄荷少许，疏散郁遏之气，透达肝经郁热。柴胡引药入肝，甘草调和药性，二者兼使药之用。全方深合《素问·脏气法时论》"肝苦急，急食甘以缓之……肝欲散，急食辛以散之……脾欲缓，急食甘以缓之"之旨，可使肝郁得疏，血虚得养，脾弱得复，气血兼顾，肝脾同调，立法周全，组方严谨，故为调肝养血健脾之名方。加牡丹皮、栀子清肝泻火。肝郁血虚日久，则生热化火，故加牡丹皮以清血中之伏火，加栀子清肝热，泻火除烦，并导热下行。二诊时，患者情况转佳，其舌苔黄转为白腻苔，双目热痛消失，示体内热邪已消，而患者夜寐不安，遂予柴胡疏肝散合酸枣仁汤加减，柴胡疏肝散疏肝解郁，酸枣仁汤安神助眠，攻补兼施。三诊时，患者症状再次减轻，遂予前方巩固治疗。

案二 郁证（心神失养证）

患者，30岁，女性，2013年4月22日初诊。主诉：患抑郁症3年，加重2月余。患者诉自2010年6月份剖宫产后便得了抑郁症。现症见：精神恍惚，心神不宁，多疑善惊，头昏，耳鸣，纳寐尚可，小便偏黄，大便偏稀，有解不尽之感。舌淡暗，脉弦。

西医诊断：产后抑郁症。
中医诊断：郁证。
辨证：心神失养。
治法：补心养血安神。
处方：柴胡疏肝散合甘麦大枣汤加减。

柴胡10g，川芎5g，白芍10g，木香10g，郁金10g，当归10g，薄荷5g，生地黄12g，白术10g，甘草10g，大枣10枚，小麦15g。7剂，水煎服，

1日1剂分2次口服。嘱清淡饮食。

2013年4月29日二诊：患者自诉服药后，精神恍惚、心神不宁、多疑善惊等症状有改善，现心情有所好转，但仍有抑郁感，头昏，耳鸣，纳寐尚可，二便正常，舌淡暗，脉弦。方以甘麦大枣汤加减。

柴胡15g，甘草10g，大枣10枚，小麦15g。7剂，水煎服，1日1剂分2次口服。

病案分析：患者来就诊时，以产后抑郁为主诉，遂辨病为郁证，妇人生产易伤血，产后易血虚，而患者精神恍惚，心神不宁，多疑善惊，头昏，耳鸣，此亦是一派血虚之象，故教授辨证为心神失养证，方用柴胡疏肝散合甘麦大枣汤加减，攻补兼施。方中柴胡苦辛而入肝胆，功擅条达肝气而疏郁结，为君药。川芎味辛气温，入肝胆经，能行气活血，开郁止痛。助柴胡疏肝解郁，且有行气止痛之效，为臣药。白芍养血柔肝，缓急止痛，与柴胡相伍，养肝之体，利肝之用，且防诸辛香之品耗伤气血，俱为佐药。甘草调和药性，与白芍相合，则增缓急止痛之功，为佐使药。诸药共奏疏肝解郁、行气止痛之功。甘麦大枣汤方中重用小麦，取其甘凉之性，补心养肝，益阴除烦，宁心安神，为君药，正如《灵枢·五味》曰："心病者，宜食麦。"甘草甘平，补养心气，和中缓急，为臣药。大枣甘温质润，益气和中，润燥缓急，为佐药。诸药相合，共奏养心安神、和中缓急之功。以柴胡疏肝散疏肝理气解郁，配以甘麦大枣汤养心安神。二诊时，患者情况转佳，二便正常，继以甘麦大枣汤加减。

案三　郁证（痰气互结证）

患者，43岁，男性，2014年10月22日初诊。主诉：咽部异物感1周。患者自诉1周前出现咽部异物感，吞之不下，咯之不出，去医院检查，喉镜示咽部无异物堵塞，问及家庭、工作，患者自诉，孩子现已高三，作为家长为配合高考，工作繁重，心情紧张，而自己的工作，近期也遇到瓶颈，难以攻克，遂倍感压力。现症见：咽部异物感，胸闷，精神紧张，纳可，寐差，二便调。舌红苔白腻，脉弦滑。

西医诊断：焦虑症。

中医诊断：郁证。

辨证：痰气互结。

治法：行气化痰。

处方：半夏厚朴汤合酸枣仁汤加减。

半夏 15g，厚朴 10g，茯苓 10g，茯神 15g，酸枣仁 15g，知母 6g，紫苏 15g，生姜 6g。7 剂，水煎服，1 日 1 剂分 2 次口服。嘱清淡饮食。

2014 年 10 月 29 日二诊：患者自诉服药后，咽中异物感消失，现心情有所好转，但仍有胸闷，精神紧张，纳可，寐差，二便调，舌红苔白腻，脉弦滑。

方以酸枣仁汤加减。

病案分析：患者来就诊时，自诉咽部异物感，吞之不下，咯之不出，医院检查，喉镜示咽部无异物堵塞，教授结合患者近期家庭及工作情况，辨病为郁证，辨证为痰气互结证。梅核气多由七情郁结，痰气交阻所致。肝喜条达而恶抑郁，脾胃主运化转输水津，肺司通调水道之职。若情志不遂，肝气郁结，肺胃宣降失常，津液输布失常，聚而成痰，痰气相搏阻于咽喉，则咽中如有"炙脔"，吐之不出，咽之不下；肺胃失于宣降，胸中气机不畅，则见胸胁满闷，或咳或呕；苔白润或白滑，脉弦缓或弦滑，均为气滞痰凝之证。治宜行气散结，降逆化痰。方中半夏辛温入肺胃，化痰散结，降逆和胃，为君药。厚朴苦辛性温，下气除满，为臣药。二药相合，化痰结，降逆气，痰气并治。茯苓健脾渗湿，湿去则痰无由生；生姜辛温散结，和胃止呕，且制半夏之毒；紫苏叶芳香行气，理肺疏肝，助厚朴以行气宽胸，宣通郁结之气，共为佐药。诸药合用，共奏行气散结、降逆化痰之功。酸枣仁养血补肝，宁心安神。茯苓宁心安神，知母滋阴润燥，清热除烦。川芎之辛散，调肝血，疏肝气。川芎与酸枣仁相伍，寓散于收，补中有行，共奏养血调肝之功。合而成方，共奏养血安神、清热除烦之功。二诊时，患者情况转佳，但仍有胸闷，精神紧张，纳可，寐差，二便调，舌红苔白腻，脉弦滑。继以酸枣仁汤加减。

第五节　内伤发热

内伤发热是指以发热为主要临床表现的病证。一般起病较缓，病程较长，热势轻重不一，以低热为多，或自觉发热而体温并不升高。凡是不因感受外邪所导致的发热，均属内伤发热的范畴。西医学所称的功能性低热、肿瘤、血液病、结缔组织疾病、内分泌疾病，以及部分慢性感染性疾病所引起的发热，和某些原因不明的发热，在有内伤发热的临床表现时，均可参照本节辨证论治。

早在《黄帝内经》中就对内伤发热的病机和治疗有了较为系统的认识。如《素问·刺志论》首先明确提出"气虚身热"。《素问·调经论》提出"阴虚生内热"，并指出劳倦过度，阴阳失调可发热。《素问·至真要大论》提出"诸寒之而热者取之阴"的治疗原则。《金匮要略·血痹虚劳病脉证并治》中以小建中汤治疗阴阳两虚的虚热症状，可谓是后世甘温除热治法的先声。《太平圣惠方·第二十九卷》中治疗虚劳烦热的柴胡散、生地黄散、地骨皮散等方剂，在处方的配伍组成方面，为后世治疗阴虚发热提供了借鉴。宋·钱乙《小儿药证直诀》在《黄帝内经》五脏热病学说的基础上，提出了五脏热证的用方，钱氏并将肾气丸化裁为六味地黄丸，为阴虚内热的治疗提供了一个重要的方剂。元·李东垣《脾胃论·饮食劳倦所伤始为热中论》对气虚发热的辨证及治疗做出了重要的贡献，以其所拟定的补中益气汤作为治疗的主要方剂，使甘温除热的治法具体化。朱丹溪《格致余论·恶寒非寒病恶热非热病论》对阴虚发热有较为深入的认识，强调保养阴精的重要性。明·张介宾《景岳全书·寒热》对内伤发热的病因做了比较详细的论述，并提出了阳虚发热的论点及治法，创立右归饮、大补元煎、理中汤等作为治疗阳虚发热的主要方剂，值得参考。明·秦景明《症因脉治·内伤发热》最先明确提出"内伤发热"这一病证名称，气虚发热用气虚柴胡汤，血虚发热用血虚柴胡汤治疗，可供治疗气虚发热及血虚发热参考。清·李用粹《证治汇补·发热》将外感发热以外的发热分为郁火发热、阳郁发热、骨蒸发热、内伤发热（气虚发热）、阳虚发热、阴虚发热、血虚发热、痰证发热、伤食发热、瘀血发热、疮毒发热共11种，有助于对内伤发热的深入辨证论治。清·王清任《医林改错》及清·唐容川《血证论》二书对瘀血发热特点的描述，在内伤发热的辨证上有很大意义。当代，结合现代医学理论对内伤发热的病因、病机以及辨证论治等方面有了更深入的认识。

病因病机特点

内伤发热主要是久病体虚、饮食劳倦、情志失调、外伤出血等导致脏腑功能失调,气血阴阳亏虚所致。久病体虚:机体失于调理,气、血、阴、阳亏虚,阴阳失衡而引起发热。若中气不足,阴火内生,可引起气虚发热;久病心肝血虚,或脾虚不能生血,或长期慢性失血,以致血虚阴伤,无以敛阳,导致血虚发热;素体阴虚,或热病日久,耗伤阴液,或治病过程中误用、过用温燥药物,导致阴精亏虚,阴衰则阳盛,水不制火,而导致阴虚发热。寒证日久,或久病气虚,气损及阳,脾肾阳气亏虚,虚阳外浮,导致阳虚发热。饮食劳倦:由于饮食失调,劳倦过度,使脾胃受损,水谷精气不充,以致中气不足,阴火内生,而引起发热。或脾胃受损,运化失职,以致痰湿内生,郁而化热,进而引起湿郁发热。情志失调:情志抑郁,肝气不能条达,气郁化火,或恼怒过度,肝火内盛,导致气郁发热。在气机郁滞的基础上,日久不愈,则使血行瘀滞而导致血瘀发热。外伤出血:主要表现在两个方面:一是外伤或出血使血循不畅,瘀血阻滞经络,气血壅遏不通,因而引起瘀血发热;二是外伤以及血证时出血过多,或长期慢性失血,以致阴血不足,无以敛阳而引起血虚发热。

本病病机复杂,主要为脏腑功能失调,气血阴阳亏虚,阴阳失衡,或气、血、湿郁遏化热所致,病变涉及多个脏腑,包括肺、脾(胃)、心、肝、肾,而以肝、脾、肾为主。本病可由一种或多种病因同时引起发热,如气郁血瘀、气阴两虚、气血两虚、痰瘀内阻等,不同病机之间可以相互转化,病往往由实转虚,或因虚致实,后期症见虚实夹杂,疾病由轻转重,其中以瘀血病久,损及气、血、阴、阳,分别兼见气虚、血虚、阴虚或阳虚,而成为虚实兼夹之证的情况较为多见。其他如气郁发热日久,若热伤阴津,则转化为气郁阴虚之发热;气虚发热日久,病损及阳,阳气虚衰,则发展为阳虚发热。此类变证,证候复杂,临证时不得不详辨。

临证辨治特色

辨证候之虚实。在确诊为内伤发热的前提下,教授依据病史、症状、脉象等辨明证候的虚实,这对治疗原则的确定具有重要意义。由气郁、血瘀、湿停所致的内伤发热属实；由气虚、血虚、阴虚、阳虚所致的内伤发热属虚。邪实伤正及因虚致实者，则既有正虚，又有邪实的表现，而成为虚实夹杂的证候。实火宜清，虚火宜补。同时还需要辨病情之轻重、病程长久。热势亢盛，持续发热或反复发作，经治不愈，胃气衰败，正气虚甚，兼夹病证多，均为病情较重的表现；轻症反之。黄政德教授根据证候、病机的不同而分别采用有针对性的治法。属实者，宜以解郁、活血、除湿为主，适当配伍清热。属虚者，则益气、养血、滋阴、温阳，除阴虚发热可适当配伍清退虚热的药物外，其余均应以补为主。对虚实夹杂者，则宜兼顾之，正如《景岳全书·火证》所说："实火宜泻，虚火宜补，固其法也。然虚中有实者，治宜以补为主，而不得不兼乎清……若实中有虚者，治宜以清为主而酌兼乎补。"切不可一见发热，便用发散解表及苦寒泻火之剂。内伤发热，若发散易于耗气伤阴，苦寒则易伤败脾胃以及化燥伤阴，而使病情缠绵或加重。

用药特色

内伤发热主要与气血阴阳亏虚有关，当患者表现为低热或潮热，且热势常伴随情绪波动而起伏，精神抑郁，胁肋胀满，烦躁易怒，自觉口干而苦，舌红苔黄，此为气郁发热，黄教授常用丹栀逍遥散加减。方中白术性味甘苦，温，入脾、胃经，茯苓甘淡平，入心、肺、脾、肾经，甘草甘平，入心、肺、脾、胃经，此三味药性味温和，用于培补脾土；牡丹皮辛苦、微寒，入心、肝、肾经，栀子苦寒，入心、肺、三焦经，用牡丹皮和栀子清泻肝火，一补一泄，既可疏肝理脾，又可清肝泻热，气郁较甚，可加郁金、香附、青皮理气解郁；热象较甚，舌红口干便秘者，可去白术，加龙胆、黄芩清肝泻火；妇女若兼月经不调，可加泽兰、益母草活血调经。当患者表现为午后或夜晚发热，肢体或躯干有固定痛处或肿块，舌质青紫或有瘀点、瘀斑时，黄教授使用血府逐瘀汤加减治疗。方中以当归、川芎、赤芍、地黄养血活血，桃仁、红花、牛膝活血祛瘀，柴胡、枳壳、桔梗理气行气，甘草调和诸药。攻补兼施，为临床常用的活血化瘀方剂，发热较甚者，可加秦艽、牡丹皮清热凉血；肢体肿痛者，可加丹参、郁金、延胡索活血散肿定痛。

案一 内伤发热（血虚发热证）

刘某，老年女性，长沙本地人，2019年8月2日初诊。主诉：反复发热3月余。现症见：持续低热，面色无华，唇甲色淡，乏力，精神差，活动后心悸气短，头晕，失眠多梦，饮食和二便尚可。舌淡苔白，脉细弱。

西医诊断： 感冒。

中医诊断： 内伤发热。

辨证： 血虚发热。

治法： 养血益气，兼清虚热。

处方： 归脾汤加减。

黄芪30g，白术15g，党参15g，当归15g，远志15g，酸枣仁12g，茯苓15g，木香6g，炙甘草6g，阿胶15g，鸡血藤20g，银柴胡15g。7剂，水煎服，1日1剂分2次口服。嘱患者注意生活调护。

2019年8月9日二诊：患者发热，最高体温为37.9℃，乏力、心悸气短、头晕、失眠多梦等症状略有好转，饮食和二便尚可，舌质淡、苔白，脉细弱。继服上方7剂。

2019年8月16日三诊：患者低热，乏力、心悸气短、头晕、失眠多梦等症状缓解，精神好转，饮食和二便可，舌质淡、苔白，脉细。上方去鸡血藤、银柴胡。7剂，水煎服，1日1剂分2次口服。

2019年8月23日四诊：患者无发热，无明显乏力和心悸气短，精神可，睡眠和二便可，舌质淡、苔薄，脉细。患者停服汤剂，嘱其常监测血常规。

病案分析： 本案为内伤发热之血虚发热，血虚发热为内伤发热中常见的一个证型。血虚发热出自李东垣《内外伤辨惑论》："血虚发热、证象白虎，惟脉不长实为辨耳，误服白虎汤必死。此病得之饥困劳役。"发热是症状，血虚是内在机制，主要病机为营血亏虚，阴血衰则阳气偏胜（血本属阴），则见发热。

该患者为老年女性，病程日久，长期饮食失调，偏食，素食，食量小，脾虚失于运化，气血化生无源，脏腑功能失调，日久导致血虚，营血亏虚，阴虚不足，阳气偏盛，故见发热。血虚五脏六腑、四肢百骸失养，则见面色无华，乏力，心悸气短，头晕和关节疼痛；心血不足，心失所养，心神不安，故见失眠多梦；舌质淡、苔白，脉细弱均为血虚不足之象。

《证治汇补·发热》指出："血虚发热，一切吐衄便血，产后崩漏，血虚不能配阳，阳亢发热者，治宜养血。"黄政德教授故用归脾汤以补气养血，佐清虚热，使血足阳平，则虚热自退。方中黄芪、党参、白术补气健脾；当归、龙眼肉养血补心；阿胶、鸡血藤补血和血；茯苓、远志、酸枣仁养心安神；木香理气醒脾，与补气养血药配伍，使之补不碍胃，补而不滞；地骨皮和银柴胡清退虚热；甘草益气补中，调和诸药，诸药共奏补气养血、清退虚热之效。患者初诊时在归脾汤加减的基础上合用清退虚热的地骨皮和银柴胡，热退之后则继续应用归脾汤以调理脾胃，促进血液的化生，并在随访时嘱患者坚持服用归脾丸以巩固疗效，经过适当的调理，疾病痊愈。

另在内伤发热的过程中要注意，由于病机的变化，证候间可以相互转化或兼夹出现，气为血之帅，血为气之母，血虚日久发热必兼气虚，而转化为气血两虚之发热，则应气血并治，气血的正常运行，体现了脏腑的升降理论。

案二　内伤发热（气虚发热证）

张某，43岁，女性，2019年4月28日初诊。主诉：间断性发热、乏力、头晕6月余，加重5天。现症见：语声低微，面色潮红，乏力，头晕，心悸气短，活动后加重，形体消瘦，纳差，寐差，大便秘结，小便正常。舌质淡、苔薄，脉细弱。

西医诊断：感冒。
中医诊断：内伤发热。
辨证：气虚发热。
治法：益气健脾，甘温除热。
处方：补中益气汤加减。

黄芪30g，白术15g，党参15g，甘草10g，茯苓15g，砂仁（后下）15g，酸枣仁15g，柴胡10g，首乌藤15g，陈皮15g，当归15g，升麻10g，防风5g。7剂，水煎服，1日1剂分2次口服。

2019年5月5日二诊：患者体温略有下降，最高时为37.8℃，乏力头晕、心悸气短等症减轻，大便秘结，小便正常，舌质淡、苔薄，脉细弱。原方减酸枣仁、首乌藤。7剂，水煎服，1日1剂分2次口服。

2019年5月12日三诊：患者无明显发热，乏力头晕、心悸气短症状缓解，睡眠、饮食和二便可，舌质淡、苔薄，脉细弱。效不更方，继服上方7剂，水煎服，1日1剂分2次口服。

2019年5月19日四诊：患者无发热，余症大减。停服汤药，予补中益气丸，每日3次口服，连续服用1个月。患者治疗后发热、乏力、心悸气短等症状消失，半年内未复发。

病案分析：本案气虚发热为内伤发热中较为常见的一个证型，黄教授指出气虚发热的主要病机，为气虚、虚火内生兼合脾胃气机升降失常，治疗上只有兼顾补气和调畅中焦气机才能达到治疗效果。患者间断性发热1年余，实验室检查未见明显异常，曾多次应用抗生素，但效不显，反复发作。患者以发热为主症，劳累后加重，伴有乏力头晕，心悸气短等气虚不足之症，且平素易于感冒，综合四诊辨证为气虚发热。患者平素气虚体质，易感外邪，失于调理，病程日久，脾胃气衰渐重，中气下陷，阴火内生故发热；劳则耗气，故发热在劳累后加重；脾虚失于健运，气血化生不足，五脏六腑失养，故见乏力头晕，心悸气短；气虚卫表不固，则易于感冒；气虚推动无力，故见大便秘结；舌质淡、苔薄、脉细弱，均为气虚不足之征。治疗投以具有甘温除热和调畅气机作用的补中益气汤，即在补气药基础上，加用具有升提中气，调畅气机作用的升麻、柴胡，则脾胃升清降浊功能正常，气机通畅，虚热自退，并随症加减，疗效显著。方中黄芪、防风补中益气，升阳固表；党参、甘草、白术、砂仁、茯苓健脾补气；当归养血活血，与党参、黄芪配伍能补气和营；升麻可引胃气上腾复其本位，柴胡可引少阳之气上升，二者既可升举清阳，又能透泄热邪；陈皮理气和胃，使诸药补而不滞；砂仁行气温中，北方人用量可大；酸枣仁、首乌藤养心安神。诸药合用，共奏健脾胃、升清阳、补元气、除烦热之功效。

在用药的过程中，黄教授尤其注重升降理论的运用。方中黄芪、人参、白术补气健脾，当归养血和血，陈皮理气和胃，补而不滞，升麻、柴胡升清举陷，甘草调药和中。黄教授指出，在临证过程中慎用发散及苦寒泻热的药物，因发散易耗气伤津，苦寒则易损伤中阳，亦可化燥伤阴，均可致病情加重，对于内伤发热的患者，实证可适当清热，虚证可选用清虚热之品，内伤发热虽有虚实之分，但以虚证居多，临床上切不可一见发热即用辛散解表或苦寒攻下，以免耗液伤津，或苦寒伤及脾胃，或化燥伤阴。

案三 内伤发热（血瘀发热证）

刘某，40岁，女性，2020年10月11日初诊。主诉：间断性发热2月余。现症见：面色晦暗，低热，乏力，口渴不欲饮，时有小腹部疼痛，纳差，月经先期，量多，睡眠和二便尚可，舌质紫暗、苔白，脉细涩。

西医诊断：感冒。

中医诊断：内伤发热。

辨证：血瘀发热。

治法：活血化瘀，益气养血。

处方：血府逐瘀汤加减。

当归20g，牛膝15g，生地黄15g，熟地黄15g，赤芍15g，桃仁10g，红花10g，柴胡15g，鸡血藤20g，川芎15g，枳壳15g，甘草15g，牡丹皮15g，栀子15g，黄芪20g，党参15g，茯苓15g，白术15g，桔梗15g。7剂，水煎服，1日1剂分2次口服。嘱患者注意调节情志并保暖避风，防止感受外邪。

2020年10月18日二诊：患者无发热，小腹疼痛症状好转，仍觉乏力、纳差，口干渴症状稍轻，舌质紫暗，苔白，脉细涩。继服上方。7剂，水煎服，1日1剂分2次口服。

2020年10月25日三诊：患者无发热，无小腹疼痛和口渴，乏力、纳差症状缓解，饮食和二便可，舌质暗，苔白，脉细。上方去牡丹皮、栀子。7剂，水煎服，1日1剂分2次口服。

2020年11月2日四诊：患者诸症消失，舌质淡、苔薄，脉细。患者停服汤剂，予血府逐瘀胶囊，每日2次口服，连服2周后月经恢复正常。

病案分析：患者月经先期、量多、病程日久导致气血两虚，血液运行不畅、血脉瘀阻，壅遏不通，故见发热；瘀血阻滞，不通则痛，则小腹疼痛；瘀血内停，新血不生，脏腑失于濡养，故面色晦暗、乏力；瘀血阻滞，津液运行不畅，故口渴不欲饮；舌质紫暗、脉细涩均为瘀血内停表现。血瘀发热的治疗以活血化瘀、凉血清热为法，不可妄投苦寒，以免伤正。《金匮翼》谓："瘀血发热者，其脉涩，其人但欲漱水而不欲咽，两脚必厥冷，小腹必结急，是不可以寒治，不可以辛散，但通其血，则发热自止。"故黄教授选用血府逐瘀汤（当归、生地黄、川芎、赤芍、桃仁、红花、柴胡、枳壳、桔梗、牛膝、甘草）加牡丹皮、栀子、黄芪、熟地黄、鸡血藤、党参、茯苓、白术。血府逐瘀汤为桃红四物汤与四逆散的合方，其中桃红四物汤活血养血，四逆散行气活血；桔梗开肺气，引药上行；枳壳行气，使气血上下通调，而疏通于全身；牛膝通利血脉；牡丹皮、栀子清热凉血，具走而不守之性，无寒凉凝滞之嫌；鸡血藤、熟地黄养血和血；黄芪、党参、茯苓、白术补气生血，甘草调药和中。诸药配合，使血活气行，则瘀化热消，诸症自愈。

另外，气机阻滞日久，以致血液运行不畅，也可见瘀血的表现。虚实夹杂也常多见，如阴虚夹血瘀、气虚夹血瘀等。证候的相互转化及兼夹，是疾病缠绵日久不愈的一个重要影响因素，因此在临证过程中要辨明证候的转化及兼夹，以标本兼治，并应同时进行辨证治疗，防止病情变化。

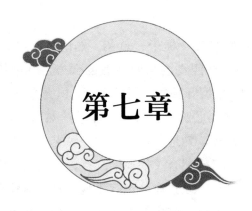

第七章

其他病证

第一节 痛风

痛风是嘌呤在体内长期代谢障碍及紊乱，其代谢终产物尿酸在血液中浓度持续增高，超饱和后形成单钠尿酸盐结晶，沉积在关节、肾脏、软骨等处引起损伤的一类严重代谢相关性疾病。以受累关节反复发作的红肿热痛及功能障碍为主要表现，并随疾病的发展逐渐加重，不仅会造成关节畸形，且可累及肾脏，引发心脑血管疾病等，严重影响患者的身心健康和生活质量。

临床上，痛风可并发肾脏病变，严重者可出现关节破坏、肾功能损害，常伴发高脂血症、高血压、糖尿病、动脉粥样硬化及冠心病等。现代医学认为，痛风发生的生化基础是高尿酸血症，血尿酸的水平高低是痛风发生发展的核心因素，当血尿酸水平超过其血液中的饱和溶解量时，增加的尿酸盐结晶在关节内沉积，结晶脱落便可刺激周围组织产生炎症反应，引起关节的红、肿、热、痛。

随着人们生活水平的提高，蛋白质、脂肪以及糖的摄入量显著增加，目前痛风患病率已呈逐年上升的趋势，给患者的日常生活带来极大的痛苦和不便。现代医学治疗痛风急性期常用非甾体抗炎药、秋水仙碱或糖皮质激素等以消炎止痛，缓解期改用别嘌醇、非布司他或苯溴马隆等降低尿酸，以上方法虽能一定程度改善病情，但药物不良反应较多，且复发率高。中医药在改善痛风症状、降低血尿酸及预防复发、防治并发症等方面具有独特优势。

痛风属于中医学痹证、历节、白虎、痛风范畴。"痛风"之病名始于朱丹溪的《格致余论·痛风论》："彼痛风者，大率因血受热已自沸腾，其后或涉冷水，或立湿地，或扇取凉，或卧当风，寒凉外搏，热血得寒，污浊凝涩，所以作痛。夜则痛甚，行于阴也。"言其为血热，受风寒湿之邪，凝涩不通所致。历代医家大多以此为宗，或言平素嗜食肥甘之品。《医门法律》描述痛风一名白虎历节风，实则痛痹。唐宗海《血证论·痹痛》亦云："身体不仁，四肢疼痛，今名痛风，古曰痹证。"《金匮要略》云："盛人脉涩小，短气，自汗出，历节痛不可屈伸，此皆饮酒汗出当风所致。"可知痛风发病与肥胖、饮酒密切相关。《辨证录·遍身骨痛门》云："人有遍身生块而痛者，此虽是痛风，然因湿气不入脏腑而外走经络、皮肤以生此块，乃湿痰结成者也。"《医方考·痛风门》亦云："所以痛者，湿痰死血留结而不通也。"《寿世保元》云："一论痛风。腰背手足肢节疼痛。"表明痛风不仅有关节疼痛的表现，亦可见腰痛症状，结合现代临床分析，痛风患者的腰痛症状极可能与痛风继发肾结石有关。

病因病机特点

痛风发作主要由湿热痹阻经络气血所致，其病位虽在肢体经络，但与脾胃肝肾密切相关。痛风急性期患者大多因恣食醇酒厚味而诱发痛风急性发作或加重，以湿热痹阻、气机阻滞证为主；痛风急性期过后，患者表现为局部关节时有疼痛，或见皮下痛风石，若尚未出现肾结石及肾功能不全，为痛风缓解期，以痰湿瘀结、肝肾亏虚证居多；若治疗不当或未控制饮食，导致病情迁延不愈，继发肾结石或肾功能不全等痛风并发症。

痛风是在内外因共同作用下形成的。内因责于脾肝肾等脏腑亏虚，痰湿内生；外因为感受痰、湿、浊等邪气，加之机体劳累、嗜食肥甘厚味及情志损伤等，内外合邪造成气机阻滞、脉络瘀阻，日久化热而发为痹病。

其基本病因病机是血中有热，嗜食肥甘，脾失健运，湿热壅滞，凝滞关节。痛风在急性发作期主要以湿热阻络为核心病机，湿热留滞造成局部气血运行不畅，气滞血瘀不通则痛；湿热瘀阻故可见红肿热痛；湿性趋下，故本病多发于足；湿性黏滞，导致患者缠绵难愈，反复发作。湿热蕴结型痛风急性发作治疗以清热利湿活血为主。《理瀹骈文》曰:"内外治之理即内治之理,外治之药即内治之药,所异者法耳。"

故痛风属本虚标实之证,治疗当以清热除湿、活血消瘀、滋补肝肾等为原则。

临证辨治特色

邪气痹阻经络是痛风病机的关键。黄教授提出,痛风的发病与脾胃功能的失常密切相关。胃主受纳,脾主运化,二者共同使水谷腐熟消化成精微,再由脾升清,上输于心肺,化生气血以营养全身,胃降浊,乃排泄水谷之糟粕。故言脾胃为"后天之本",若脾胃功能正常,则气血生化之源充足,营卫充实,外邪不得侵袭;升清降浊之功相应,则无内生痰湿瘀浊之忧;内邪、外邪均不得乘,故痛风无所从生。然若脾胃虚弱,或因恣食酒热海腥、肥甘厚腻之物所致;或因先天禀赋不足、年老久病所致;或因劳逸不当、七情内伤所致;或因喜静恶动、清气不升所致;则脾失健运,胃失和降,气血津液不得充盈输布,水谷之糟粕不得排泄于外,终使营卫不固而外邪乘袭,升降失常而浊邪内生,内邪外邪相合而痹阻经络,发为痛风。从表面上看,痛风主要是由内生邪气痹阻经络所致,但实际上邪气内生是由升降失常、脾胃虚弱所致,脾胃功能失常则营卫不足,无法抵御外邪,故亦有外邪侵扰、内外相合之因。因此,黄教授认为痛风乃脾胃亏虚,内外相合所致。同时,黄教授认为痛风多为本虚标实之候,治疗当标本兼顾。临床分为急性发作期和无症状期,临证应首先辨别轻重缓急,以"急则治标,缓则治本"为纲领,分期论治。处于痛风急性发作期时,患者主要以关节疼痛为主症,盖因此时邪气偏盛、痹阻经络,当以祛邪通络止痛为第一要义。虽痛风以发作期关节"红、肿、热、痛"等热象闻名,但因个体禀赋差异,实邪于人体内有不同的寒热转化,应四诊合参,仔细辨别寒热,切莫将痛风与热划上等号,导致病情延误。同时,由于痛风属内外之邪相合所致,加之病程日久,邪气之转化、偏盛亦有不同,需仔细甄别病邪之偏盛,予以燥湿、化痰、祛瘀之治法,药用迅猛、攻急之品,必要时可加用如忍冬藤、地龙等藤蔓、虫类药物,以加强祛风止痛、活血祛瘀之功。处于痛风无症状期,包括亚临床痛风时,邪实不胜,应以治疗本虚为主,兼顾祛邪,要将固护脾胃作为要领,徐徐图之,万不可单纯以攻邪为要而长期重用损伤脾胃的藤蔓、虫类药物,导致脾胃损耗更为严重;亦不可心急太过,补以大量滋腻之品而使脾胃升降之职无以恢复。此期虽无临床症状表现,但需警惕浊邪已存,仍治以燥湿、化痰、祛瘀之法,同时考虑祛邪之强度,慎用藤蔓、虫类药物,以免耗伤脾胃,并适当加用补益脾胃之品以治疗本虚。若病程较久,在补益的基础上可佐以少量行气活血之品,如桃仁、红花、川芎、丹参等,以防太过滋腻而促使痰瘀生成。

用药特色

痛风与血尿酸的升高有着直接的联系,血尿酸的升高与人体代谢的紊乱相关联,即与脾胃之升清降浊密切相关,脾虚则湿泛,湿泛甚则成滞,反过来又进一步影响脾胃之升降功能,形成恶性循环。加用祛湿之药物往往能有降低血尿酸的奇效,盖因湿去则脾不受困,故得以升降相应,浊邪自去。黄教授于临床上诊治痛风患者时,无论其有无症状,一旦血尿酸偏高,均药用蚕沙、萆薢、土茯苓、威灵仙、制川乌、泽泻等祛湿之品。同时,黄教授于临床上常因病邪、寒热的不同,予以不同的用药,若脾虚而无明显寒热偏盛,常予补中益气汤、四君子汤类加减以健脾益气,如党参、茯苓、白术、黄芪、陈皮、柴胡、升麻等;若以湿邪偏盛,常予薏苡仁汤类加减以健脾除湿通络,如薏苡仁、茯苓、苍术、白术、羌活、独活、砂仁等;若以热邪偏盛,或脾虚之湿邪郁而化热,常予四妙散类加减以清热化湿,如黄柏、苍术、薏苡仁、川牛膝等;若素体脾阳虚衰以寒邪偏盛,常予苓桂术甘汤类加减以温阳健脾化湿,如桂枝、白术、茯苓、附子等;若日久形成痰瘀互结之候,常予双合汤类加减以化痰行瘀,如桃仁、红花、丹参、川芎、生地黄、陈皮、半夏、茯苓等;痛风反复发作,耗伤肝肾,形成肾痹,常予独活寄生汤类加减以补益肝肾,强筋健骨,如独活、桑寄生、杜仲、牛膝、茯苓、肉桂等。

案一 痛风(湿热内蕴证)

周某,男,67岁,2020年10月25日初诊。反复右下肢多关节肿痛6年余,再发3周。患者诉于6年前第1次出现右下肢多处关节红、肿、热、痛，前往当地人民医院就诊，确诊为"急性痛风性关节炎"，经抗炎镇痛、降尿酸等对症治疗后好转，但此后上症常反复发作。2020年9月26日于浏阳市妇幼保健院健康体检示丙氨酸氨基转移酶56.3g/L，尿酸645μmol/L。平素嗜食辛辣酒毒之品，喜卧，形体肥胖。刻下症：右足第1跖趾关节及右膝关节红、肿、热、痛，口干、晨起偶有口苦，纳寐可，大便质稀，小便黄。舌红、苔黄腻，脉弦滑。

西医诊断：痛风。

中医诊断：痛风。

辨证：湿热内蕴证。

治法：清热祛湿，行痹止痛。

处方：四妙散加减。

黄柏10g，白术10g，苍术10g，薏苡仁20g，川牛膝20g，蚕沙10g，萆薢10g，土茯苓10g，威灵仙15g，地龙10g，制川乌10g，泽泻10g。14剂，每天1剂，水煎服，分早晚2次温服。

2020年12月15日二诊：患者诉服药后上述症状明显好转，并自行于当地药店购买药材继续服用，期间坚持清淡饮食。12月6日于外院检查示：尿酸397.14μmol/L。现觉右足第1跖趾关节稍有疼痛，右膝关节轻微不适，无明显红肿、发热，口干口苦较前明显好转，纳寐可，大便2～3次/天，质偏稀，小便正常。舌淡红、苔黄稍腻，脉弦滑。续予前方去地龙，加独活、羌活、白芷各10g，党参15g，甘草3g。

2020年12月29日三诊：患者诉服药后诸症较前明显好转，仍稍有便溏，嘱患者继续服用二诊方加以巩固。

病案分析：患者为老年男性，喜好辛辣酒毒之品，长期喜卧不喜动，使脾胃亏耗，湿邪内生，加之正值长夏，暑湿盛行之时，内外相合，蕴为湿热，痹阻经络，发为痛风。故黄教授以清热祛湿、行痹止痛之四妙散为主方，方中黄柏清热燥湿，苍术、薏苡仁健脾燥湿，川牛膝引药下行，清下肢痹阻之邪，同时加蚕沙、萆薢、土茯苓、威灵仙、制川乌、泽泻等祛湿之品，使湿除则脾自健。其中，黄教授运用白术、苍术补脾运脾，健运中焦脾胃，合牛膝、薏苡仁，一升一降，升清降浊，恢复人体气机。患者正处于急性发作期，湿热之邪正盛，佐以地龙活血通络以加大行痹止痛之功效，预防浊瘀生成。二诊时患者虽仍为湿热内蕴之候，但热邪较前消退，湿重于热，无热邪煎熬气血津液生成痰瘀之忧，且考虑虫类药物易耗伤脾胃，故前方去地龙，同时加用独活、羌活、白芷以加强祛湿止痛之功，配合党参、甘草健脾益气。

案二 痛风（湿热内蕴证）

吴某某，66岁，男性，湖南常德人，2018年5月31日就诊。主诉：确诊痛风10余年。患者诉10余年前无明显诱因，因出现左足第1跖趾关节红肿热痛，遂前往当地医院就诊，行相关检查后，诊断为痛风，予以相关对症治疗（具体诊疗过程不详），症状有所缓解。但此后10年期间反复出现多处单个关节红肿热痛，并双手逐渐出现痛风石沉积，后双手指关节逐渐变形，多次肾功能检查提示尿酸偏高，遂服用"双氯芬酸钠缓释片"及相关西医治疗（具体诊疗过程不详），但病情未见明显好转，遂前来就诊，寻求中医治疗。现症见：双手指关节变形，可见多个痛风石，其余关节无明显红肿热痛，食纳正常，夜寐安，稍感口干口苦，大便可，夜尿多。舌红，苔薄黄，脉弦细。BP：160/100mmHg。

西医诊断：痛风。

中医诊断：痛风。

辨证：湿热内蕴。

治法：清热化湿，通络止痛。

处方：四妙散加减。

黄柏10g，苍术10g，薏苡仁20g，牛膝15g，地龙10g，萆薢15g，蚕沙10g，威灵仙15g，连翘10g，车前子10g。7剂，水煎服，每日1剂，早晚2次温服。

2018年6月7日二诊：服上方后患者症状明显缓解，稍有口干口苦，纳寐可，二便正常。舌红，苔薄白，脉弦细。药已既效，效不更方，继进10剂以善后。

病案分析：《万病回春》中曾云："一切痛风肢体痛者，痛属火，肿属湿，不可食肉……所以膏粱之人，多食煎炒、炙煿、酒肉热物蒸脏腑，所以患痛风、恶毒、痈疽者最多。"故中医认为痛风的发生是由于过食肥甘厚味，或饮食不节，致脾胃虚弱，水湿无以运化，痰浊、湿热内生，流注四肢关节经络；湿热蕴结，气血运行受阻，不通则痛，从而发生疼痛、肿胀；热郁于内，故见皮温升高、皮色发红等典型症状。本例患者年迈，脾胃虚损；且双手指关节变形，见多个痛风石形成，同时患者久居湖南常德，气候潮湿，饮食以辛辣油腻为主，诊断为痛风病，病机以脾胃虚弱为本，以痰浊、湿热内蕴，流注四肢关节经络造成痹阻不通为标，辨证为湿热内蕴证。舌苔薄黄、脉弦细均为湿热内蕴之征。故本例黄教授以清热利湿，通络止痛为法；方选四妙散加减。苍术辛苦性温，芳香燥烈，黄教授认为一方面其苦温，可直达中焦，燥中焦之湿浊，达表可除表之湿邪；另一方面其辛苦开散，芳香化湿，能化解流注四肢关节经络之湿热，且芳香透邪外出，并与黄柏清热配伍，使湿热走下焦而去。苍术、薏苡仁相配健脾化湿，合牛膝同用，升降相宜，且苍术、薏苡仁、牛膝三药皆有除痹之功，再配以萆薢、车前子清热利湿；威灵仙、地龙通络散结止痛，连翘清热利湿散结；蚕沙祛风除湿，和胃化浊，活血通经，相辅相成。全方共奏清热利湿、通络止痛之效。

案三 痛风（风湿热郁证）

刘某某，28岁，男性，湖南宁乡人，2019年6月19日就诊。主诉：反复右踝关节肿痛4年，加重2天。患者诉4年前饮酒后出现右踝关节肿痛伴皮色发红，皮温升高，自行予以外敷治疗，但未见好转，遂前往当地社区医院就诊，行相关检查后提示尿酸偏高，结合患者症状体征和相关检查后诊断为痛风，予以抗炎止痛对症治疗（具体用药不详）后症状消失，遂未予以重视。此后4年期间反复出现右踝关节红肿热痛，多次肾功能检查提示尿酸偏高，遂予以降尿酸治疗，但控制不佳。2天前患者吹风后症状加重，无法行走，故前来寻求中医诊治。现症见：右踝关节红肿热痛，伴有右足第1跖趾关节肿痛，活动受限，无法行走，咳嗽，伴汗出，食纳可，夜寐安，稍感口干口苦，大小便正常。舌淡苔黄腻，脉弦滑。

西医诊断：痛风。
中医诊断：痛风。
辨证：风湿热郁。
治法：清热化湿，祛风通络。
处方：四妙散合麻杏苡甘汤加减。

麻黄10g，苦杏仁10g，蝉蜕5g，蚕沙10g，土茯苓10g，萆薢15g，黄柏 10g，苍术 10g，薏苡仁 20g，川牛膝 20g，制川乌 5g，羌活 10g，白芷 10g，甘草 3g。14 剂，水煎服，日 1 剂，早晚 2 次温服。

2019 年 7 月 2 日二诊：服上方后患者症状明显缓解，右踝及右足第 1 跖趾关节稍有肿胀，无明显疼痛，活动可，纳寐可，二便正常，舌淡，苔薄黄，脉弦滑。效不更方，疼痛明显缓解，去制川乌，继进 10 剂以善后。

病案分析：《幼科铁镜》中云："四肢上或身上一处肿痛，或移动他处，色红不圆块，参差肿起，按之滚热，便是痛风"。点明了痛风病的典型临床表现便是四肢关节处不对称的红肿热痛，而中医学认为痛风病的病因可分为外因和内因两个方面。人体正气不足，腠理不密，卫外不固，风、寒、湿、热之邪乘虚侵袭人体肢体、经络、肌肉，致筋骨、关节、经络痹阻，气血运行不畅，不通则痛。其病位在四肢关节，与肝、脾、肾相关。可根据感邪不同，分为风寒湿痹和风湿热痹等类型。而本例患者有饮酒史，酒伤脾胃，脾胃虚损；且居住在湖南宁乡，气候潮湿，饮食以辛辣油腻为主，患者关节处红肿热痛，舌淡苔黄腻，脉弦滑。故黄教授结合舌脉症诊断该患者为痛风病，认为其病机为饮酒伤脾胃；脾胃虚弱为本，加之正处夏季，居处潮湿，发病前患者曾吹风受凉出现咳嗽汗出，故风湿热郁于内，痹阻经络，滞留四肢关节为标，辨证为风湿热郁证。故本例治法以清热利湿，祛风除湿为法，方选四妙散和麻杏苡甘汤加减。四妙散中苍术辛苦性温，芳香燥烈，可直达中焦燥中焦之湿浊，达表除表之湿邪，同时其辛苦开散，芳香化湿，能使痹阻四肢关节经络之湿热得以化解，透邪外出；而黄柏清热为臣药，两者配伍，使湿热走下焦而去。再配合麻杏苡甘汤，麻黄辛散发汗祛风，宣肺平喘，一方面能散体表之风湿，另一方面配以苦降之杏仁肃肺平喘，通调水道，一升一降，通调气机，同时薏苡仁甘淡微寒健脾渗湿，配合麻黄、杏仁发散渗湿同施，则风湿尽除。方中加以萆薢清热利湿；土茯苓燥湿消肿通利关节；羌活、蚕沙祛风除湿，活血通经，白芷、蝉蜕祛风散邪，相辅相成，共奏清热利湿、祛风除湿之效。

第二节 痹证

痹证是由于先天禀赋不足，或外邪入侵，或饮食不节，或年老久病、劳逸不当等原因引起的经络痹阻或筋脉失养，气血不畅，以肢体筋骨、关节、肌肉等处发生疼痛、酸楚、重着、麻木，或关节屈伸不利、僵硬、肿大、变形及活动障碍为主要表现的病证。因其发病多与风、寒、湿、热之邪相关，故病情呈反复性，病程有黏滞性、渐进性等特点。西医学中的痛风、风湿性关节炎、类风湿关节炎、强直性脊柱炎、骨性关节炎等病也可属于本病范畴。

现代医学中与痹证相关的疾病主要集中在风湿免疫科及骨关节科，如类风湿关节炎、骨关节炎、强直性脊柱炎等皆属于骨痹范畴，多发性肌炎、硬皮病则分属于肌痹与皮痹范畴，大动脉炎归于脉痹范畴，腰椎间盘突出症引起坐骨神经痛则属筋痹范畴。

痹证严重影响着人们的生活质量。由于现代人生活方式的改变，如久坐等和长期低头等不良姿势，患者数逐渐增加，发病年龄逐渐减小。对于痹证的治疗，西医更偏向于缓解症状，减轻疼痛的方法，而中医则更着重于辨证治疗，由内而外地调整身体状态达到医治的目的，标本兼治。除用药外，针灸、推拿等疗法亦对本病有较好的治疗效果。

中医治疗痹证的历史久远，经验丰富，疗效确切，讲究辨证论治，使患者拥有个体化的治疗方案，中药方剂是对付痹证的主要武器，诸多治痹良方从古传承至今。春秋战国时期，《黄帝内经素问》设"痹"证专篇，对痹证的病因及证候分类有明确的认识。就病因学而言，认为本病的发生与感受风寒湿邪有关，如《素问·痹论》云："所谓痹者，各以其时，重感于风寒湿之气也。"在痹证的分类上，可根据风寒湿的偏胜将其分为行痹、痛痹、着痹，如《素问·痹论》云："其风气胜者为行痹，寒气胜者为痛痹，湿气胜者为着痹也。"又根据病变部位、发病时间的不同而分为皮、脉、肉、筋、骨痹，《素问·痹论》云："以冬遇此者为骨痹，以春遇此者为筋痹，以夏遇此者为脉痹，以至阴遇此者为肌痹，以秋遇此者为皮痹。"东汉时期，张仲景《金匮要略·中风历节病脉证并治》中载有"历节"之名，将历节的特点概括为"历节疼痛，不可屈伸"，并采用桂枝芍药知母汤及乌头汤作为治疗方剂。隋唐时期，巢元方《诸病源候论·风湿痹身体手足不随候》认为体虚外感是引起痹证的主要因素；王焘《外台秘要·白虎方五首》述其症状痛如虎咬，昼轻夜重，故称"白虎病"；孙思邈《备急千金要方·治诸风方》首载独活寄生汤治疗痹证，至今仍为临床常用方剂。金元时期，朱丹溪《格致余论·痛风论》首次提出"痛风"病名，认为本病的发生与生活环境有关。

明清时期,张介宾《景岳全书·风痹》概括了痹证的寒热阴阳属性;李中梓《医宗必读·痹》提倡行痹参以补血,痛痹参以补火,着痹参以补脾补气之法,并具体阐明"治风先治血,血行风自灭"的治则;叶天士对于痹证日久不愈则有"久病入络"之说,主张用活血化瘀法并重用虫类药物以活血通络;王清任《医林改错·痹症有瘀血说》认为痹证与瘀血关系密切,可用活血化瘀的身痛逐瘀汤治疗。

病因病机特点

痹证的发生主要因禀赋不足、外邪入侵、饮食不节、年老久病、劳逸不当等,导致素体亏虚,卫外不固;或风寒湿热,阻滞经络;或痰热内生,痰瘀互结;或肝肾不足,筋脉失养;或精气亏损,外邪乘袭,导致经络痹阻,气血不畅,发为痹证。素体亏虚,卫外不固,或脾虚运化失常,气血生化乏源,则易感外邪,如《诸病源候论·风湿痹候》云:"由血气虚,则受风湿,而成此病。"风、寒、湿、热之邪为本病发病的外部条件。因久居湿地,涉水冒雨,睡卧当风,水中作业,冷热交错,或风寒湿痹日久不愈,郁而化热,亦可由于阳虚之体,而致风寒湿热之邪乘虚侵袭人体,留注经络而成痹证。正如《素问·痹论》云:"风寒湿三气杂至,合而为痹也。"过食肥甘厚味,易伤及脾胃,酿生痰热,痰瘀互阻,导致经络瘀滞,气血运行不畅,故发为痹证。如《中藏经·论肉痹》云:"肉痹者,饮食不节,膏粱肥美之所为也。"年老体虚,肝肾不足,则肢体筋脉失养;或病后气血不足,腠理空疏,外邪乘虚而入。如《济生方·痹》云:"皆因体虚,腠理空疏,受风寒湿气而成痹也。"劳欲过度,精气亏损,卫外不固;或激烈活动,耗损正气,汗出肌疏,外邪乘袭。此外,跌仆外伤,损及肢体筋脉,气血经脉痹阻,亦与痹证发生有关。

痹证的基本病机是邪气痹阻经络,气血运行不畅,筋脉肌肉关节失于濡养。正气不足,身体虚弱,外邪寒性明显,多表现为风寒湿痹;若阳气较盛,外邪经久不愈,蕴而化热,则易从阳化热,表现为风湿热痹。痹证初期邪在经脉,留滞于筋骨、肌肉、关节,阻塞气血运行,日久损及肝、肾,从而表现为虚实相兼。邪气痹阻经络,气血运行不畅,日久水液停滞而为湿,血液瘀滞而成瘀,瘀血、水湿不化而生痰浊。瘀血、水湿、痰浊痹阻经脉,留滞关节从而表现为疼痛酸楚、麻木、重着以及关节屈伸不利,甚至关节周围结节。内有瘀血、水湿、痰浊留滞,外复感受风、寒、湿邪,经络闭阻不通,导致关节肿胀、低硬、变形,新旧病邪胶着缠绵,而致病程漫长,顽固难愈。

临证辨治特色

黄政德教授认为脾主运化水谷精微,胃主升清降浊以化生气血津液而温养全身。故脾胃功能正常,则气血化源充足,营卫得养,外邪不易侵袭,痹证不生。如张仲景曰:"四季脾旺不受邪。"李东垣《脾胃论》中又云:"若胃气一虚,脾无所禀受,则四脏经络皆病。况脾全藉胃土平和,则有所受而生荣,周身四脏皆旺,十二神守职,皮毛固密,筋骨柔和,九窍通利,外邪不能侮也。"说明了脾胃功能的失常与痹证的发病密切相关,且痹证的发展转归过程中脾虚贯穿始终,故黄政德在痹证的治疗过程中尤其重视从脾胃论治。脾主升清,胃主降浊,黄教授在临床中多运用白术、升麻、人参、山药、法半夏等药物,健运中焦脾胃,升清降浊。另一方面,黄老认为痹证病程较长,缠绵难愈,因此治疗中常运用祛风除湿的藤蔓类药物及走窜的虫类药,如全蝎、蜈蚣、络石藤、青风藤等药物;一些药物久服易伤脾胃,因此黄教授在治疗痹证的过程中注意对脾胃的调护,用药讲究调和,主张以平为期。

用药特色

黄教授认为,中医治疗痹证当以祛邪活络、缓急止痛为法,辨证论治,或祛风,或散寒,或除湿,或清热。痹证的发生与脾胃息息相关。脾胃为后天之本,气血生化之源,在治疗中,一方面当补气健脾,运用党参、人参、砂仁、白术等药补益脾胃;另一方面,脾气宜升,胃气宜降,当健运脾胃,使中焦气机得利,如升麻、白术、山药、薏苡仁等。根据辨证论治,若脾虚无寒热偏盛者,予补中益气汤、四君子汤以健脾益气,如黄芪、党参、陈皮、升麻、柴胡、白扁豆、茯苓、白术、山药等;若脾阳不振或脾肾阳虚者,予苓桂术甘汤、实脾饮以温阳健脾,如白术、茯苓、桂枝、附子、肉桂、厚朴、木瓜等；若脾虚湿邪偏盛者，予薏苡仁汤以健脾除湿通络，如薏苡仁、白术、苍术、茯苓、砂仁、羌活等；若脾虚湿邪郁而化热者，予四妙散加减以清热除湿，如苍术、黄柏、薏苡仁等；若腰痛伴有下肢疼痛者，加牛膝、独活、木瓜等引药下行。

案一 痹证（气血虚滞，营卫不和证）

李某，男，66岁，长沙本地人，2018年12月4日就诊。主诉：左上肢反复胀痛5月余。患者自诉5月前无明显诱因出现左上肢胀痛，以肘关节、肌肉胀痛不适为主，肩颈关节、腕关节、手指关节暂无明显受累，伴左上肢乏力，向上抬举稍受限，提举重物不能，偶有左手手心麻木感，自行按摩或活动后稍有改善，暂未予特殊处理。现症见：左上肢胀痛，伴左上肢乏力，向上抬举稍受限，提举重物不能，偶有左手手心麻木感，饮食可，夜寐佳，大小便调。舌淡红偏紫，苔薄白，脉小。患者既往有"腔隙性脑梗阻"病史。

西医诊断：骨关节炎。

中医诊断：痹证。

辨证：气血虚滞，营卫不和。

治法：益气温经，活血通络。

处方：黄芪桂枝五物汤加减。

黄芪15g，桂枝5g，白芍10g，柴胡10g，川芎10g，地龙10g，姜黄10g，红花5g，丹参15g，当归10g，羌活10g，独活10g，甘草3g，白术10g。15剂，水煎服，每日1剂，早晚2次温服。

2018年12月24日二诊：患者自诉服用上方后左上肢疼痛明显缓解。现症见：仍有少许左上肢胀痛，活动未见明显受限，但仍不能提举重物，肘关节无明显不适，肩颈关节、腕关节、手指关节无受累，食纳可，夜寐一般，大小便正常。舌红，苔薄白，脉弦细。诊断及治法同前，以黄芪桂枝五物汤合桃红四物汤加味化裁，具体如下：

黄芪30g，桂枝5g，桃仁10g，红花5g，当归10g，川芎10g，地龙10g，白芍10g，羌活10g，丹参10g，生地黄10g，石斛10g，制川乌5g（先煎），甘草3g。14剂，水煎服，日1剂，早晚2次温服。

病案分析： 本例属气血虚滞，营卫不和之虚实夹杂证，黄教授认为加味黄芪桂枝五物汤为益气健脾、温经通络之良方。本例中体现了黄教授缓则治其本，追本溯源的中医特色治疗理念。黄老两次选方均重用黄芪，并在首次就诊的方药中加用白术，以增强益气健脾之力，恢复脾胃之升降功能。中医谓之痛有"不通则痛"和"不荣则痛"之分，患者以胀痛为主，暂无明显虚证表现，结合舌、脉象，考虑实证偏多，予以丹参、桃仁、红花、川芎活血化瘀通络；又因患者为老年男性，病程较久，加用当归、白芍养血活血，使其祛瘀不伤正；另独活、羌活、地龙均有通经络、除痹痛之效。复诊时，患者局部疼痛不适的症状明显缓解，但由舌、脉象可知瘀证仍未完全清除，且体内蕴藏郁热，故黄教授仍以黄芪桂枝五物汤为基础方，加用桃仁四物汤以增强活血祛瘀之力，并加用少量川乌以增强镇痛之效，最后辅以石斛养阴清热以祛郁热，达到标本兼治的效果。

案二 痹证（脾胃气虚，风湿在表证）

廖某，女，54岁，2016年5月3日就诊。主诉：四肢小关节游走性疼痛半月余。患者诉半月前淋雨后出现手指关节疼痛，伴有少许麻木，未予重视及处理，后逐渐出现足趾关节疼痛，自觉在阳光照射下关节疼痛加重，今为求进一步治疗前来就诊。现症见：四肢小关节游走性疼痛，伴有麻木感，无僵硬感，偶有腰背部疼痛，胃脘部隐痛，胸脘痞闷，恶心欲呕，面色萎白，语声低微，气短乏力，食少便溏，干咳有痰鸣，痰不易咳出，夜寐不安，噩梦扰，小便可，大便溏，2~3次/天。舌淡苔白腻，脉浮弱。本院检查：血常规、风湿全套、CRP、肝肾功能正常。

西医诊断： 关节痛。

中医诊断： 痹证。

辨证： 脾胃气虚兼风湿。

治法： 益气健脾，解表祛湿。

处方： 麻杏甘汤合六君子汤加减。

麻黄6g，苦杏仁10g，薏苡仁20g，茯苓10g，陈皮9g，法半夏10g，白术10g，党参10g，苍术10g，羌活10g，白芷10g，木香10g，川贝母10g，甘草3g。7剂，水煎服，每日1剂，早晚2次温服。

2016年5月10日二诊：患者诉四肢小关节疼痛较前减轻，仍有麻木感，面色萎白，语声较前有力，乏力仍在，无咳嗽咳痰，小便可，大便溏，1~2次/天，舌淡苔白腻，脉浮弱。效不更方，前方继服7剂。

2016年5月17日三诊：患者诉晨起偶有关节痛，少许麻木，面色较前有光泽，精神较前明显好转，纳可，寐安，二便调。

病案分析： 本病属脾胃气虚证兼风湿在表证，患者淋雨后出现手指关节疼痛，风湿系于表，阻滞经络，气血运行不利，卫阳不充，风湿之邪乘虚而入，致四肢关节疼痛。湿邪侵袭肌表，郁而化热，故关节受到太阳照射时疼痛加重；脾主运化，胃主受纳。脾胃气虚，纳化失职，升降失常，故食少便溏；气血生化不足，脏腑组织失养，故面色萎白，语声低微，气短乏力。舌淡、苔白腻、脉浮弱，均为风湿在表兼脾胃气虚证的表现。黄教授在方中运用党参为君药，补益脾胃之气；白术甘温而兼苦燥之性，甘温补气，苦燥健脾，与党参相协，益气健脾之力显著，为臣药；茯苓甘淡，健脾渗湿，与白术相伍，前者补中健脾，后者渗湿助运，走而不守，二者相辅相成，一升一降，健脾助运相得益彰，共为佐药；半夏辛温而燥，为化湿痰之要药；陈皮既可理气机除胸脘痞闷，又能止呕以降胃气，还能燥湿化痰以消湿聚之痰，所谓"气顺痰自消"，加用川贝母润肺化痰；麻黄疏风散邪，除湿温经；苦杏仁宣肺卫之表，充卫通阳；薏苡仁除湿祛风，兼能运脾化湿；木香行气止痛；苍术既可燥湿健脾又可祛风散寒，缓解关节疼痛；羌活解表散寒、祛风除湿；白芷祛风止痛；甘草益气，合党参、白术可加强益气补中之力，又能调和方中诸药。全方共奏益气健脾、解表祛湿之功。

案三　颈肩痛（寒湿痹阻证）

肖某涛，男，71岁，湖南邵阳人，2018年9月3日就诊。主诉：右肩疼痛乏力20天。诉20天前无明显诱因出现右肩疼痛伴见乏力，遇寒及天气变化时疼痛加重，自行未予特殊处理，病情逐渐加重。既往无特殊疾病史，现来求中医诊治。现症见：右肩疼痛，乏力，活动不利，稍有麻木感，畏寒，喜暖，纳可，夜寐不安，二便调。舌淡红，苔薄白，脉弦细。BP：136/85mmHg。本院肩关节X线示：未见明显关节病变。ECG：正常心电图。

西医诊断： 肩周炎。

中医诊断：颈肩痛。
辨证：寒湿痹阻。
治法：温阳散寒，祛湿通络。
处方：黄芪桂枝五物汤加减。

黄芪 40g，桂枝 10g，白芍 10g，地龙 10g，丹参 15g，制川乌 5g，羌活 10g，川牛膝 10g，安痛藤 10g，桑枝 10g，茯苓 10g，甘草 3g，当归 10g。15 剂，水煎服，每日 1 剂，早晚 2 次温服。

2018 年 9 月 24 日二诊：患者诉服上药后症状明显缓解，现右肩稍疼痛，可忍受，稍乏力，关节仍活动不利，无明显麻木感，稍畏寒，纳寐可，二便调。舌淡红，苔薄白，脉弦细。效不更方，前方去川乌，加蒲黄 10g，葛根 20g，再进 14 剂。

2018 年 10 月 22 日三诊：患者诉现无明显关节疼痛，关节活动可，无乏力感，无明显畏寒怕冷，纳寐可，二便调。舌淡红，苔薄白，脉细。药已效，前方再进 7 剂巩固后效。

病案分析：本例为寒湿痹阻证，黄芪桂枝五物汤是治疗营卫虚弱，血脉痹阻的方药，本案中黄教授对其进行加减使原方变成了温阳散寒、祛湿通络之方。本病使用黄芪桂枝五物汤加减体现了黄教授治病求本的特点。本病中其本在于患者正气不足，因而外邪侵袭肌表时正气不能固护肌表，导致本病发生。故本案中，重用黄芪大补肺脾之气，以扶正御邪；桂枝发散风寒，温阳通痹，助黄芪温阳通卫；黄芪得桂枝，固表不留邪，桂枝得黄芪，散邪而不伤正气；白芍养血和营，与桂枝配伍一散一敛，调和营卫，调畅气机；川乌散寒祛湿，助黄芪、桂枝温阳通痹；丹参、地龙、当归养血活血，使血行而痹除；羌活、川牛膝、安痛藤、桑枝、茯苓祛风除湿；且黄芪补益正气，升发脾胃之清气，牛膝引药下行，升降得宜。患者年老，年老者体质多弱，难以耐受药物的攻伐，故二诊时去大辛大热之川乌。患者仍关节活动不利，因此加用葛根疏利关节经络，蒲黄化瘀通络，畅通气机。三诊时患者病情基本已愈，为防再复，继服 7 剂收尾，以固后效。纵观本病，虽患者症状主要为关节疼痛，但症见乏力且年老，舌淡苔薄白，脉细，可知本病之本为体虚。方药对证，故有良效。

第三节 痤疮

痤疮，又称寻常性痤疮，是现代极为常见的面部损容性皮肤病之一，发病率较高。主要临床表现为颜面及胸背散在发生针尖或米粒大小的皮疹，或见黑头，能挤出粉渣样物，俗称"粉刺"。痤疮发病机制仍未完全阐明。西医认为遗传背景下激素诱导的皮脂腺过度分泌脂质、毛囊皮脂腺导管角化异常、痤疮丙酸杆菌等毛囊微生物增殖及炎症和免疫反应等与之相关。本病一般属中医学"肺风粉刺""面疱"范畴，可主要从肺热火旺、脾胃积热、热毒蕴结、痰凝瘀结、脾虚痰湿、冲任不调等方向辨证论治。

痤疮是一种好发于青春期并主要累及面部的毛囊皮脂腺单位慢性炎症性皮肤病，中国人群截面统计痤疮发病率为8.1%。但研究发现超过95%的人会有不同程度痤疮发生，3%～7%痤疮患者会遗留瘢痕，给患者身心健康带来较大影响。

当前临床上抗生素和激素等痤疮治疗方法的副作用多，且易产生耐药性。而中医药在治疗痤疮方面历史悠久，治疗形式多样，临床疗效确切。中医药治疗痤疮可降低因长期使用激素引发的感染及严重并发症发生率，同时中医药对人体的免疫功能有着良好的调节作用，在本病的临床应用上具有巨大潜力。

《黄帝内经》云："劳汗当风，寒薄为皶，郁乃痤。"所记载的"皶"及"痤"是古代中医学者对痤疮最早的认识。《素问·至真要大论》云："诸痛痒疮，皆属于心。"《素问吴注·卷二十二》中言："热甚则痛，热微则痒，疮则热灼之所致也。"说明心火亢时，面易生疮，疮面痒或痛等感觉与热势轻重有关。《素问·生气通天论》强调"膏粱之变，足生大丁"，说明痤疮与脾胃生理功能关系密切。《诸病源候论》记载："面疱者，谓面上有风热气生……白色者是。"并且认为痤疮的发病以肺经风热、脾胃湿热等为主。《黄帝内经》认为肝阴不足也可诱发痤疮，谓："目眛眡，疡疮痤痈，蛰虫来见，病本于肝。"《万病回春》记载："或劳汗当风，面出粉刺……宜以此药服之，可保无虞矣。"提到用六味地黄丸可治疗肝肾不足，阴虚内热所致之痤疮。《外科启玄》把痤疮的病因归为肺热，"肺气不清，受风而生，或冷水洗面，以致热血凝结于面所有"。陈实功《外科正宗·肺风粉刺酒齄鼻第八十一》中指出："肺风、粉刺、酒齄鼻，三名同种。粉刺属肺，齄鼻属脾，因血热郁滞不散。"认为痤疮皆因血热郁滞而发，故在辨证时可将本病辨为血热证及血瘀证。《医宗金鉴》中记述："此证由肺经血热而成，每发于面鼻，起碎疙瘩，形如黍屑，色赤肿痛。"说明痤疮多属肺经。现代医者普遍认为本病初期主要由肺经受热，同时外感风邪，风热循肺经上发头面而致，中期根据病情发展，或因患者偏嗜辛辣厚味，致脾胃运化失调，湿热内蕴致病；而青春期后痤疮及女性经期痤疮，则是因为女性患者情绪不畅，忧思抑郁，肝气不舒，冲任升降失调发病。

病因病机特点

痤疮的病因病机复杂，常见的证型有肺热火旺、脾胃积热、热毒蕴结、痰凝瘀结、脾虚痰湿、冲任不调等，病位主要涉及肺、脾、肝、肾、胃等脏腑。痤疮虽病在肌表，但其病机根本在于内在脏腑失和，侵及脏腑不同，证型亦不相同，临床表现亦有所差别。肺热火旺证常因青春期生机旺盛，气血充盛，阳热偏旺，热盛伤肺，肺热蕴蒸肌肤而成炎性丘疹，皮疹红肿热痛或有脓疱，治宜泻肺清热。脾胃积热证常因饮食不洁，偏嗜肥甘厚味以致中焦湿热，循经上蒸于面部而成，表现为颜面、胸背较大的红色丘疹，或成结节、脓疱状，治宜清泻中焦积热。热毒蕴结证为邪气阻于经络致血脉不通，《诸病源候论·诸肿候》云："肿之生也，皆由风邪，寒热，毒气客于经络，使血涩不通，壅结成肿也。"特点为脓肿或结节，红肿热痛，治宜清热解毒，散瘀消肿；如热毒炽盛，深入血分，热盛肉腐，肉腐成脓，此时仅清热消毒散瘀不能起效，可仿叶天士"入血就恐耗血动血，直须凉血散血"之法，在清热解毒的基础上凉血活血。痰凝瘀结证常因痤疮日久不愈或治疗不当，肺胃积热久蕴不解，聚湿生痰，瘀血瘀结，使局部气血阻滞，经脉失畅，或痰湿瘀阻之体复感风热邪毒，热结成瘀，其皮损除有红丘疹、小脓疱外，还出现有结节、囊肿；皮色不变之肿块为痰凝所致，而肿块暗红、质硬、无痛或稍有疼痛之有形结块为血瘀所致，治宜清泻肺胃的基础上活血化瘀，化痰散结。脾虚痰湿证多由素体脾虚或饮食失调伤脾，运化失职，水湿内停，外发肌肤而形成痤疮，特点为丘疹色红不甚，不痛不痒，或已成脓疱，不易破溃，缠绵难愈，治宜健脾祛湿。冲任不调证通常见于一些女性痤疮患者，月经前皮疹增多，月经后症状减轻，往往还兼有月经周期紊乱、痛经、烦躁或抑郁等，常因肝郁化火，冲任失调导致，故治宜在清热解毒的基础上疏肝养阴，调补冲任。在痤疮的治疗中，还需要辨别痤疮的时期，在辨证的基础上应加用疮疡不同阶段消、托、补的原则治疗以提高疗效。

痤疮皮疹多形，临床可见丘疹、结节、囊肿、瘢痕、脓肿，且部位不定，因此需注重皮损类型及其发作部位。《素问·刺热》云："肝热病者，左颊先赤；心热病者，颜先赤；脾热病者，鼻先赤；肺热病者，右颊先赤；肾热病者，颐先赤。"痤疮发作的部位不同，皮损所属的脏腑不同，故治疗时可依据所属脏腑而选用不同的引经药物。临床还可依据脏腑气血多少，或偏于行气，或偏于养血。

临证辨治特色

痤疮是皮肤科临床最常见的皮脂腺疾病，患者多见皮脂溢出过多，尤其是青春期皮脂分泌旺盛，加之各种原因导致皮脂腺管与毛孔堵塞，皮脂外流不畅，积聚形成痤疮。中医辨证对此可辨为湿盛，因此湿盛为痤疮发病的根本原因，在治疗上利湿化痰为本病的基本之法，可用健脾、淡渗、化痰等法，其中以调节中焦气机升降，运化水液为重。热邪为患几乎贯穿本病全过程，可有脏腑蕴热或外邪化热，其中以脏腑蕴热为多，尤其是中焦湿热、肝气郁热、肺胃经热等最为明显，而调节脾胃、肝肺之气机升降是关键。黄教授在临床治疗此类疾病时往往灵活运用升降理论，合理应用清热和祛湿两法，尤其对湿热内蕴之痤疮善辨湿热之轻重，如吴鞠通所言"徒清热则湿不退，徒祛湿则热愈炽"。黄教授认为，要解决痤疮之塞，关键在于抓住病之根本，即水谷不化精气，不得上输于肺，从而下流，以致变生湿浊，内蕴日久则又化热，发于肌肤为痤疮。对此，黄教授喜用升麻、葛根、柴胡等具有升提阳气作用之药以恢复气机之升降，恢复脾胃升清降浊功能。同时适当加用风药，其有走窜善行而助阳气升发之效，且风能胜湿，如荆芥、防风、桔梗、羌活、独活、薄荷等之品。对于清阳不升，内有郁热者，黄教授主张寒温并用，以温为主。脾胃气机升降，有赖于肝主疏泄的生理功能，而痤疮患者大多因对容貌的焦虑而情志抑郁，多见肝郁气滞化火，故黄教授每每安慰患者宽心，减轻思想压力，同时加用轻清流畅，微辛上行之药以条达肝气，如紫苏叶、薄荷等。

用药特色

黄教授对于痤疮的治疗不拘一方，灵活变通。肺热火旺者用枇杷清肺饮加减：枇杷叶、黄芩、黄柏、桑白皮、地骨皮、平地木、沙参等。脾胃积热者用清胃散加减：黄连、生地黄、牡丹皮、当归、升麻、藿香、防风、山栀等，其中升麻升而能散，有"火郁发之"之意，合用防风可使升散之力更强，若兼有肠燥便秘更可加大黄以导热下行。热毒蕴结者用五味消毒饮加减：金银花、野菊花、蒲公英、紫花地丁、紫背天葵子等，再加白蔹、玳瑁、白芷、桔梗清解疮毒，消肿排脓；如热毒深入血分，热盛肉腐，在前方清热解毒的基础上加入凉血活血之犀角地黄汤。痰凝瘀结者在健脾化湿的基础上加用活血化瘀药物，如用法半夏、夏枯草、浙贝母、丹参、川芎、桃仁、红花、莪术等。脾虚痰湿者用参苓白术散加减：党参、茯苓、白术、山药、莲子肉、薏苡仁、扁豆、砂仁、桔梗、甘草等；脾虚湿滞者可用补中益气汤加减，湿盛者用叶天士分消走泻法，药用苦杏仁宣通上焦，厚朴畅运中焦，茯苓通利下焦，三焦通畅，升降功能正常，湿去则痤疮自愈；痰湿久蕴则化热，对于湿热详辨湿热之轻重，如热重于湿者，用白虎加苍术汤加减；湿重于热者，用三仁汤加减；湿热并重者，宜用甘露消毒丹加减。冲任不调者宜用疏肝养阴法，药用柴胡、郁金、益母草、白芍、女贞子、墨旱莲、茯苓、泽泻等。

案一 痤疮（脾虚湿滞证）

患者，女，32岁，2019年10月19日初诊。主诉：面颊皮疹反复发作3个月，近日加重。患者于3个月前无明显诱因出现面部皮疹，以面颊及下颌为多，色淡，不觉痛，偶有瘙痒，伴有凹凸不平的色素沉着，常感神疲，不易入睡，纳尚可，小便调，大便日行，解之不畅。月经后期，平常月经量少，来时胀痛，色淡，无血块，周期偶延长。舌淡红，苔薄，脉弱。

西医诊断：痤疮。
中医诊断：痤疮。

辨证：脾虚湿滞。

治法：健脾祛湿。

处方：补中益气汤加减。

黄芪 15g，党参 10g，当归 10g，陈皮 9g，枳壳 15g，升麻 5g，白术 10g，木香 10g，柏子仁 15g，白芍 10g，甘草 3g，荆芥 10g，蝉蜕 5g，地肤子 10g。7 剂，水煎服，1 日 1 剂分 2 次口服。嘱清淡饮食。

2019 年 10 月 30 日二诊：患者服上药后症状较前明显好转，大部分皮疹已消，但未及时复诊，停药几天后仍出少量皮疹，纳可，疲劳感比前轻，小便可，大便比以前通畅。月经已来，月经量少，胀痛，色淡，无血块。舌淡红，苔薄，脉弱。效不更方，因患者处于经期，营血易亏，前方黄芪与当归加量，再进 14 剂。

2019 年 11 月 15 日三诊：患者症状明显改善，已停药，前来续方，现面部皮疹已消，有少许暗沉，纳寐可，二便调。舌淡红，苔薄，脉弱。现补益气血为主，前方继进 14 剂以善后。

病案分析：本例属脾虚湿滞之痤疮，多因禀赋不耐，饮食失节，湿热内蕴，复感风邪，内外两邪相搏，郁于肌肤所致。《素问·至真要大论》："诸湿肿满，皆属于脾。"可知病位主要在脾，脾失健运，气血生化无源，故可见神疲不易入睡，脾虚则水液运行失常，水湿内停，气血精液无法输布于全身，故可见月经量少，胀痛，色淡，大便日行，解之不畅。黄政德教授灵活运用东垣升降理论，提出恢复脾胃的升降功能是恢复水液正常代谢的关键，故对本例治以健脾祛湿，处以补中益气汤加减。方中以黄芪为君，补中气，固表气，且升阳举陷。臣以党参补脾气。佐以白术补气健脾，助脾运化，以滋气血生化之源。其气既虚，营血易亏，故佐用当归以补养营血，白芍养血调经，且"血为气之宅"，可使所补之气有所依附；陈皮理气和胃，使诸药补而不滞。更加少量升麻，升阳举陷，助益气之品升提下陷之中气，《本草纲目》谓其："脾胃引经最要药也"。枳壳、木香理气宽中，气行则水行。加入柏子仁润肠通便。再最后配以蝉蜕、荆芥消风透疹，地肤子祛风止痒，以解在表之湿疹。甘草调和诸药兼补益脾气。

案二　痤疮（冲任不调证）

患者，女，35 岁，2017 年 4 月 3 日初诊。主诉：反复头面部痤疮半年余。患者半年前无明显诱因出现头面部多发皮疹,反复发作,迁延不愈,左侧尤甚,色不红,皮肤暗沉,平素情志急躁。现月经后期,以往月经量一般不多,色淡,偶有血块,时有痛经,面色不荣,纳可,寐多梦,二便调,舌暗,苔薄白,脉弦。

西医诊断: 痤疮。

中医诊断: 痤疮。

辨证: 冲任不调。

治法: 疏肝解郁,理气养血。

处方: 醋香附9g,郁金12g,当归15g,川芎9g,白芍15g,盐杜仲9g,续断9g,巴戟天9g,延胡索12g,麦冬12g,远志9g,白芷6g,泽兰9g,甘草6g。7剂,水煎服,1日1剂分2次口服。嘱清淡饮食。

2017年4月9日二诊:病史同前,面部皮疹比之前明显减轻,色暗淡,现以两颔下皮疹较为明显,不痛,偶觉痒,手臂皮疹基本消失,手足较温,纳可,睡眠比前改善,二便调,舌暗,苔薄白,脉弦。前方加柴胡9g,炒白术12g,防风9g,益母草15g。12剂,水煎服,1日1剂分2次口服。嘱清淡饮食。

病案分析: 患者患痤疮已久,平素性情急躁,导致肝失疏泄而影响全身阴阳气血平衡,肝郁日久则肝不藏血,血虚不能上荣则面色不荣,同时肝郁以化火,肝性易升易动,肝火上炎在面部则发为痤疮,故治疗宜升散郁热,清降实火相结合。女子以肝为先天,肝失疏泄影响月经来潮,血虚则月经迟来且量少,肝郁气滞则发为痛经。患者舌暗,苔薄白,脉弦亦为肝郁血虚有瘀之表现。综合患者情况辨证为肝郁血虚、冲任不调之痤疮。方中香附、郁金、延胡索疏肝解郁,当归、川芎活血调经,泽兰活血祛瘀,加白芍与当归合用养血敛阴柔肝,青蒿、川楝子清郁热,杜仲、续断、巴戟天补益肝肾,滋水涵木,麦冬、远志养阴安神以调整患者睡眠质量,白芷善走颜面皮肤,甘草调和诸药,共奏疏肝解郁养血之效。该病病位主要在肝,主要病机为肝郁血虚,颜面肌肤失于濡养,且郁久化热,导致脏腑功能失衡,气血失调,故出现诸多症状。气机郁滞,加之有郁热亦导致血行不畅,形成血瘀,也会导致津液输布代谢障碍,故要注意观察患者之后出现的各类临床表现以综合考虑。二诊时因患者病情改善,初诊时辨证准确,患者手足温与睡眠改善说明其气郁情况好转,加用柴胡配合前方继续疏肝,加入白术、防风预防患者因血瘀导致津液输布代谢障碍，同时防风辛散肝郁兼醒脾气为升，配合清热药降火故而郁热易解，加入益母草加强活血化瘀之力。

案三　痤疮（热毒蕴结证）

李某，男，25岁，2016年3月15日初诊，主诉：面部、颈部、前胸及后背处散在红色丘疹反复发作4年余。患者4年前无明显诱因出现面部红色丘疹，大小不一，无脓头，红肿热痛，曾外用药膏缓解症状，好转后又再次发作，后寻求中医治疗，曾用针灸治疗后转好，数月未发，现今再次发作。现面部、颈部、前胸及后背粟粒样大小丘疹散在分布，部分色红伴脓头，部分皮损融合为囊肿，纳眠可，大便稀溏，小便黄，舌红苔白腻，脉弦。

西医诊断：痤疮。

中医诊断：痤疮。

辨证：热毒蕴结。

治法：清热祛湿，解毒消肿。

处方：五味消毒饮加减。

野菊花20g，蒲公英20g，金银花15g，紫花地丁15g，茵陈9g，炒白术12g，炒苍术12g，茯苓15g，泽泻15g，太子参15g，陈皮15g，黄芩9g，黄柏9g，栀子12g，丹参9g，白芷9g。14剂，水煎服，1日1剂分2次口服。嘱清淡饮食。

2016年3月29日二诊：患者服上药后症状较前明显好转，面部及身上皮疹有明显减少，疼痛不明显，纳眠可，大便比前成形，小便正常，舌红苔白腻，脉弦。效不更方，患者皮疹仍较红，前方加凉血之地榆一味再进14剂。

病案分析：本例属热毒蕴结之实证，但患者大便稀溏考虑脾胃虚弱，运化无力导致生湿，湿热相搏蕴结于肌肤而成痤疮，尤其已出现囊肿更是症状严重。五味消毒饮善治火热疔毒，故对五味消毒饮进行加减以适应患者湿热蕴结之证。方中金银花清热解毒，消散疔疮，清宣透邪，外清气分之毒，内清血分之毒，为君药。考虑患者脾胃较虚弱，对金银花的用量不宜过大。蒲公英长于清热解毒，兼能消痈散结，药性轻清上浮，《本草正义》言其"治一切疔疮痈疡红肿热毒诸症"；紫花地丁清热解毒，凉血消痈。二者助君药清热解毒、消散痈肿之力，共为臣药。佐以野菊花清热解毒而治痈疮疔毒，其中野菊花尤专于治"痈肿疔毒，瘰疬眼瘜"（《本草纲目》）。茵陈祛湿热，加白术、苍术、茯苓、泽泻运化水湿，配合前药有助脾升清降浊之功。本例体现了黄教授重视调理气机的思想，湿热盛易阻遏气机，气机不通则湿热不除，故加用陈皮运化全身之气，使气血流通无阻。黄芩、黄柏清热燥湿，加栀子清热之力更强，丹参凉血消痈，白芷善走颜面皮肤，亦能消肿排脓。

第四节 头痛

头痛是以自觉头部疼痛为特征的一种常见病证，可由外感六淫、跌仆外伤或内伤诸疾等原因引起，其表现多样，又可兼杂多种疾病。该病以头部疼痛为主要症状，可发生在前额、两颞、巅顶、枕项或全头等部位，疼痛性质可表现为胀痛、刺痛、空痛、昏痛、掣痛、跳痛、灼痛、重痛或痛无休止等，严重者可伴见恶心呕吐、畏光、烦躁等症。头痛既可以单独出现，亦可伴见于多种疾病的过程中。西医学中的偏头痛、紧张性头痛、丛集性头痛及外伤性头痛，可参考本节辨证论治。

头痛是临床常见的主诉，被世界卫生组织（WHO）列为前十位失能性疾患。随着当今社会发展、生活节奏加快及其形式多样化，头痛的现象愈发常见。头痛作为临床常见的自觉症状，一般指头颅上半部，包括眉弓、耳郭上部、枕外隆突连线以上部位的疼痛。目前对头痛的诊断多是症状学诊断。患者因头痛干扰而不能很好完成在正常状态下力所能及的事，长此以往将对身体和心理健康造成严重危害，影响患者的工作和日常生活。有研究显示，头痛发病率仅次于感冒，几乎每个人一生中都遭遇过头痛。中医药诊疗头痛历史悠久，临床实践经验丰富，对于头痛的治疗往往收获奇效。

头痛的病名、病因病机的论述首载于《黄帝内经》。如《素问·风论》云："风气循风府而上，则为脑风。"《素问·五脏生成》曰："头痛巅疾，下虚上实，过在足少阴、巨阳，甚则入肾。"这些论述奠定了头痛病证的理论基础。东汉时期，张仲景在《伤寒论》中论述了太阳、阳明、少阳、厥阴头痛的各自见症及治疗，如《伤寒论·辨厥阴病脉证并治》曰："干呕，吐涎沫，头痛者，吴茱萸汤主之。"这些丰富了头痛从经络辨治的理论体系。金元时期，李东垣《兰室秘藏·头痛门》将头痛分为外感和内伤两类，并补充了太阴、少阴头痛，主张分经用药。如"太阳头痛，恶风脉浮紧，川芎、羌活、独活、麻黄之类为主"。朱丹溪强调痰与火在头痛发病中的地位，如《丹溪心法·头痛》云："头痛多主于痰，痛甚者火多，有可吐者，可下者。"将头痛病机分痰厥、气滞之别，并提出头痛"如不愈各加引经药"。这些认识至今仍对临床具有指导意义。明清时期，对头痛的辨证论治进一步深入。明·王肯堂对头痛、头风诊治提出新的见解。《证治准绳·头痛》云："浅而近者名头痛，其痛卒然而至，易于解散速安也；深而远者为头风，其痛作止不常，愈后遇触复发也。"张介宾对头痛的辨证要点进行了归纳总结。《景岳全书·头痛》云："凡诊头痛者，当先审久暂，次辨表里，盖暂痛者必因邪气，久病者必兼元气……暂痛者，当重邪气；久病者，当重元气，此固其大纲也。"清·王清任倡导瘀血之说，创立血府逐瘀汤治疗头痛顽疾，颇有新意。《医林改错·血府逐瘀汤所治之症目》云："查患头痛者，无表证，无里证，无气虚、痰饮等证，忽犯忽好，百方不效，用此方一剂而愈。"至此，中医对头痛的认识已日趋丰富和完善。

病因病机特点

头痛的发生，一般分为外感、内伤两类。若感受六淫之邪，可直犯山巅阻遏清阳，发为头痛；或内伤诸疾，以致脏腑功能失调，气血逆乱，痰瘀内生，上阻脑窍，进而引发头痛；或外伤久病，导致气滞血瘀或气血亏虚，脑脉失养，引发头痛。外感头痛多因起居不慎，坐卧当风，感受风、寒、湿、热等外邪，尤以风邪为主，而内伤头痛的发生多与肝、脾、肾三脏密切相关。简论其病机，外感多责之于风、寒、湿、热，内伤多关乎气、血、痰、瘀、虚，其既可以单独为因，也可以相兼为害，导致经气不通，不通则痛，或经脉失养，不荣则痛。另外，若跌仆闪挫损伤脑脉，或久病入络，皆可导致脑络瘀阻，临证多见头痛如刺，固定不移，经久不愈。

本病病位在脑，常涉及肝、脾、肾诸脏。外感头痛一般起病较急，痛势剧烈，病程较短，多属实证，预后较好。内伤头痛多因脏腑功能失调所致，常起病较慢，痛势较缓，病程较长，临床有实证，有虚证，且虚实在一定条件下可相互转化。若头痛日久不愈，则可由实转虚或见本虚标实、虚实夹杂证候。内伤头痛还常常因情志、劳倦、饮食等诱因而反复发作，缠绵不愈。各种头痛若迁延不愈，可致久病入络，多见本虚标实之瘀血头痛。

此外，《伤寒杂病论》把头痛分为表证头痛、半表半里证头痛、里证头痛、表里同病头痛。涉及头痛表证主要有太阳中风证、太阳伤寒证等，头痛半表半里证主要涉及少阳证，头痛表里同病证主要涉及阳虚兼水气证、太少两感证、霍乱病及阳虚中风证等，头痛里证主要涉及里热结实证、热实结胸证、水饮内停证、肝寒犯胃、浊阴上逆证及肺胃郁热证等。对于头痛的治疗，《伤寒杂病论》已形成系统的理论，临床治疗谨守病机，可参考《伤寒杂病论》对于头痛的辨治，邪在表则发之，邪在半表半里则和之，邪在里则或泻或温之等，邪在表里当分清主次，随证治之，为临床辨治头痛提供思路。

临证辨治特色

黄教授在临床治疗头痛时组方灵活，喜用药对。头居于巅顶，故非风药不能至，不论外感内伤均可酌情使用风药，如蔓荆子、川芎、羌活、葛根等药，以其善入脑窍而舒展清阳。黄教授认为，清阳不升浊气不降是头痛的一大内在病机，由此恢复体内气机升降是治疗头痛的突破口，因此黄教授喜用风药升清阳，配合健脾祛湿或淡渗利湿之品降湿浊以恢复气机正常升降。同时，黄教授注重从六经辨证头痛，而六经头痛各有所重，黄教授根据其头痛部位变化，明确其六经归属。太阳头痛，痛在脑后，下连于项；阳明头痛，在前额部及眉棱骨处；少阳头痛，在头之两侧，并连及于耳；厥阴头痛，多在巅顶部位，或连目系；太阴、少阴头痛多以全头疼痛为主。根据其外感性质遣药组方，内伤头痛注重虚实辨证，虚者益气滋阴养血，发散清阳，实者化痰通瘀，对于外感头痛常常以益气聪明汤、芎芷石膏汤、川芎茶调散等加减化裁，内伤头痛多予通窍活血汤、四妙散、温胆汤等加减变化。

用药特色

黄教授用药不拘泥于固定方剂，常根据辨证结果组方，其组方小而功专，既保证疗效又减轻了患者的经济负担。风药可助药性达巅顶病所，黄教授喜加用风药升清阳，配合健脾祛湿药以降浊气，恢复体内气机之升降，从而清阳得升、头痛自消。如柴胡、羌活、独活、防风四味风药共用，既可升举清阳，又寓风能胜湿之意，且搜诸关节经络之湿。半夏燥湿，茯苓、泽泻渗湿，使浊阴降而清阳升；白芍酸敛以和荣气，而防柴胡、羌活、独活、防风等辛散之性太过而伤阴。治疗头痛时合理选用引经药，以川芎、蔓荆子、羌活为基础，阳明头痛加用葛根、白芷、知母；少阳头痛选用柴胡、黄芩、川芎；厥阴头痛选用吴茱萸、藁本；少阴头痛选用细辛；太阴头痛选用苍术。又要兼顾其外感内伤病邪性质组方，以风邪为主者以荆芥、防风、紫苏叶、前胡等疏风解表；外感头痛风热者以白芷、石膏、菊花、薄荷等疏风清热；湿邪甚者加茯苓、薏苡仁、淡竹叶、藿香、佩兰、荷叶化湿祛浊。内伤头痛气血不足，不荣则痛者，加白芍、当归、生地黄、黄芪等益气养血；肝阳偏亢目赤头胀者，加天麻、钩藤、石决明、黄柏等平肝泻火；痰浊为甚者加半夏、白术、陈皮、僵蚕等化痰通络；久病及血或跌仆外伤致瘀血阻窍者，加赤芍、川芎、桃仁、红花、地龙活血化瘀，头痛较剧，可加全蝎、蜈蚣、土鳖虫等虫类药物。干呕，吐涎沫者，加吴茱萸汤。

案一 头痛（胃火上攻证）

刘某，男，56岁，2019年11月11日就诊。主诉：头痛伴口舌生疮8月余。患者于8个月前无明显诱因出现头痛，发作不定期，伴口舌生疮，牙痛，胃痛，自觉周身不适，躁烦，偶有咳嗽，干咳无痰，自觉畏冷，小便频，食纳一般，寐可，大便调，舌淡红，苔薄黄，脉弦。

西医诊断：头痛。

中医诊断：头痛。

辨证：胃火上攻，清窍不利。

治法：清胃泻火，安脑止痛。

处方：玉女煎加减。

知母10g，石膏15g，熟地黄10g，川牛膝20g，麦冬10g，枸杞子10g，黄芪30g，川芎10g，蔓荆子10g，白术10g，延胡索10g，丹参10g，甘草3g。7剂，水煎服，1日1剂分2次口服。

病案分析：头为诸阳之会、清阳之府，因此内伤诸疾，脏腑失和，致气血失养，邪扰脑络者，临证均可引发头痛。故头痛虽十分常见，但其病因多端，本例患者症状为胃痛、牙痛、口舌生疮，此皆胃火郁热，火刑金，则可见干咳；中焦火热上攻头面，故可见头痛发作；中焦受困，则生化不足，阳气不得生发，可见畏冷；内不足则里急，可见躁烦。黄教授认为，治疗此类病证可从升阳气与降胃火两方面着手。玉女煎一方主治少阴不足，阳明有余之证。阳明之脉上行头面，入上齿中，阳明气火有余，胃热循经上攻，则见头痛牙痛；热耗少阴阴精，肾关不固可见尿频。此为火盛水亏相因为病，而以火盛为主。治宜清胃热为主，兼滋肾阴。方中石膏辛甘大寒，清阳明有余之火而不损阴，故为君药。熟地黄甘而微温，枸杞子补虚益精，以滋肾水之不足，二者为臣药。君臣相伍，清火壮水，虚实兼顾。黄芪、白术性味微温，补中益气，知母苦寒质润，滋清兼备，三者互为制衡，可助石膏清胃热而止烦渴，又可助熟地黄滋养肾阴；麦冬微苦甘寒，助熟地黄滋肾，而润胃燥，且可清心除烦；川芎、蔓荆子清脑和络；丹参、延胡索活血止痛；牛膝导热引血下行，且补肝肾，以降上炎之火，诸药共为佐药。其中黄芪补益中气，升提阳气，川芎、蔓荆子善入脑窍，配合牛膝引热下行，一升一降，事半功倍。本方清热与滋阴共进，虚实兼治，以治实为主，使胃热得清，肾水得补，则头痛可愈。

案二　头痛（血虚证）

周某，男，50岁，2018年12月18日就诊。主诉：头右侧胀痛伴记忆力减退5年余。患者诉头右侧胀痛不适，程度尚能忍受，记忆力减退，余无明显不适，夜寐欠安，多梦易醒，食纳可，小便正常，大便次数偏多，日3~4次，舌红苔白，脉细。

西医诊断：头痛。

中医诊断：头痛。

辨证：血虚生风，脑络不和。

治法：养血祛瘀，和络止痛。

处方：黄芪桂枝五物汤加减。

黄芪30g，桂枝5g，白芍10g，地龙10g，当归10g，丹参15g，川芎10g，熟地黄15g，蔓荆子10g，羌活10g，红花5g，僵蚕5g，甘草3g。15剂，水煎服，1日1剂分2次口服。

2019年3月11日二诊：患者诉服药后头痛大减，数月未曾发作，近几日头痛反复，伴右侧头面麻木，夜寐差，多梦易醒，记忆力大致同前，食纳可，二便正常，舌淡红，苔稍腻，脉濡。处方：蔓荆子10g，黄芪15g，白芍10g，川芎10g，薏苡仁20g，羌活10g，僵蚕5g，红花10g，丹参15g，桂枝10g，木香10g，泽泻10g，茯苓15g，益智仁10g，甘草3g。14剂，水煎服，1日1剂分2次口服。

2019年3月27日三诊：患者自诉症状改善，现右侧头部麻木，仍有失眠多梦，食纳可，二便正常，舌淡红，苔薄白，脉弦。处方：川芎10g，僵蚕5g，姜黄10g，羌活10g，地龙10g，补骨脂15g，益智仁10g，红花10g，蔓荆子10g，柴胡10g，丹参15g，当归10g。14剂，水煎服，1日1剂分2次口服。

2019年4月11日四诊：患者诉服上方后头痛好转，现右侧头部稍有麻木不适，记忆力较前好转，夜寐可，食纳可，小便次数偏多，淋漓不尽，大便可，舌淡，边有齿痕，脉细。处方：川芎10g，蔓荆子10g，羌活10g，熟地黄20g，山茱萸10g，补骨脂10g，益智仁10g，白术10g，桑螵蛸10g，红花10g，当归10g，白芍10g，地龙10g，仙茅10g，五味子10g，甘草3g。14剂，水煎服，1日1剂分2次口服。

2019年4月30日五诊：患者诉服药后头部麻木症状已基本消失，现失眠，多梦，早醒，醒后不易入睡，食纳可，小便较前稍改善，大便正常，舌淡红，苔薄白，脉弱。前方加芡实15g，黄芪20g。14剂，水煎服，1日1剂分2次口服。

2019年6月25日六诊：患者诉右侧头部麻木，仍有失眠多梦，余无特殊不适，寐纳可，二便调。舌苔黄腻，脉弦。处方：赤芍10g，川芎10g，姜黄10g，僵蚕5g，羌活10g，蔓荆子10g，当归10g，蒲黄10g，茯苓15g，白芍10g，甘草3g。14剂，水煎服，1日1剂分2次口服。

病案分析：《景岳全书·头痛》云："凡诊头痛者，当先审久暂，次辨表里。盖暂痛者，必因邪气；久病者，必兼元气。"患者头痛伴记忆力下降5年余，此内伤元气，气血不足，而致清阳不升，脑髓失养，故而见头痛隐隐；血虚不养，可见心神不宁，夜寐难安；血虚生瘀，血不荣络，故见头部麻木。黄教授认为此类病证应升举阳气助血上行头部，法当益气温经，和血通痹，故用黄芪桂枝五物汤加减。方中黄芪甘温益气，可补在表之卫气，且升举阳气，用以为君；桂枝辛温，散风寒而温经通痹，与黄芪配伍可益气温阳，和血通经，黄芪得桂枝能固表而不留邪，桂枝得黄芪能益气而振奋卫阳；白芍能养血和营，濡养肌肤以通血痹，与桂枝合用能调营卫，和表里，两药共为臣药。僵蚕祛风止痛，地龙活血通络，二者皆为虫类药物，长于止风；更以红花、丹参活血，取其久病必瘀、化瘀活血之意；蔓荆子、羌活、川芎安脑止痛；甘草调和诸药；不寐烦乱当加益智仁、柴胡安神除烦；小便频数，则以熟地黄、山茱萸、仙茅补肾益精，以桑螵蛸、五味子固涩止遗。诸药配伍严谨且多有协同之效，使精血充足，脑络安和，故头痛自去。

案三 头痛（气虚证）

马某，女，49岁，2019年9月15日就诊。主诉：头痛头晕1月余。患者诉头痛，头晕，时有发作，每次发作持续数分钟到数小时不等，无站立不稳，无肢体麻木。食纳可，夜寐安，二便正常，舌淡红，苔白，脉弱。

西医诊断：头痛。

中医诊断：头痛。

辨证：气虚头痛。

治法：益气升清。

处方：益气聪明汤加减。

川芎10g，葛根10g，蔓荆子10g，羌活10g，黄芪20g，白术10g，石菖蒲10g，当归10g，白芍10g，防风10g，甘草3g，大枣3枚。7剂，水煎服，1日1剂分2次口服。

2019年9月23日二诊：患者诉服药后症状已基本改善，现偶有头晕，乏力，余无不适，舌淡红，苔薄白，脉弱。前方加天麻10g，7剂，水煎服，1日1剂分2次口服。

病案分析：本例患者为新发头痛，每次持续时间不等，伴头晕，余无不适，可知其病邪尚浅，未及脏腑。盖其气虚，清阳不升，便为头痛。在本例中体现了黄政德教授重视调理气机的思想，升其清阳，祛除病邪则头痛速愈，头目清明。方中黄芪补益中气，配合葛根升发清阳，两者共达益气升阳之功效；蔓荆子以其升浮之性引药上入于头目，又能疏风；石菖蒲化湿去浊开窍；羌活、川芎为头痛专药，再以白芍、白术、当归气血兼补；大枣开脾助胃；甘草调和诸药。诸药共达益气升清之功效。纵观全方，药物精简，配伍严谨得当，且患者病程较短，又及时用药干预，故疗效显著。二诊患者病情已大有改善，前方辨证准确，故只针对头晕症状加用天麻一药，其药继用以继续恢复体内气机正常升降。